Erfolgskonzepte Praxis- & Krankenhaus-Management

Ihre Erfolgs-Konzepte für Klinik und Praxis

Als Arzt sind Sie auch Führungskraft und Manager: Teamführung, Qualitätsmanagement, Kodier- und Abrechnungsfragen, Erfüllung gesetzlicher Vorgaben, patientengerechtes Leistungsspektrum, effiziente Abläufe, leistungsgerechte Kostensteuerung …

Zusätzliche Kompetenzen sind entscheidend für Ihren Erfolg.

Agieren statt reagieren

Gestalten Sie zielgerichtet die Zukunft Ihres Unternehmens - als Organisator, Stratege und Vermarkter.

Mehr Informationen zu dieser Reihe auf http://www.springer.com/series/7617

Marc Däumler
Marcus M. Hotze

Social Media für das erfolgreiche Krankenhaus

Mit 47 Abbildungen

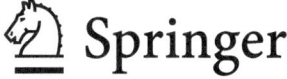

Marc Däumler
excognito Agentur für Kommunikation
Berlin
Deutschland

Marcus M. Hotze
Heussen Rechtsanwaltsgesellschaft mbH
Berlin
Deutschland

Erfolgskonzepte Praxis- & Krankenhaus-Management
ISBN 978-3-642-45054-9   ISBN 978-3-642-45055-6   (eBook)
DOI 10.1007/978-3-642-45055-6

Die Deutsche Nationalbibliothek verzeichnet diese Publikation in der Deutschen Nationalbibliografie; detaillierte bibliografische Daten sind im Internet über http://dnb.d-nb.de abrufbar.

© Springer-Verlag Berlin Heidelberg 2017
Das Werk einschließlich aller seiner Teile ist urheberrechtlich geschützt. Jede Verwertung, die nicht ausdrücklich vom Urheberrechtsgesetz zugelassen ist, bedarf der vorherigen Zustimmung des Verlags. Das gilt insbesondere für Vervielfältigungen, Bearbeitungen, Übersetzungen, Mikroverfilmungen und die Einspeicherung und Verarbeitung in elektronischen Systemen.
Die Wiedergabe von Gebrauchsnamen, Handelsnamen, Warenbezeichnungen usw. in diesem Werk berechtigt auch ohne besondere Kennzeichnung nicht zu der Annahme, dass solche Namen im Sinne der Warenzeichen- und Markenschutz-Gesetzgebung als frei zu betrachten wären und daher von jedermann benutzt werden dürften.
Der Verlag, die Autoren und die Herausgeber gehen davon aus, dass die Angaben und Informationen in diesem Werk zum Zeitpunkt der Veröffentlichung vollständig und korrekt sind. Weder der Verlag, noch die Autoren oder die Herausgeber übernehmen, ausdrücklich oder implizit, Gewähr für den Inhalt des Werkes, etwaige Fehler oder Äußerungen.

Umschlaggestaltung: deblik Berlin
Fotonachweis Umschlag: © thinkstockphotos.de/iStock, ID 149856267

Gedruckt auf säurefreiem und chlorfrei gebleichtem Papier

Springer ist Teil von Springer Nature
Die eingetragene Gesellschaft ist Springer-Verlag GmbH Berlin Heidelberg

Vorwort

Bei YouTube schaut man Musikvideos, das weiß doch jeder. Aber wussten Sie auch, dass sich YouTube zudem zur zweitgrößten Suchmaschine der Welt nach Google entwickelt hat? (Quelle: http://www.suchradar.de/magazin/archiv/2013/2-2013/youtube-fuer-einsteiger.php). Praxen und Kliniken, vor allem Privatkliniken, geben zwar enorme Summen für die Googleoptimierung aus (SEO), um „weit oben" bei Google zu stehen, aber vernachlässigen komplett die kostenlosen Möglichkeiten, um trotzdem ganz oben bei Google stehen zu können.

Für eine überzeugende Stellenbeschreibung in Zeitschriften schalten Kliniken teure Anzeigen, dabei bietet zum Beispiel eine Darstellung bei Xing alles, was benötigt wird: Leichte Kontaktaufnahme, ansprechende Krankenhausdarstellung, Meinung anderer Mitarbeiter und sogar einen Überblick, wer dort arbeitet (vielleicht kennt man ja jemanden, den man fragen kann).

Meinen Sie auch, Facebook ist nur was für Teenager, die überwiegend unbedeutenden Schwachsinn mitteilen, zum Beispiel, wo sie gerade welchen Kaffee mit wem trinken? Das Durchschnittsalter der deutschen Facebookuser liegt in der Realität tatsächlich bei etwa 40 Jahren – und stellt für Krankenhäuser eine lukrative Zielgruppe dar, denn gerade Personen in diesem Alter suchen das richtige Krankenhaus für die eigenen Kinder sowie eigenen Eltern oder für sich selbst aus.

Twitter wird von Prominenten wie beispielsweise Boris Becker zum Tratsch für die Medien genutzt; aber kein geringerer als das Bundesministerium für Gesundheit twittert ebenfalls, und zwar keinen Tratsch. Arzt- und Klinikbewertungsportale lassen so manchen Chefarzt oder Geschäftsführer erschaudern und denken, dass die Bewertungen sowieso überwiegend unqualifiziert sind. Aber Fakt ist: Etwa jeder dritte Patient sucht seinen (Chef-)Arzt und sein Krankenhaus über genau diese Bewertungsportale aus!

Merkwürdigerweise reden „alle" von der großen Bedeutung von Social Media, wenn es um eine moderne Patientenkommunikation und -ansprache geht, ganz gleich ob Klinik-Pressesprecher oder spezialisierte Marketingagentur, aber nur wenige Krankenhäuser setzen diese Möglichkeiten auch tatsächlich offensiv ein. Das liegt sicherlich auch daran, dass Ungewissheit darüber herrscht, was es eigentlich für Möglichkeiten gibt, welche davon für ein Krankenhaus sinnvoll sind und wie diese technisch und rechtlich korrekt funktionieren, sowie grundsätzlich: Wer soll das alles pflegen und beobachten, und was für Kosten entstehen dabei? Genau hier setzt unser Buch an!

Wir haben speziell für Krankenhäuser die relevanten Social Media Tools ausgewählt und genau beschrieben, wie diese am effektivsten im Alltag eingesetzt werden können. Wir führen Sie Schritt für Schritt durch die Anmeldung und geben aktuelle Tipps bei der Pflege und juristische Hinweise, damit Sie stets auf der wahrlich sicheren Seite stehen.

Ärzte, Kliniken und Krankenhäuser sind nicht vergleichbar mit anderen Unternehmen. Die Erwartungen an einen Arzt oder ein Krankenhaus, sowie die Restriktionen, etwa aus Berufsrecht und dem HWG (Heilmittelwerbegesetz), sowie die meist sehr knappe Zeit im täglichen Klinikablauf erfordern eine andere, eine spezifische Herangehensweise. Zahlreiche, bewährte

Checklisten helfen zum Beispiel bei der Facebookpflege oder der aktiven Nutzung eines Bewertungsprofils.

Unsere Autorenkombination aus einem PR-Berater und einem Rechtsanwalt, die beide sowohl auf Medizin als auch auf Social Media spezialisiert sind, deckt das moderne Krankenhaus-Social-Media-Spektrum ideal ab.

Marc Däumler, PR-Berater
Marcus M. Hotze, Rechtsanwalt und Fachanwalt für Urheber- und Medienrecht

Die Autoren

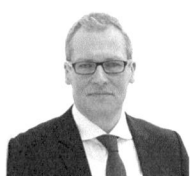
© Däumler

Marc Däumler
ist Diplom-Kaufmann und studierter PR-Berater, arbeitete als Journalist, Pressesprecher und PR-Berater, bevor er sich mit seiner Agentur excognito in Berlin 2001 selbstständig machte. Zum Kundenportfolio gehören neben Praxen auch Kliniken, medizinische Verbände und internationale Pharmaunternehmen. Mit seiner Spezialisierung auf die Medizinbranche ist er gefragter Dozent, Referent und Autor für Pressearbeit, Imagebildung, Krisen-PR sowie das Trendthema Social Media.

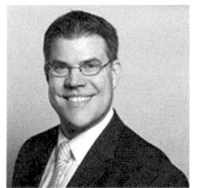
© Hotze

Marcus M. Hotze
ist Rechtsanwalt und Partner der Heussen Rechtsanwaltsgesellschaft in Berlin. Als Fachanwalt für Urheber- und Medienrecht berät er Unternehmen aus dem Medien-, Gesundheits- und IT-Bereich im Wirtschaftsrecht. Neben seiner Tätigkeit in lizenzrechtlichen und regulatorischen Fragestellungen ist Marcus M. Hotze ein praxiserfahrener Experte für das Internet-, Werbe- und Vermarktungsrecht. Er ist in vielfacher Weise, insbesondere im Hinblick auf aktuelle Rechtsfragen rund um Social Media, als Lehrbeauftragter und Dozent aktiv.

Inhaltsverzeichnis

1	**Einführung**	1
1.1	Was ist Social Media?	2
1.2	Was ist PR?	3
1.3	Was ist eigentlich Image?	3
1.4	Die relevanten PR-Möglichkeiten als Krankenhaus	4
1.4.1	Corporate Design	4
1.4.2	Pressearbeit	4
1.4.3	Zuweisermarketing	5
1.4.4	Internetseite	5
1.4.5	Suchmaschinenoptimierung	5
1.4.6	Bewertungsportale	6
1.4.7	Werbung	6
1.4.8	Veranstaltungen	6
1.4.9	Patientenzeitung/Newsletter	6
1.4.10	Krankenhaus-TV	7
1.4.11	Mythen, Märchen und wahre Wunder	7
1.4.12	Social Media und Ärzte – zwei Welten treffen aufeinander!	9
1.4.13	Chefarztklinik ist nicht gleich Chefarztklinik	9
1.4.14	Mitarbeiterbindung durch Social Media?	10
1.5	Die Expertentipps	10
1.6	Speed oder Perfekt?	10
1.7	Für wen ist dieses Buch?	11
1.8	Der Themenkuchen	11
1.9	Medizinische Themen interessieren doch keinen Menschen	12
1.10	Was ist eigentlich dieses Krankenhaus Beispiel?	12
1.11	Memo	12
	Literatur	13
2	**Facebook**	**15**
2.1	Profil und Seite	18
2.1.1	Ich nutze als Krankenhaus ein Facebookprofil. Na und?	18
2.1.2	Woran kann ich sehen, ob es sich um ein Profil oder eine Seite handelt?	18
2.1.3	Fans, Freunde und Gefällt- mir-Angaben	19
2.2	Anmeldung	19
2.2.1	Sie sind absolut neu bei Facebook, haben kein Profil und keine Seite?	19
2.2.2	Sie haben zwar ein Facebookprofil, aber noch keine Seite?	20
2.2.3	Sie haben bereits eine Facebookseite?	20
2.2.4	Anmeldung: Profil	20
2.3	Ausloggen und einloggen	23
2.4	Facebookseite erstellen	24
2.4.1	Facebookseite einrichten	26
2.4.2	Foto bearbeiten	27
2.4.3	Facebookseite nicht veröffentlichen	29

2.4.4	Seiteninfo	29
2.4.5	Einstellungen bearbeiten	37
2.4.6	„Beitragsoptionen"	42
2.5	**Titelbild**	**42**
2.5.1	Wie sollte ein Titelbild aussehen?	43
2.5.2	Anforderungen an ein gutes Titelbild	43
2.5.3	Titelbild hochladen	44
2.5.4	Call-to-Action-Button	45
2.6	**Facebookseite freischalten!**	**45**
2.7	**Posten (Veröffentlichen)**	**46**
2.7.1	Ohne Post nix los	46
2.7.2	Die Statusmeldung	46
2.7.3	Tagging	48
2.7.4	Einen Post zeitlich planen	49
2.7.5	Einen Post vergessen zu schreiben? Zurückdatieren!	50
2.7.6	Wo bin ich? Pinnnadel zur Ortsangabe	50
2.7.7	Fotos posten	51
2.7.8	Foto/Video hochladen	52
2.7.9	Angebot posten	55
2.7.10	Veranstaltungen posten	56
2.7.11	„Meilensteine" der Krankenhausgeschichte	58
2.8	**„Gefällt mir"**	**58**
2.9	**„Kommentieren"**	**59**
2.10	**„Teilen"**	**59**
2.11	**Was ist die Chronik?**	**60**
2.12	**Was sind gute Themen zum Posten?**	**60**
2.13	**Was darf und soll ein Krankenhaus „teilen"?**	**61**
2.14	**Was darf und soll ein Krankenhaus kommentieren?**	**62**
2.15	**Wann poste ich?**	**64**
2.16	**Wie erreiche ich hohe Interaktion auf meine Posts?**	**65**
2.16.1	Edge-rank	65
2.16.2	Call to Action	65
2.17	**Was schadet dem Image des Krankenhauses?**	**66**
2.18	**Was verstößt gegen das Gesetz?**	**67**
2.19	**Shitstorm**	**67**
2.20	**Wie erhöhe ich meine „Gefällt-mir"-Angaben (Fanzahl)?**	**68**
2.21	**Werbeanzeigen**	**68**
2.21.1	Ablauf der Facebook-Werbung	69
2.21.2	Statistik im Werbeanzeigenmanager	70
2.22	**Targeting**	**70**
2.23	**Wie pflege ich meine Facebookseite?**	**71**
2.24	**Statistik**	**71**
2.25	**Redaktionsplan**	**73**
2.26	**Delegieren**	**73**
2.27	**„Besucherbeiträge"**	**74**
2.28	**Facebookbewertung – Blaue Sterne**	**74**
	Literatur	75

3	**Google My Business, Google+ und YouTube**	77
3.1	Google My Business: Was ist das?	78
3.2	Google My Business einrichten	78
3.2.1	Anmeldung	79
3.2.2	Einpflegen der Krankenhausdaten und wichtige Einstellungen	81
3.3	Google+	86
3.3.1	Nutzen von Google+	86
3.3.2	Google+: Wo finde ich was?	87
3.3.3	Ihr erster Beitrag auf Google+	91
3.3.4	Beitragsmöglichkeiten auf Google+	92
3.3.5	Möglichkeiten der Interaktion	96
3.3.6	Möglichkeiten der Kontrolle	99
3.4	YouTube	100
3.4.1	Anmeldung	101
3.4.2	Kanal einrichten	101
3.4.3	Fotos und Daten für Ihren YouTube-Kanal	102
3.4.4	Video hochladen	104
3.4.5	Video-Manager	105
3.4.6	Kanaltrailer	107
3.4.7	YouTube-Studio	107
3.4.8	Pflege	111
3.4.9	Pflege delegieren?	113
3.5	Andere Google-Dienste	113
3.5.1	Google Analytics	113
3.5.2	Hangouts	114
3.5.3	Google Maps	114
	Literatur	114
4	**Twitter**	115
4.1	Wer nutzt Twitter?	117
4.2	Anmeldung	118
4.2.1	Profil bearbeiten	120
4.2.2	Impressum	121
4.3	Einstellungen	122
4.3.1	Account	122
4.3.2	Sicherheit und Datenschutz	123
4.3.3	Passwort	125
4.3.4	Karten und Versand	125
4.3.5	Bestellprotokoll	125
4.3.6	Handys	125
4.3.7	E-Mail-Mitteilungen	125
4.3.8	Web-Mitteilungen	126
4.3.9	Freunde finden	126
4.3.10	Stummgeschaltete Accounts	126
4.3.11	Blockierte Accounts	126
4.3.12	Design	126
4.3.13	Apps	127
4.3.14	Widgets	127

4.3.15	Deine Twitter-Daten	128
4.4	**Twittern**	**128**
4.4.1	Hashtag	128
4.4.2	Foto tweeten	130
4.4.3	Standort	130
4.4.4	GIF	131
4.4.5	Umfrage hinzufügen	131
4.4.6	Twitterwall	131
4.5	**Startseite, Mitteilungen, Nachrichten**	**132**
4.5.1	Startseite	132
4.5.2	Mitteilungen	133
4.5.3	Nachrichten	134
4.6	**Pflege**	**134**
4.6.1	Tweeten	135
4.6.2	Antworten	135
4.6.3	Retweeten	135
4.6.4	Favorisieren	136
4.6.5	Per Direktnachricht teilen	136
4.6.6	Link zum Tweet kopieren	136
4.6.7	Tweet einbetten	136
4.6.8	Stummschalten	136
4.6.9	Blockieren	136
4.6.10	Melden	136
4.6.11	Konkurrenz ausspionieren	137
4.6.12	Mehrere Twitter-Accounts für ein Krankenhaus?	137
4.6.13	Redaktionsplan	137
4.6.14	Wie den Überblick behalten?	138
4.6.15	Listen	138
4.7	**Twitterpflege delegieren**	**139**
4.7.1	An wen delegieren?	139
4.7.2	Wer sind geeignete Follower?	140
4.7.3	Wie entferne ich einen Follower?	140
4.7.4	Wem soll ich folgen?	140
4.7.5	Suchfenster	140
4.8	**Erhöhung der Follower-Anzahl**	**141**
4.8.1	Wann soll man twittern?	141
4.8.2	FollowFriday	141
4.8.3	Zukunft	141
	Literatur	142
5	**Wikipedia**	**143**
5.1	Das Wikipedia-Prinzip	144
5.2	Anmeldung eines Nutzerkontos	144
5.3	Diskussion	144
5.4	Artikel für Ihr Krankenhaus anlegen	144
5.5	Artikel korrigieren	146
5.6	Bilder hochladen	146

6	**Bewertungsportale**	149
6.1	Wie funktioniert heute die Krankenhaussuche?	150
6.2	Wie können Krankenhausbewertungen verhindert werden?	151
6.3	Lohnt sich eine Premiummitgliedschaft?	151
6.4	Wer gibt eigentlich Bewertungen ab?	152
6.5	Was „bewerten" die meisten Patienten?	154
6.6	Was tun, wenn es negative Bewertungen oder Kommentare gibt?	155
6.7	Wie bekommt ein Krankenhaus eine gute Bewertung?	157
6.8	Welche Portale sind relevant?	158
6.9	Was steht wo über mich?	159
6.10	Bewertungen kaufen	159
6.11	SEO	159
7	**Yelp**	161
7.1	Erstellung eines Yelp-Profils	162
7.2	Einrichten des Krankenhausprofils	163
7.2.1	Es gibt bereits einen Eintrag bei Yelp	163
7.2.2	Ihr Krankenhaus ist noch nicht bei Yelp gelistet bzw. eingetragen	166
8	**Instagram, Flickr, Pinterest und Tumblr**	169
8.1	Instagram	170
8.1.1	Nutzung in Deutschland	170
8.1.2	Instagram-Anmeldung	171
8.1.3	Einstellen der Profil-Informationen	172
8.1.4	Impressum einfügen	172
8.1.5	Pflege	172
8.1.6	Follower bekommen	176
8.1.7	Themen für Krankenhäuser	176
8.2	Flickr	176
8.3	Pinterest	177
8.4	Tumblr	177
	Literatur	178
9	**Xing**	179
9.1	Anmeldung eines Profils	180
9.1.1	Foto	183
9.1.2	Profildetails	183
9.1.3	Xing-Pflege	185
9.1.4	Newsmeldungen	187
9.1.5	Gruppen	187
9.2	Anmeldung des Krankenhauses	187
9.2.1	Logo	189
9.2.2	Über uns	189
9.2.3	Neuigkeiten	189
9.2.4	Mitarbeiter	189
9.2.5	Jobs	190

9.3	**Employer-Branding-Profil**	190
9.3.1	Was ist kununu?	190
9.3.2	Erweiterte Funktionen beim Employer-Branding-Profil	190
10	**LinkedIn**	**193**
10.1	LinkedIn oder Xing?	194
10.2	Anmeldung des Krankenhauses bei LinkedIn	194
10.3	Eintragen der Krankenhausdaten	195
10.4	Gruppen	195
10.5	Pflege	195
10.5.1	Start	196
10.5.2	Analysen	196
10.5.3	Fokusseiten	196
10.5.4	Sponsored Updates	196
11	**Snapchat**	**199**
	Servicetail	**201**
	Anhang	202
	A1 Bildnisrechte	202
	A2 Netiquette	204
	A3 Memoliste	206
	A4 Checkliste: Auswahlkriterien für die Krankenhaussuche nach einem externen Dienstleiser für Social-Media-Aktivitäten	206
	Stichwortverzeichnis	212

Einführung

1.1 Was ist Social Media? – 2

1.2 Was ist PR? – 3

1.3 Was ist eigentlich Image? – 3

1.4 Die relevanten PR-Möglichkeiten als Krankenhaus – 4
1.4.1 Corporate Design – 4
1.4.2 Pressearbeit – 4
1.4.3 Zuweisermarketing – 5
1.4.4 Internetseite – 5
1.4.5 Suchmaschinenoptimierung – 5
1.4.6 Bewertungsportale – 6
1.4.7 Werbung – 6
1.4.8 Veranstaltungen – 6
1.4.9 Patientenzeitung/Newsletter – 6
1.4.10 Krankenhaus-TV – 7
1.4.11 Mythen, Märchen und wahre Wunder – 7
1.4.12 Social Media und Ärzte – zwei Welten treffen aufeinander! – 9
1.4.13 Chefarztklinik ist nicht gleich Chefarztklinik – 9
1.4.14 Mitarbeiterbindung durch Social Media? – 10

1.5 Die Expertentipps – 10

1.6 Speed oder Perfekt? – 10

1.7 Für wen ist dieses Buch? – 11

1.8 Der Themenkuchen – 11

1.9 Medizinische Themen interessieren doch keinen Menschen – 12

1.10 Was ist eigentlich dieses Krankenhaus Beispiel? – 12

1.11 Memo – 12

Literatur – 13

© Springer-Verlag Berlin Heidelberg 2017
M. Däumler, M.M. Hotze, *Social Media für das erfolgreiche Krankenhaus*,
Erfolgskonzepte Praxis- & Krankenhaus-Management, DOI 10.1007/978-3-642-45055-6_1

1.1 Was ist Social Media?

Es müsste doch ganz leicht sein, diese Frage zu beantworten, denn dieser Begriff ist alltäglich. Alleine bei Google finden Sie zu dem Begriff „Social Media" über eine halbe Milliarde Treffer, also etwa 620 Millionen. Ein Synonym, also ein Wort, das „anstelle" verwendet werden kann, gibt es aber nicht.

Social Media ist ganz einfach erklärt:

Sie haben ein bestimmtes Hobby oder ein bestimmtes Interesse und suchen Personen, die genau dieses Interesse mit Ihnen teilen und mit denen Sie sich dann einfach austauschen können. Dazu gibt es zum Beispiel Vereine und Clubs. Wenn es um die „Blumenfreunde Berlin-Marzahn" geht, dann ist ein Verein sicherlich eine Lösung, um sich wöchentlich mit Gleichgesinnten auszutauschen, denn es ist nicht so schwierig, diesen Personenkreis zu finden, zum Beispiel über ein Vereinsregister oder über Aushänge. Bei den „Madagaskar-Blumenfreunden" wird das mit dem Finden und Treffen und Austauschen mit genau diesen Blumenfreunden mit genau dieser Spezialisierung auf Madagaskar schon schwieriger, weil es wenige Personen davon in Ihrem Umkreis geben wird. Und regional oder bundesweit Personen zu finden, die sich für „bunte Schattengewächse der Frühgeschichte auf den Osterinseln" interessieren, wird schon deshalb fast unmöglich, weil Sie die Leute, die das interessiert, also Menschen mit einem sehr speziellen Wissen und Interesse, finden müssen, was über einen Aushang bestimmt nicht mehr funktioniert. Sie würden es also vermutlich nicht schaffen, Personen mit diesem speziellen Wissen und Interesse zu finden, auch wenn es diese Personen bestimmt irgendwo gibt. Mit Social Media ginge das, Sie könnten diese Personen finden und sich mit Ihnen austauschen – auch wenn es wahrscheinlich keine bunten Schattengewächse der Frühgeschichte auf den Osterinseln tatsächlich gibt!

Social Media, auch soziale Medien genannt, bedeutet, dass sich Personen mit gleichen Interessen finden und dialogorientiert austauschen können. Niemals war es leichter, seine Meinungen und Interessen vielfältig und weltweit zu verbreiten und einer Masse an (bekannten und unbekannten) Internetnutzern zur Diskussion zu stellen. Social Media ermöglicht es also Personen, sich einander im Internet zu suchen, zu finden und sich zu „treffen", um auch höchst spezielles Wissen auszutauschen. Klingt noch immer kompliziert? Ist es nicht, denn Sie nutzen genau das schon lange und selbstverständlich, ohne eigentlich zu ahnen, dass genau das Social Media ist.

Haben Sie schon mal bei Wikipedia etwas gesucht und den Beitrag gelesen? Sicherlich. Wissen Sie eigentlich, wer diese Artikel schreibt? Bei Wikipedia kann jeder, der will, Artikel verfassen, jeder, Sie auch. Und wenn Sie der Meinung sind, dass das, was dort geschrieben ist, nicht korrekt oder nicht aktuell oder nicht ausreichend ist, können Sie das anmerken und korrigieren. Nicht gewusst? Überprüfen Sie es! Oben links finden Sie zu jedem Artikel auch einen Diskussionsbereich. Das ist eigentlich das perfekte Beispiel für Social Media. Menschen, die einander nicht kennen, aber ein ganz bestimmtes gleiches Interesse verfolgen, zum Beispiel Informationen über einen bestimmten Forscher, „treffen" sich dort, entweder als „Schreiber" und „Verfasser" oder als „Leser" (was die meisten tun).

Schauen Sie sich die Hotelbewertungen im Internet an, bevor Sie ein Hotel buchen? Oder lesen Sie vor dem Bestellen eines Druckers oder Buches oder einer Waschmaschine die entsprechenden Bewertungen? Dort formulieren Personen, die Sie persönlich nicht kennen, genau die Informationen über Hotels oder Produkte, die Sie (oder andere) suchen, also Erfahrungsberichte und Meinungen. Wichtig ist: Erfahrungsberichte und Meinungen sind immer subjektiv. Und Sie selber bewerten auch schon mal ein Hotel oder eine DVD, wenn Sie online gebucht oder gekauft haben, und das sicherlich auch subjektiv. Vielleicht haben Sie sogar vor dem Kauf dieses Buches im Internet nach Bewertungen gesucht und diese gelesen – und danach entschieden, ob Sie kaufen wollen oder nicht. Das ist Social Media und Sie nutzen es bereits selbstverständlich seit Jahren.

Sie wollen sich eine neue Waschmaschine kaufen und haben schon ein bestimmtes Model im Auge, aber Sie wissen nicht, ob es eine wirklich gute Waschmaschine ist. Wen fragen? Den Verkäufer? Oder besser all die Personen, die diese Waschmaschine mal kauften. Sicher ist die Befragung der vorherigen Käufer dieser Waschmaschine aussagefähiger, aber wie können Sie diese Personen finden und fragen? Obwohl es fast unmöglich ist, diese Leute zu finden, die Erfahrungen mit dieser ganz bestimmten

Waschmaschine haben, ist es Ihnen möglich, genau diese Personen im Internet zu finden, nämlich in den Bewertungsportalen. Sie können diese Personen sogar anschreiben, manchmal sogar anrufen oder treffen.

Damit nicht genug! Sie können natürlich auch nach medizinischen Themen oder direkt nach Behandlungsmethoden oder Krankenhäusern suchen.

Und nun stellen Sie sich bitte vor, dass jemand keine Waschmaschine, sondern ein gutes Krankenhaus sucht, in seiner Umgebung, vielleicht wegen einer bevorstehenden Geburt oder wegen einer onkologischen Erkrankung. Diese Person muss nur in das Social Web gehen und schauen, was andere über das Krankenhaus an persönlichen Erfahrungen schreiben.

Keine Frage, Google bietet da enorme Möglichkeiten, zum Beispiel direkt die Internetseite des Krankenhauses zu finden. Nun nutzt diese Person, also dieser potenzielle Patient, aber zusätzlich die sozialen Medien und kann somit erfahren, wie andere Patienten genau dieses Krankenhaus oder die Fachklinik „bewerten" oder welchen Chefarzt andere Personen empfehlen. Patienten können sich im Social Web direkt oder indirekt über eine Klinik oder einen Chefarzt austauschen.

Genau jetzt wird es spannend, denn entscheidend ist nicht nur die Bewertung des Krankenhauses, sondern auch, wie sich das Krankenhaus im Vergleich zur Konkurrenz darstellt und auf Fragen, Anregungen oder Kritik reagiert. Ein Krankenhaus hat die Möglichkeit, sich in den sozialen Medien gut und kompetent und sympathisch darzustellen – Sie sind also der Meinungsbildung nicht passiv ausgeliefert. Und genau darum geht es in diesem Buch: zu zeigen, wie einfach es ist, sich mit positivem Image darzustellen, ganz gleich, ob bei Facebook oder Google+ oder sonst wo im Social Web. Image ist also eine Aufgabe der PR-Arbeit!

1.2 Was ist PR?

Die meisten Begriffe aus dem Marketing (Marketing selbst ist „natürlich" auch ein Begriff aus dem Angelsächsischen) sind englischen Ursprungs, genauso wie beispielsweise Social Media, Monitoring, Tweeten, Posten, Promotion, TV-Spot, Corporate Design, Image oder eben Public Relations (gängig mit PR abgekürzt). Lassen Sie sich nicht irritieren von diesen vielen Anglizismen; die machen zwar erst einmal Eindruck, aber nach diesem Buch können Sie gut mitreden – und bei anderen Eindruck hinterlassen.

Für Public Relations existiert auch ein deutsches Wort: Öffentlichkeitsarbeit. In diesem Buch verwenden wir weiterhin den griffigen und kurzen Begriff PR. Leider verhält es sich mit dem Begriff PR genauso wie mit dem Begriff Social Media. Zwar ist wohl jedem Leser dieser Begriff schon begegnet, aber eine klare, allgemeingültige und somit leicht verständliche Definition ist nicht so einfach.

» PR ist doch Werbung

Dieser Satz ist bei vielen PR-Beratern die beste Garantie für einen Ad-hoc-Bluthochdruck. Im Grunde stimmt der Satz sogar, denn letztlich geht es um eine positive Darstellung des Unternehmens, eines Produktes, einer Dienstleistung oder eben eines Krankenhauses, die zu einer Umsatzsteigerung führen soll. PR-Berater jedoch distanzieren sich deutlich von diesem Vergleich, denn in der PR-Arbeit geht es vielmehr um sachliche Aufklärung sowie Steigerung von Bekanntheit und Image – in der Werbung sieht das mit der sachlich-informativen Aufklärung etwas anders aus. Also zusammengefasst: Schalten Sie Anzeigen, sprechen wir von Werbung; geht es um Social Media, sprechen wir von PR-Arbeit.

1.3 Was ist eigentlich Image?

Image ist einfach erklärt: Zwei Personen reden über Ihr Krankenhaus oder über eine Klinik in diesem Krankenhaus. Die eine Person sagt: „Du meinst das Krankenhaus XY? Das ist doch das Krankenhaus, das …" – und das, was nun zu hören ist, sind Eigenschaften, die klar Ihrem Krankenhaus zugeordnet werden. Und diese Eigenschaften bestimmen Ihren Ruf oder besser: Ihr Image. Ist es positiv (zum Beispiel „… das so modern ist" oder „… wo der bekannte Prof. XYZ tätig ist"), dann haben Sie tatsächlich eine gute PR-Arbeit geleistet, denn Ihr Image ist erst einmal gut, und Sie haben den Satz befolgt: „Tue Gutes und sprich darüber". Ist hingegen zu hören, dass man in dem Krankenhaus so unfreundlich behandelt wird, oder in dem Krankenhaus gibt es doch Hygieneprobleme: Dann sollten Sie schnell etwas ändern, denn diese Personen empfehlen Sie sicher nicht weiter.

Sie denken nun vermutlich, dass Sie als Krankenhaus ja gar nicht wissen, was diese Leute über Sie denken? Dann schauen Sie mal in den Bewertungsportalen im Internet für Ihr Krankenhaus nach! Arzt- und Krankenhausbewertungsportalen sind übrigens in diesem Buch ein eigenes Kapitel gewidmet.

Was kann ein Krankenhaus tun, um das Image zu verbessern? Stets freundlich sein und gute Arbeit leisten? Auch! Aber um mit einem Märchen gleich aufzuräumen: Nur mit guter Arbeit allein werden Sie kein gutes Image haben. Erfolgreiche PR nutzt zum Beispiel Pressearbeit, Patientenveranstaltungen oder Social Media. Dazu kommen noch Ihre Internetseite, Ihr Corporate Design und überhaupt Ihr Zuweisermarketing.

PR ist also all das an legalen Marketingmöglichkeiten, was geeignet ist, Ihr Image, Ihre Bekanntheit und Ihre Glaubwürdigkeit möglichst kontrolliert zu steigern.

1.4 Die relevanten PR-Möglichkeiten als Krankenhaus

1.4.1 Corporate Design

Das einheitliche Erscheinungsbild beeinflusst erheblich die Wahrnehmung dessen, wie professionell ein Krankenhaus ist. Überprüfen Sie es selbst! Kennen Sie erfolgreiche Unternehmen oder Krankenhäuser, die kein Logo haben? Wohl kaum. Das Corporate Design beschreibt, wie beispielsweise Briefbögen, Visitenkarten, Mails, Flyer, die Internetseite und natürlich auch Facebook einheitlich aussehen und verwendet werden. Um es einfach auszudrücken: Im Corporate Design (im Marketing auch kurz „CD" genannt) ist festgeschrieben, wo auf Werbebroschüren grundsätzlich das Logo zu sein hat, und natürlich auch, wie dieses Logo exakt auszusehen hat. Dort sind Farbe, Schriftart und Schriftgröße ebenso festgelegt wie die Art und Weise, in der Briefe formatiert sind und welche Fotos verwendet werden. Diese Vorgaben sind stets verbindlich, damit sichergestellt ist: Es ist immer sofort erkennbar, dass dieser Brief oder dieser Flyer oder dieser Facebookaufritt zu diesem Krankenhaus gehört.

1.4.2 Pressearbeit

PR wird oft synonym verwendet zur Pressearbeit, dabei stellt die Pressearbeit im gesamten PR-Portfolio tatsächlich nur eine untergeordnete Rolle dar. Dennoch ist Pressearbeit sehr effektiv. Bei der klassischen Pressearbeit erhalten Redakteure sachliche, seriöse Informationen von der Pressestelle oder der PR-Agentur. Es sind Informationen über Dinge, die Leser oder Zuschauer oder Hörer interessieren können. Der Redakteur kann im Rahmen seiner verfassungsrechtlich garantierten Berichterstattungsfreiheit frei entscheiden, ob er berichtet und wenn ja, wie. Sie merken: Pressearbeit unterscheidet sich erheblich von einer Anzeige, denn bei einer Anzeige wissen Sie nicht nur, wann und wo etwas erscheint, sondern haben zudem einen sehr großen Einfluss auf das Aussehen der Anzeige. Außerdem liegt wegen des Trennungsgebots, also der erforderlichen Trennung von Werbung und redaktionellem Teil, die Glaubwürdigkeit einer Werbeanzeige deutlich niedriger als bei einem journalistischen Artikel. Da Pressearbeit somit große Vorteile besitzt, wünschen sich viele Kliniken natürlich regelmäßige Veröffentlichungen in den Zeitschriften, lokalen Zeitungen und Radiosendern und bundesweiten TV-Sendungen, zum Beispiel mit dem Chefarzt als Interviewpartner.

Zum Leid der Redaktionen sind die meisten Pressemitteilungen schlichtweg unbrauchbar, schon alleine deshalb, weil die Verfasser hingabevoll und voller Stolz einen begeisternd-blumigen Werbetext verfassen. Und der landet bei Redakteuren nach zwei Sekunden Lesen sofort im Papierkorb – oder fünf Sekunden später in der Anzeigenabteilung, die Ihnen dann eine Anzeige verkaufen will.

Gelingt es Ihnen aber, dass eine Redaktion über Sie berichtet, und dies natürlich positiv, dann bieten Sie als Krankenhaus der Öffentlichkeit natürlich Gesprächsstoff bzw. Informationen, die Ihr Image positiv beeinflussen und Ihre Bekanntheit steigern. Ein neues operatives Verfahren wird bei Ihnen angewendet oder es gibt ein neues großes Parkhaus für

Besucher oder Ihre Kantine hat einen Preis bekommen für exzellentes Essen? Das sind Themen für die Pressearbeit! Zu alledem verändert ein Zeitungsbeitrag durchaus Ihre Googlepräsenz und bietet hervorragende Themen für Ihren Newsbereich auf Ihrer Internetseite oder Ihren Facebookauftritt!

1.4.3 Zuweisermarketing

Erst einmal muss ein Zuweiser überhaupt wissen, was Sie können oder was Sie besser können als andere Krankenhäuser. Das mag irgendwo im provinziellen Kleindorfhausen wohl so sein, wo es nur ein Krankenhaus und damit kaum eine Alternative gibt, aber in einer Großstadt oder in einem großen Einzugsgebiet ist das eben nicht mehr so. Weiß der Zuweiser von Ihnen, ist das schon mal gut, aber das alleine reicht natürlich nicht, denn schließlich muss er auch einen Grund, also eine Motivation haben, dem Patienten ausgerechnet Ihr Krankenhaus (mit einer bestimmten Chefarztklinik) zu empfehlen. Dazu muss er entweder über klare Kenntnisse bezüglich bestimmter Spezialisierungen Ihres Krankenhauses verfügen oder er muss „Gutes von Ihnen gehört haben", womit wir wieder bei dem Image sind. Im Laufe des Buches wird noch dargestellt, wie Sie Ihr Zuweisermarketing hervorragend mit Social Media unterstützen können.

1.4.4 Internetseite

Eine Arztpraxis ohne Internetseite gibt es nicht mehr? Doch! Sage und schreibe etwa jede zweite Arztpraxis (47,5%) hat keine Internetseite (Hillienhoff 2013). Zwar bieten die meisten Krankenhäuser eine Internetseite an, aber Internetseite ist nicht gleich Internetseite!

63% der befragten Personen gaben bei einer Umfrage an, ihren (Chef-) Arzt über das Internet zu suchen (Gerlof 2013).

Heute haben alle Krankenhäuser und alle Universitätskliniken eine eigen Website und etwa 70% nutzen auch Social Media (Quelle: http://www.aerzteblatt.de/archiv/168047).

Und wie geschieht heute die Krankenhaussuche? Eine Empfehlung ist nicht zu toppen, wenn sie von einer Person stammt, der man vertraut. Aber oft sucht ein Patient über das Internet einen Arzt oder ein Krankenhaus und wirft, schon wegen der Telefonnummer oder wegen der Parkplatzmöglichkeiten, einen Blick auf den entsprechenden Internetauftritt. Und ist die Empfehlung noch so gut, es nützt nichts, wenn die Internetseite die Erwartungen nicht erfüllt. Ein „Top-Krankenhaus" hat „natürlich" auch eine „Top-Internetseite". Eine Top-Automarke hat schließlich auch eine Top-Internetseite, das ist selbstverständlich – und das gilt auch für Krankenhäuser. Oder kennen Sie Autofirmen, bei denen auf der Internetseite selbst erstellte, unscharfe Fotos oder Texte mit Rechtschreibfehlern zu sehen sind, frei nach dem Motto „Keine Zeit", „Kein Geld" oder „Ist nicht so wichtig". Es ist entscheidend!

Ein großes Problem stellt sicherlich die Pflege der Internetseite dar, die aus pragmatischen Gründen oft auf die einzelnen Fachkliniken im Haus delegiert wird; also pflegt zum Beispiel die Klinik für Chirurgie auch den eigenen Bereich auf der Internetbereich selber. Das birgt große Gefahren und wird im Bereich der Facebookpflege auch noch genauer erläutert. Grundsätzlich gilt:

Eine Internetseite ist für Patienten geschrieben; es können auch Bereiche oder Informationen für medizinische Zuweiser angeboten werden, aber prinzipiell lautet die Zielgruppe: „potenzielle Patienten".

1.4.5 Suchmaschinenoptimierung

Google AdWords, Landingpages, Meta-Tags, SEO (Search Engine Optimization) oder Keywords und viele andere Komponenten sind sicherlich wichtige Module, um eine Internetseite, und damit das Krankenhaus an sich, im Internet leicht finden zu können.

Was ist eigentlich der Sinn der Suchmaschinenoptimierung? Dass Sie auf der ersten Seite bei Google erscheinen, wenn man Ihren Krankenhausnamen eingibt, ist keine SEO, das ist selbstverständlich. Diese Patienten kennen Sie schon, denn die geben Ihren Namen gezielt ein. SEO zielt darauf ab, dass Patienten bestimmte Behandlungen oder Spezialisierungen auf Krankheitsbilder suchen, ohne zu wissen, wer das anbietet, und genau dann sorgt SEO dafür, dass Ihr Krankenhaus unter diesen Suchbegriffen (Keywords) weit vorne bei Google gefunden wird.

Da Google das eigene Google+ besonders pusht, können Sie sich ja denken, wo Sie mit Ihrer Krankenhaus-Google+-Präsenz bei einer Googlesuche wohl zu finden sind! Natürlich auf der ersten Seite! Und das wird bei Ihrer Facebookpräsenz übrigens nicht anders sein, denn Interaktion bewertet Google – wie jede Suchmaschine – besonders stark.

Machen Sie den Test! Geben Sie den Namen einer Klinik oder Praxis bei Google ein: Ist diese Klinik oder Praxis bei Facebook oder Twitter oder Google+ aktiv oder bewertet bei einem Bewertungsportal, dann wird genau das auf der ersten Seite bei Google als Treffer gezeigt. Und nun raten Sie mal, was ein krankenhaussuchender Patient, der Social Media nutzt, wohl bevorzugt anklickt!

1.4.6 Bewertungsportale

Es ist ja so ungerecht: Da „bewerten" irgendwelche anonymen Patienten einen Chefarzt oder eine Klinik oder ein ganzes Krankenhaus, geben sich nicht einmal mit echtem Namen zu erkennen und schreiben unfair oder beleidigend, und als Arzt oder Krankenhaus sind dem so völlig ausgesetzt. Ganz so ist es natürlich nicht.

Um es aber bereits hier einmal klar auf den Punkt zu bringen: Ganz gleich, wie Sie diese Bewertungsportale nun einschätzen, ob als Chance oder Gefahr – es gibt sie, und sie werden genutzt, und Sie müssen damit leben. Punkt! Etwa jeder zweite Patient (52%), der sich einen Arzt über Arztbewertungsportale sucht, entscheidet sich aufgrund einer schlechten Arztbewertung dort gegen den Arzt (Gerlof 2013).

Ob Sie sich den Nachteilen und Risiken ignorant ausliefern oder ob Sie die Chancen und Möglichkeiten nutzen, das liegt natürlich bei Ihnen. Fakt ist, dass die Ärzte und Krankenhäuser, die sich dort positiv darstellen und auch auffallend positiv bewertet werden, wirtschaftliche Vorteile haben. In diesem Buch finden Sie zu diesem Thema noch ausgiebig Informationen und Tipps, denn Bewertungen gibt es nicht auf Bewertungsportalen!

1.4.7 Werbung

Eine schöne Werbeanzeige kann viel bewirken, ganz gleich, ob im lokalen Anzeigenblatt, bei der großen regionalen Tageszeitung oder bei Facebook oder als Google-AdWords. Im Zweifelsfall gilt: Ausprobieren! Auch hier gilt: Professionell muss sie sein, also im Corporate Design gehalten und kundenorientiert gestaltet. Und bitte verwenden Sie keine medizinischen Fachbegriffe, denn Ihre Leser sind keine Mediziner. Und dass Sie das Berufs- und Werberecht beachten, versteht sich von allein. Lieber einen Werbetext vorab einmal juristisch von Ihrem Anwalt checken lassen, bevor sonst unangenehme (und meist teure) Post von einem anderen Anwalt (im Auftrag eines anliegenden Krankenhauses) ins Haus kommt.

1.4.8 Veranstaltungen

Was tun, wenn ein potenzieller Patient zwar Interesse an einem medizinischen Thema oder konkret an einer Behandlung hat, aber Hemmungen besitzt, dafür gleich einen Termin beim Arzt oder in der Klinik wahrzunehmen? In dem Fall ist eine Patientenveranstaltung genau richtig. Als Klinik oder Krankenhaus können Sie sich kompetent darstellen, die Patienten können anonym kommen und besitzen die Möglichkeit, ohne Termin oder Registrierung dem Chefarzt Fragen zu Behandlungen oder Leiden stellen zu können. Das baut Vertrauen auf und ermöglicht eine glaubwürdige Information – was natürlich dann doch zu einem Patiententermin führen kann. Beliebte Themen sind zum Beispiel „Neue Methoden der Krebsbehandlung" oder „Neue Wege der Schmerztherapie", also Themen, die tendenziell eher in einem Krankenhaus angesiedelt sind.

1.4.9 Patientenzeitung/Newsletter

Eine eigene Patientenzeitung oder besser formuliert, eine Krankenhauszeitung für die Patienten, ist ein sehr gutes Marketinginstrument – vorausgesetzt, es ist gut realisiert. Klingt nach großem Aufwand, ist es aber nicht, zumal diese auch quartalsweise erscheinen kann. Eine solche Krankenhauszeitung vereint gleich mehrere positive Eigenschaften, denn sie vermittelt Professionalität, transportiert Informationen aus den einzelnen Kliniken oder über das ganze Krankenhaus, und der ganz große Vorteil: Sie kann mitgenommen werden! Und nun erreicht Ihre Krankenhauszeitung Personen, die Sie so nie erreichen könnten, nämlich Angehörige und Kollegen oder Nachbarn des Patienten und auch Ihrer Mitarbeiter. Und diese Personen erfahren nun interessante Dinge über Ihr Krankenhaus, von weiteren medizinischen Qualifikationen Ihre Mitarbeiter, über neue Geräte und Verfahren, bis hin zu angekündigten Patientenveranstaltungen oder guten Gesundheitstipps (direkt vom Chefarzt). So baut man Vertrauen auf! Aber nun fangen Sie bitte nicht an und lassen Ihre Sekretärin mit ihrem Schreibprogramm ein paar Textseiten zusammenbasteln – und anschließend ausdrucken, tackern und fertig ist die Krankenhauszeitung. Eine Krankenhauszeitung ist eine „normale" Zeitung, sie hat also einen Namen, es gibt Fotos, kurze und mehrere Artikel, bunt gemixt, mal Tipps, mal Unterhaltung, mal medizinische Informationen und selbstverständlich ein Impressum. Die Texte können Sie ruhig selbst schreiben (lassen), patientenfreundlich, aber das Layout sollte ein Grafiker übernehmen, und der Druck sollte nicht auf normalem Druckerpapier stattfinden, sondern auf festem Papier, in Farbe – denn schließlich ist eine „normale" Zeitung ja auch farbig? Sie haben keine Zeit, aber viele Ideen? Dann fragen Sie bei PR- und Werbeagenturen nach, die realisieren das für Sie professionell, und es kostet nicht viel. Im Idealfall lassen Sie sich eine feste Vorlage entwickeln, bei der Sie die Texte und Fotos problemlos austauschen können und das gesamte Dokument dann selber an die Druckerei mailen können.

1.4.10 Krankenhaus-TV

Ist ein Text auch noch so gut geschrieben – die Kraft von aussagekräftigen Fotos und Bewegtbildern hat auf Menschen einen besonderen Einfluss. Diesen Umstand macht sich nicht zuletzt die moderne Krankenhaus-PR zunutze und liefert ihre Botschaften vermehrt auch über elektronische Medien aus. Patienten-TV, Gesundheitsmagazine im Regionalfernsehen oder fachliche Kurz-Beiträge auf der eigenen Homepage – Bewegtbildformate spielen im Marketing-Mix einer modernen Klinik eine wichtige Rolle. Gerade auch deswegen, weil die Kosten der technischen Produktion und auch die Verbreitungswege sehr viel günstiger geworden sind. Sind die Inhalte erst einmal professionell produziert, eignen sich soziale Medien besonders gut für deren Verbreitung; denn gerade visuelle Inhalte steigern die Attraktivität Ihres Auftritts. Von der regelmäßigen Kooperation mit dem Online-Portal der Stadtzeitung, das auf der Gesundheits-Seite regelmäßig einen von Ihnen produzierten Clip zum Abruf bereithält, bis zum eigenen YouTube-Kanal als klinikeigene Mediathek ist da nur ein kleiner Schritt.

1.4.11 Mythen, Märchen und wahre Wunder

Es gibt sie, die angeblichen „Fakten" rund um Social Media, die jeder kennt, und doch sind sie nicht wahr. Ebenso existieren wahre Geschichten, die kaum einer kennt.

> Bei Facebook sind ja nur junge Leute!

Denken Sie das auch? Das Durchschnittsalter der Facebookuser in Deutschland liegt bei etwa 40 Jahren! Und bei Twitter sogar bei über 40! Beim Videoportal YouTube liegt das Durchschnittsalter in Deutschland bei 27 Jahren (Quelle: mashable.com). Bei der Generation 50+, die Internet nutzen, sind 63% in mindestens einem sozialen Netzwerk aktiv! Und nicht nur das. Laut aktueller Studie in den USA verlor Facebook bei den 13 bis 17 Jahre jungen Facebookusern etwa 25% in den letzten Jahren und 7,5% bei den Nutzern zwischen 18 und 24. Im Gegenzug aber stieg rapide der Anteil der User über 55 Jahre im gleichen Zeitraum an, und zwar um über 80%. Facebook wird alt, sozusagen (Schmidt 2014).

> WOW! Jetzt kannst du sehen, wer dein Facebookprofil ansieht!

Diese Meldung geistert regelmäßig durch das Internet. So wie bei Xing soll man sehen können, welche Personen sich das eigene Facebookprofil angesehen haben. Es ist ja auch interessant zu wissen, ob der

Chef oder der Kollege oder die Ex-Liebe sich dafür interessiert, was man so privat macht, also bei Facebook schreibt. Um es kurz zu machen: Es geht nicht. Weder für ein Profil noch für eine Seite. Auch wenn angebliche Programme dies ermöglichen sollen, bleibt es real ein Mythos. Man kann nicht sehen, wer auf dem eigenen Facebookprofil oder auf der Facebookseite gewesen ist (Sternkopf 2014).

- - **Facebook selbst hat gar nicht die meisten Facebookfans („Gefällt-mir"-Angaben oder Likes)**

Falsch! Facebook ist die Nummer 1 bei der Anzahl der Fans, über 170 Millionen! Und auf den Plätzen 2 bis 19 folgen ausschließlich Unterseiten (bzw. Serviceseiten) von Facebook. Der nächste nach Facebook ist der Fußballstar Christiano Ronaldo, auf Platz 20, mit eher bescheideneren 110 Mio. Fans (Quelle: http://likealyzer.com/statistics/facebook/likes)!

- - **Kann man auch zu alt sein für Facebook?**

Ja, das ist der US-Amerikanerin Marguerite Joseph passiert, denn die war mit ihren 104 Jahren leider zu alt für die Altersangabe bei Facebook, weil das System zu dem Zeitpunkt nur ab 1910 geborenen Nutzern die Anmeldung erlaubte: Sie musste sich doch glatt deutlich jünger machen, als sie ist (Sutthoff JD 2014).

- - **Facebook wird in etwa gleich stark von Männer und Frauen genutzt, was für die Marketingaktivitäten gut ist**

Doch der Anteil variiert zwischen den Ländern. Die höchste Frauenquote bei den Facebookusern besitzt der Staat Tonga mit genau 58%. Die höchste Männerquote liegt bei sage und schreibe 100% – und zwar im Vatikan.

- - **Wer bei Twitter Nachrichten versendet, hat natürlich auch Personen (Follower), die diese Nachrichten „abonniert" haben**

Doch wer hat als Person die meisten Follower? Der Papst? Barack Obama, Madonna oder der verstorbene Nelson Mandela? Alles falsch! Es ist Katy Perry mit über 81 Mio. auf Platz 1, Justin Bieber liegt auf Platz 2 mit 73 Millionen, Barack Obama liegt abgelegen „nur" auf Platz 4, mit 68 Mio. (Quelle: http://de.statista.com/statistik/daten/studie/188854/umfrage/twitter-accounts-with-the-most-followers-worldwide/). Und in Deutschland? Hier gibt es eine klare Nr. 1: Fußballer Mesut Özil mit 9,4 Mio. Followern.

- - **Schulaufgaben vergeben oder kontrollieren über Facebook**

Möglich ist es, aber im US-Staat Missouri ist es unter Strafandrohung verboten, dass Lehrer und Schüler jeglichen Kontakt über Social-Media-Kanäle haben.

- - **Was wäre Justin Bieber ohne seine Mutter und ohne YouTube?**

Denn seine Mutter nahm kleine Auftritte auf Video auf und stellte sie bei YouTube online, damit Verwandte dies auch sehen können. Ein Musikmanager sah es zufällig und kurz danach erhielt der 13-Jährige seinen ersten Plattenvertrag. Dass seine Videos bei YouTube über 100 Mio. Mal angeklickt werden, ist nicht ungewöhnlich.

- - **Der typische Facebook-Hasser**

Eine Studie (BVDW 2013) beschrieb den „typischen Facebook-Hasser". Dieser sei demnach männlich mit gehobenem Bildungs- und Einkommensniveau, zwischen 35 und 55 Jahre alt, nutze Blogs, Wikis und Twitter weitgehend normal, mache aber mit hoher Wahrscheinlichkeit einen Bogen um Facebook.

- - **Krankenhäuser nutzen zunehmend Facebook und YouTube**

Laut einer Studie aus 2014 nutzen nicht einmal 16% der deutschen Krankenhäuser Facebook, obwohl es hier eine Tendenz nach oben gibt (Quelle: http://socialmedia-blog.net/deutschland/social-media-deutsche-krankenhaeuser-alltag)

Laut einer Focus-Umfrage 2013 bei rund 2.000 deutschen Krankenhäuser hinsichtlich ihrer gesamten Social-Media-Nutzung setzen immerhin 68% der deutschen Krankenhäuser Social Media (Quelle: http://www.aerzteblatt.de/archiv/168047).

Am häufigsten kommunizieren demnach die Krankenhäuser über Facebook und YouTube, dann Xing und Twitter.

- ▪ **Wöchentliche Arbeitszeit für Social-Media im Krankenhaus außerordentlich unterschiedlich**

Die Spanne der für Social Media eingesetzten Arbeitsstunden liegt nach einer Studie an deutschen Krankenhäusern (www.aerzteblatt.de/archiv/168047) zwischen 18 Minuten und 38 Stunden pro Woche.

- ▪ **Social Media wichtig bei der Krankenhauswahl**

94% der Patienten finden die freie Wahl des Krankenhauses sehr wichtig (Quelle: http://www.focus.de/gesundheit/arzt-klinik/tid-26124/klinikliste-die-beste-klinik-finden-freie-krankenhauswahl_aid_766054.html) und informieren sich vorher intensiv im Social Web über das Haus sowie gezielt über die Chefärzte auf Bewertungsportalen (90%) (http://www.tomorrow-focus.de/newsroom/dokumenten-datenbank/pressemitteilung/studie-jameda-patientenstudie-patienten-in-deutschland-haben-vertrauen-in-aerzte-aber-wuenschen-sich-mehr-transparenz-bei-der-arztsuche_aid_889.html).

1.4.12 Social Media und Ärzte – zwei Welten treffen aufeinander!

Warum ist das so? Der Alltag in der Klinik ist hektisch und lässt wenig Zeit, aber das trifft wohl auf die meisten Selbstständigen zu. Man darf nicht vergessen, dass die strenge Auslegung des Berufsrechts und des Heilmittelwerbegesetzes (HWG) über viele Jahrzehnte das moralische Denken bewirkt hat, dass Ärzte eben nicht werben „dürfen", das „gehöre sich nicht als anständiger Arzt". Vor allem ältere Chefärzte stehen der Werbung sehr skeptisch und ablehnend gegenüber. Marketing, überhaupt Betriebswirtschaft, gehört nicht zur medizinischen Ausbildung; was erstaunlich ist, denn schließlich müssen sich Chefärzte mit ihren Kliniken an wirtschaftlichen Kennzahlen im Krankenhaus messen lassen. Und da freiwillige Zusatzleistungen „verkauft" werden müssen und es in den Augen des Patienten auch „andere gute Krankenhäuser gibt", muss um den Patienten geworben werden. Auch ein überdurchschnittlich gutes Image und eine überdurchschnittlich hohe Bekanntheit haben enorme Werbewirkung – ganz gleich, ob die tatsächliche medizinische Leistung ebenso überdurchschnittlich ist.

Das ist ein Konflikt: Einerseits werden die Krankenhäuser mit ihren Chefärzten und Kliniken durch das Berufsrecht, das HWG und durch die Tradition angehalten, nicht oder eingeschränkt zu werben – andererseits müssen sie es tun, um sich erfolgreich am Markt zu behaupten. Der ideale Weg liegt „in der Mitte".

Übrigens: Erstaunlich ist, dass Chirurgen, gemessen an den anderen medizinischen Fachrichtungen, weitaus aktiver bei Facebook sind als die medizinischen Kollegen anderer Fachrichtungen.

1.4.13 Chefarztklinik ist nicht gleich Chefarztklinik

Das Ziel ist klar: Es muss dem ganzen Krankenhaus gut gehen, und manche Kliniken im Krankenhaus sorgen für mehr Umsatz und andere für weniger, aber entscheidend ist am Ende, was insgesamt herauskommt. Und so gibt es strategisch wichtige, zukunftsorientierte Kliniken und Zentren im Krankenhaus, die in der öffentlichen Wahrnehmung noch aufgebaut werden müssen, und es gibt auch Kliniken, die quasi wie von allein laufen. Tatsächlich muss das in der PR-Arbeit beachtet werden.

Es steht außer Frage, dass der Anästhesist eine äußerst verantwortungsvolle, zentrale und elementare Aufgabe im Krankenhaus besitzt, denn keine OP ohne Narkose! Aber welcher Patient sucht danach ein Krankenhaus aus, wie nett oder kompetent die Klinik für Anästhesie ist oder wie diese in Foren bewertet wurde? Das Gespräch mit dem Narkosearzt findet doch meist irgendwann vor der Operation „mal statt", ist also „wohl nicht so wichtig". Doch das Gespräch mit dem Chirurgen und die Bewertungen dieses Chirurgen sind durchaus für den Patienten wichtig und nehmen auch einen beachtlichen zeitlichen Anteil ein. Wer sich also operieren lassen will oder muss, wird wahrscheinlich mehrere Chirurgen oder Internisten oder Orthopäden in Kliniken dazu konsultieren – aber welcher Patient konsultiert vorher extra unterschiedliche Anästhesisten? Das gleiche gilt für den Radiologen im Hause, der auch eher als „Beiwerk" gesehen wird, aber der

i. d. R. nicht verantwortlich dafür ist, in welches Krankenhaus ein Patient gehen möchte.

Es gibt also Kliniken im Krankenhaus, die die Meinung und Entscheidung des Patienten deutlich eher und mehr beeinflussen als andere.

1.4.14 Mitarbeiterbindung durch Social Media?

■■ Employers Branding

Ihre Krankenschwestern sind zu den Patienten in der Klinik freundlich und professionell und pflegen zu Ihnen als Chef ein höfliches und von Sympathie getragenes Verhältnis. Super! Und wie sprechen diese Krankenschwestern zu Hause mit der Familie und mit Freunden und Bekannten – also mit potenziellen Patienten – über ihren Arbeitgeber, also über Sie? Empfehlen Ihre Mitarbeiter dieses Krankenhaus bei der Familie oder bei Freunden? Die höchste Glaubwürdigkeit bei Empfehlungen genießt das soziale Umfeld, also Familie und Freunde. Wer einen „Tipp" braucht, welches Auto oder welches Handy oder welcher Arzt gut ist, fragt sein „soziales Umfeld" und schenkt dem großes Vertrauen. Und nun tauschen Sie bitte den Begriff „soziales Umfeld" gegen „soziale Medien"!

Ein einfaches, tägliches Beispiel: Ein Chefarzt führt seine Klinik mit mehreren Mitarbeitern; diese verhalten sich absolut professionell und höflich bei der Ausübung ihrer Arbeit. Und dieser Chefarzt wird gelegentlich auf der Krankenhausfacebookseite in Posts vorgestellt oder dargestellt mit regelmäßig guten, adäquaten Posts, also spannende und unterhaltsame News, gute Fotos. Aber kein einziger Mitarbeiter „liked" diese Beiträge mit dem persönlichen Facebookprofil. Da stellt sich die Frage: Warum nicht? Stimmt das etwa nicht, was über diesen Arzt bzw. die Klinik gepostet wird? Wollen sich die Mitarbeiter von dem Arzt somit distanzieren? Stehen die Mitarbeiter nicht hinter ihrem Arbeitgeber? Und nun die entscheidende Frage: Würden Sie nun davon ausgehen, dass diese Mitarbeiter „ihr" Krankenhaus im sozialen Umfeld weiterempfehlen, wenn sie nicht einmal bei Facebook ihren Arbeitgeber „liken"? Wohl nicht.

Und nun ändern Sie Ihre Betrachtungsweise: Ist es möglich, die Mitarbeiter mit Social Media näher an das Haus zu binden, und zwar nicht juristisch, sondern emotional? Ganz sicher! Und in diesem Buch steht, wie es geht.

1.5 Die Expertentipps

Dieses Buch bietet dem Leser zahlreiche Expertentipps, entweder vom PR-Berater oder vom Rechtsanwalt. Jedes Mal, wenn der Anwalt für Sie einen Expertentipp hat, ist dies im laufenden Text gekennzeichnet.

1.6 Speed oder Perfekt?

Sie haben wenig Zeit? Eigentlich sind Sie schon froh, wenn Sie schnell und problemlos einen Post bei Facebook oder einen Tweet bei Twitter zwischendurch realisieren? Und überhaupt darf die ganze Erstellung von Facebook oder Twitter bloß nicht lange dauern, weil Sie oder Ihr Mitarbeiter oder Ihre Sekretärin immer viel zu tun haben? Und Ihr Profil bei den zahlreichen Bewertungsportalen haben Sie auch noch nicht ordentlich erstellt, weil dafür schon gar keine Zeit mehr übrig bleibt? Am liebsten wollen Sie schon vorher wissen, wie lange dieses oder jenes nun dauert, weil jede Minute gut geplant sein muss im hektischen Krankenhausalltag? Genau deswegen haben wir zwei Wege für Sie: Speed und Perfekt. Und wir geben durchgängig die Zeit an, die man für die Wege benötigt.

Keine Zeit? Für Sie haben wir die Speed-Lösung. Immer dann, wenn es mehrere Wege zum Ziel gibt, zeigen wir einen sehr schnellen sowie einen sehr ausführlichen Weg auf. Dann beschreibt „Speed" den schnellsten Weg. Das spart Zeit und Nerven, und das Ergebnis ist dennoch professionell.

Aber eine Präsenzerstellung oder ein Tweet oder Post oder Ähnliches geht sicher auch schöner, bunter, aufwändiger, also besser, eben perfekt. Wenn Sie also den perfekten Social-Media-Auftritt inklusive Pflege anstreben, dann wählen Sie die Perfekt-Lösung. Hier gehen wir ins Detail – keine Sorge, auch das ist einfach beschrieben, es ist aber doch zeitlich aufwändiger. Und natürlich gibt es auch hier die zu erwartende Zeit dazu, denn egal, ob Einsteiger oder Geübter – die Zeit ist knapp im Krankenhausalltag und muss gut eingesetzt werden.

Es liegt also bei Ihnen. Speed oder Perfekt?

> **Tipp des PR-Beraters**
>
> Sie können mit Speed anfangen und jederzeit später, auch punktuell, auf Perfekt wechseln.

1.7 Für wen ist dieses Buch?

Das Ziel ist die professionelle Nutzung der passenden Social Media Kanäle.

Ein Krankenhaus ist außerordentlich hierarchisch strukturiert und Aufgaben werden somit klar delegiert, sprich: jeder hat seine Aufgabe. Das gilt auch für die Aufgabe „Social Media".

Grundsatzentscheidungen zu Social Media müssen von der Geschäftsführung kommen, denn hier liegt nicht nur die Verantwortung der Inhalte, sondern auch die strategische Ausrichtung der Kommunikation. Üblicherweise empfehlen entweder externe PR-Berater oder interne Marketingleiter (oder Pressesprecher) der Geschäftsführung, welche Kanäle mit ihren Vor- und Nachteilen geeignet sind, die strategischen Ziele zu erreichen. Das Buch hilft sicherlich der Geschäftsführung / den Marketingverantwortlichen, hier eine fundierte Entscheidung zu treffen.

Es ist allerdings unrealistisch und unnötig, dass die Geschäftsführung auch die operativen Arbeiten dazu übernimmt. Vielmehr sollte die Geschäftsführung festlegen, wer die Erstellung und auch die inhaltliche Pflege übernimmt und dazu auch Richtlinien festlegt, in welchem inhaltlichen Rahmen das stattfindet.

Ihr Social-Media-Wissen liegt irgendwo zwischen „Blutiger Einsteiger" und „Ich kenne mich aus"? Dann ist es genau für Sie oder diese Personen geschrieben!

Für die Einsteiger gehen wir Schritt für Schritt alles durch, ohne Fremdwörter, ohne technisches Vorwissen, also perfekt zum Delegieren. Mithilfe der Checklisten und Anleitungen und Bilder erstellen und pflegen Sie den Auftritt professionell und problemlos! Und wenn Sie diese verantwortungsvolle Aufgabe delegieren wollen, dann finden Sie im Buch auch die wichtigen Regeln, worauf Sie beim Delegieren achten sollten und müssen.

Sie sind schon länger dabei, kennen sich aus, haben Erfahrung und sollen oder werden die Social-Media-Aktivitäten umsetzen, oder die Person, die das übernehmen soll, gehört zu den „Social-Media-Affinen"? Mit diesem Buch sind die Personen in der Lage, den individuellen und professionellen Auftritt zu erstellen und zu pflegen.

Es ist ein Buch für den Alltag im Krankenhaus. Es ist nicht vollkommen, weil es Social Media Tools gibt, die Sie als Verantwortlicher im Krankenhaus sicher nicht benötigen werden. Wie man beispielsweise Spiele konzipiert oder gar programmiert, gehört nicht in dieses Buch – wohl aber, dass es Spiele gibt, wo es diese gibt und wie Sie solche einbinden können.

Und da die individuellen Einstellmöglichkeiten bei zum Beispiel Facebook schon alleine für ein komplettes Buch reichen, haben wir für Sie die Einstellmöglichkeiten der einzelnen Kanäle schon vorsortiert und die in unseren Augen nicht elementar wichtigen Einstellmöglichkeiten auch nicht beschrieben.

1.8 Der Themenkuchen

Krankenhausalltag – kein Tag ohne Dramen und Wunder. Wenn es Themen gibt, dann sicherlich hier, täglich, stündlich, nur positiv sollten sie schon sein.

Sie müssen schon was bieten, sonst will niemand wissen, was Sie bei Facebook, Twitter und in den Foren mitteilen. Oder lesen Sie etwa gerne langweilige Newsletter oder veraltete Zeitungsbeiträge? Schauen Sie doch mal beim Konkurrenzkrankenhaus, wie die ihren Facebookauftritt mit Themen „befeuern". Sie meinen, die haben gute Themen bei Facebook? Haben diese Posts dort viele „Likes"? Nicht? Dann sind die Beiträge wohl doch nicht so geeignet.

Also kommt zwangsläufig die Frage auf: Was wollen die Leute bei Ihnen und von Ihnen lesen oder sehen? Vergleichen Sie es mit einer Zeitung: Was schaut sich „jeder" am liebsten an? Bilder, aktuelle Informationen, Menschen, Unterhaltung! Sicherlich werden Ihnen sehr schnell, vielleicht schon in diesem Moment, zahlreiche Ideen durch den Kopf schießen, was Sie alles dort zeigen, schreiben, veröffentlichen, posten oder tweeten können. Leider ist das nicht so einfach in der Realität.

Stellen Sie sich einen runden Kuchen vor, und der Kuchen steht für alle Möglichkeiten, die Sie an

Themen oder Bildern oder Videos und Links verwenden können. Nun kommt zuerst der PR-Berater oder die Marketingleiterin, die einige Stücke vom möglichen „Themenkuchen" mit der Begründung entfernen, dass diese Kuchenstücke das Image eher belasten würden oder einfach keinen Patienten interessieren. Es bleiben aber noch immer viele Kuchenstücke, also Themen, übrig, die aus PR-Sicht gut sind. Und nun kommt der Anwalt, der von den übrigen Kuchenstücken auch noch einige entfernt, mal ganze Stücke, mal Teile davon, weil Gesetze verletzt werden könnten. Und nun nimmt die Geschäftsführung auch noch Stücke vom Tablett, weil irgendwelche politischen Querelen das eine oder andere Thema verbieten.

Das, was dann übrig bleibt, ist das Maximum, was Sie an Themen verwenden können. Um bei dem Beispiel zu bleiben: Das, was nun noch an thematischen Kuchenstücken übrig geblieben ist, darf auch im Bereich Social Media verwendet werden. Und nun kommt es darauf an, diese beschriebenen Themen mit geringem Aufwand möglichst effektiv zu nutzen. Welche Themen das sind oder sein können, finden Sie in den zahlreichen Checklisten im Buch.

1.9 Medizinische Themen interessieren doch keinen Menschen

Sie gehören auch zu denen, die meinen, die Themen Sport, Erotik, Promis und Mode sind medial omnipräsent, aber (Ihre) Medizinthemen interessierten keinen Menschen? Machen Sie den Test! Gehen Sie in einen Zeitungskiosk, nehmen Sie je eine beliebige Zeitschrift aus den Branchen „Männermagazin", „Frauenmagazin", „TV-Programmzeitschriften", „Modemagazin", ein Lifestylemagazin, gerne auch noch eine Familienzeitschrift, und schauen Sie auch in irgendeine Tageszeitung hinein. Ergebnis: Medizin ist „in", aktuell und angesagt!

Das Interesse an medizinischen Themen steigt mit dem Alter und verändert sich auch thematisch mit dem Alter. Die Allensbacher Markt- und Werbeträgeranalyse AWA 2013 belegt für Deutschland, wie das Interesse an medizinischen Themen mit dem Alter korreliert:

- 14–29 Jahre: 12%
- 30–39 Jahre: 20%
- 40–49 Jahre: 22%
- 50–59 Jahre: 28%
- ab 60 Jahre: 36%

So interessiert sich etwa jeder Fünfte in Deutschland zwischen 30 und 50 Jahren für medizinische Themen. Auffällig ist das Verhalten der chronisch kranken Patienten, denn die informieren sich besonders aktiv online, also nutzen Foren, Blogs und soziale Netzwerke zunehmend. Über die Hälfte der deutschen Online-Nutzer informieren sich vor einem Arztbesuch durch eine Onlinerecherche über den Arzt (Redaktion summaryseven.de 2013).

Natürlich spielt es eine entscheidende Rolle, wie Sie die medizinischen Themen präsentieren. Denken Sie an die Vorlesungen in Ihrem Studium zurück: Spannende Themen kann man sehr langweilig darstellen, und manche eher langweiligen Themen können sehr unterhaltsam und regelrecht faszinierend sein.

1.10 Was ist eigentlich dieses Krankenhaus Beispiel?

Wir möchten Ihnen in diesem Buch stets zur anschaulichen Erklärung ein Beispiel nennen, das sich konsequent durch das Buch zieht. In unserem Fall ist dies das Krankenhaus mit dem Namen „Beispiel", also Krankenhaus Beispiel, welches sich mitten in Berlin-Kreuzberg befindet. Unser Geschäftsführer heißt Herr Bastian Beispiel, und Chefärzte gibt es auch: Prof. Dr. Gordon Alpha (Internist), Prof. Dr. Jörg Beta (Chirurgie), Prof. Dr. Lisa Gamma (Orthopädie) und PD Dr. Karin Delta (Anästhesie). In der Realität gibt es dieses Krankenhaus natürlich nicht.

1.11 Memo

Dieses Buch soll Ihnen jederzeit und schnell helfen, Social Media zu nutzen, und dazu haben wir Ihnen hinten eine Liste angefügt, die „Memo-Liste". Sie erinnern sich nicht mehr so genau an das Passwort bei Twitter oder die hinterlegte Mail-Adresse bei Xing oder daran, wer eigentlich noch die Facebook-Zugangsdaten besitzt? Dann tragen Sie dies einfach in das „Memo", das ist eine Auflistung aller hier von Ihnen persönlich und individuell verwendeten Passwörter, Mail-Adressen und Ähnlichem im Rahmen der Social-Media-Aktivitäten. Gelegentlich sehen Sie den Begriff „MEMO" im Buch, und zwar immer dann, wenn Sie wieder ein Passwort oder eine andere individuelle Codierung online eingeben müssen. Damit Sie stets wissen, wo Sie diese nachschlagen können, tragen Sie diese einfach in die Memoliste ein (► Anhang).

Der Anwalt rät
Vorsicht! Häufig sind Passwörter und andere Zugangsdaten personenbezogen und dürfen nicht an Dritte übergeben werden. Etwas anderes mag für Gruppen-Accounts gelten; diese sind dann aber meist auch so gekennzeichnet. Achten Sie in jedem Fall strikt darauf, dass die Informationen über Zugangsdaten vertraulich abgelegt und allenfalls einem kleinen, Ihnen bekannten und zur Vertraulichkeit verpflichteten Personenkreis zugänglich sind. Wer im Besitz Ihrer Zugangsdaten ist, hat die Möglichkeit, zum Beispiel unerkannt in Ihrem Namen Ihre Facebookaktivitäten zu beeinflussen. Im schlimmsten Fall haften Sie dann sogar gegenüber Dritten für diese fremden Einträge in Ihrem Namen und haben praktisch große Schwierigkeiten, wieder Zugriff auf Ihren eigenen Account zu erhalten, um zum Beispiel auf unangemessene Kommentare und Tweets zu reagieren sowie Profiländerungen durchzuführen.
Bei der Einbindung von Dritten in die Erstellung und Pflege Ihres Facebookauftritts (also etwa Agenturen und/oder Ihre Klinikmitarbeiter) klären Sie vorab deren Befugnisse und behalten Sie sich jederzeit ein verbindliches Weisungs- und Vetorecht vor.

Der Anwalt rät
Ganz wichtig: Regeln Sie, dass Dritte nach Ihrer Aufforderung unwiderruflich zur Herausgabe von Zugangsdaten verpflichtet sind – ohne jedes Zurückbehaltungsrecht. Noch besser: Ändern Sie in dem Fall alle Zugangsdaten.

Literatur

BVDW (2013) W3B-Report „Nutzerverhalten" der Fittkau & Maaß Consulting

Gerlof H (2013) Internet wird immer bedeutender für Arztwahl. http://www.aerztezeitung.de/praxis_wirtschaft/internet_co/article/845872/bewertungsportale-internet-immer-bedeutender-arztwahl.html. Zugegriffen: 01. Mai 2016

Hillienhoff A (2013) Viele Ärzte verzichten wegen Rechtsrisiken auf eigene Website. http://www.aerzteblatt.de/nachrichten/53106. Zugegriffen: 01. Mai 2016

Lutz A, Rumohr J (2008) Xing optimal nutzen: Geschäftskontakte – Aufträge – Jobs. Linde, Wien.

Redaktion DUDEN Online (2016) Rechtschreibung und Bedeutung Social Media. http://www.duden.de/rechtschreibung/Social_Media. Zugegriffen: 01. Mai 2016

Redaktion summaryseven.de (2013) Social Media – Gesundheitsbranche mit Nachholbedarf. https://summaryseven.de/2013/04/social-media-nutzung-gesundheitsbranche-mit-nachholbedarf. Zugegriffen: 01. Mai 2016

Schmidt M (2014) Facebook: Teenager wandern aus dem Netzwerk ab. http://www.chip.de/news/Facebook-Teenager-wandern-aus-dem-Netzwerk-ab_66608176.html. Zugegriffen: 01. Mai 2016

Sternkopf M (2011) Die 5 gefährlichsten Facebook-Mythen. http://de.nachrichten.yahoo.com/blogs/total-digital/die-5-gef%C3%A4hrlichsten-facebook-mythen-073931170.html. Zugegriffen: 01. Mai 2016

Sutthoff JD (2013) 104-jährige Amerikanerin zu alt für Facebook. http://www.welt.de/vermischtes/kurioses/article113833354/104-jaehrige-Amerikanerin-zu-alt-fuer-Facebook.html. Axel Springer SE 2014. Zugegriffen: 01. Mai 2016

Facebook

2.1 Profil und Seite – 18
2.1.1 Ich nutze als Krankenhaus ein Facebookprofil. Na und? – 18
2.1.2 Woran kann ich sehen, ob es sich um ein Profil oder eine Seite handelt? – 18
2.1.3 Fans, Freunde und Gefällt-mir-Angaben – 19

2.2 Anmeldung – 19
2.2.1 Sie sind absolut neu bei Facebook, haben kein Profil und keine Seite? – 19
2.2.2 Sie haben zwar ein Facebookprofil, aber noch keine Seite? – 20
2.2.3 Sie haben bereits eine Facebookseite? – 20
2.2.4 Anmeldung: Profil – 20

2.3 Ausloggen und einloggen – 23

2.4 Facebookseite erstellen – 24
2.4.1 Facebookseite einrichten – 26
2.4.2 Foto bearbeiten – 27
2.4.3 Facebookseite nicht veröffentlichen – 29
2.4.4 Seiteninfo – 29
2.4.5 Einstellungen bearbeiten – 37
2.4.6 „Beitragsoptionen" – 42

2.5 Titelbild – 42
2.5.1 Wie sollte ein Titelbild aussehen? – 43
2.5.2 Anforderungen an ein gutes Titelbild – 43
2.5.3 Titelbild hochladen – 44
2.5.4 Call-to-Action-Button – 45

2.6 Facebookseite freischalten! – 45

2.7 Posten (Veröffentlichen) – 46

© Springer-Verlag Berlin Heidelberg 2017
M. Däumler, M.M. Hotze, *Social Media für das erfolgreiche Krankenhaus*,
Erfolgskonzepte Praxis- & Krankenhaus-Management, DOI 10.1007/978-3-642-45055-6_2

2.7.1	Ohne Post nix los – 46	
2.7.2	Die Statusmeldung – 46	
2.7.3	Tagging – 48	
2.7.4	Einen Post zeitlich planen – 49	
2.7.5	Einen Post vergessen zu schreiben? Zurückdatieren! – 50	
2.7.6	Wo bin ich? Pinnnadel zur Ortsangabe – 50	
2.7.7	Fotos posten – 51	
2.7.8	Foto/Video hochladen – 52	
2.7.9	Angebot posten – 55	
2.7.10	Veranstaltungen posten – 56	
2.7.11	„Meilensteine" der Krankenhausgeschichte – 58	

2.8 **„Gefällt mir" – 58**

2.9 **„Kommentieren" – 59**

2.10 **„Teilen" – 59**

2.11 **Was ist die Chronik? – 60**

2.12 **Was sind gute Themen zum Posten? – 60**

2.13 **Was darf und soll ein Krankenhaus „teilen"? – 61**

2.14 **Was darf und soll ein Krankenhaus kommentieren? – 62**

2.15 **Wann poste ich? – 64**

2.16 **Wie erreiche ich hohe Interaktion auf meine Posts? – 65**
2.16.1 Edge-rank – 65
2.16.2 Call to Action – 65

2.17 **Was schadet dem Image des Krankenhauses? – 66**

2.18 **Was verstößt gegen das Gesetz? – 67**

2.19 **Shitstorm – 67**

2.20 **Wie erhöhe ich meine „Gefällt-mir"-Angaben (Fanzahl)? – 68**

2.21 **Werbeanzeigen – 68**
2.21.1 Ablauf der Facebook-Werbung – 69
2.21.2 Statistik im Werbeanzeigenmanager – 70

2.22   Targeting – 70

2.23   Wie pflege ich meine Facebookseite? – 71

2.24   Statistik – 71

2.25   Redaktionsplan – 73

2.26   Delegieren – 73

2.27   „Besucherbeiträge" – 74

2.28   Facebookbewertung – Blaue Sterne – 74

        Literatur – 75

Jeder kennt den Begriff „Facebook", aber tatsächlich existiert viel Halbwissen unter den Online-Nutzern, oft verbreitet durch angebliche, selbst ernannte „Spezialisten", die genau Bescheid wissen. Lassen Sie sich davon nicht einschüchtern! Stellen Sie doch einmal einem dieser „Facebookspezialisten" die einfachste Frage überhaupt, nämlich, was Facebook eigentlich heißt, also woher dieser Name kommt.

Facebooks sind Jahrbücher, die in den USA oft am Ende des Studiums an den Colleges und Universitäten an die Studenten verteilt werden und in dem die Absolventen mit Foto (des Gesichtes) zu sehen sind, eben ein „Facebook". Und das kann man auch, dachte sich unter anderen Mark Zuckerberg, digital umsetzen, vielleicht noch mit einer Interaktion, um zu wissen, was aus den Abgängern eigentlich so geworden ist. Das war 2004. Nur sieben Jahre später war Facebook bereits eine Plattform mit 800 Mio. Nutzern weltweit, und 2012 war das Unternehmen Facebook an der Börse.

Rund 1 Mrd. Facebookseiten gibt es derzeit weltweit, auf denen die Facebooker/Facebookuser interaktiv sein können. Und im Gegensatz zu Internetseiten, auf denen nach der Erstellung meist nicht viel agiert wird, ist bei Facebook „richtig was los", denn die Facebookuser sind sehr aktiv. Täglich (!) werden durchschnittlich mehr als 350 Mio. Bilder hochgeladen, also gepostet. Facebook ist in mehr als 70 Sprachen verfügbar, und um diese sprachliche Hürde zu meistern, waren über 300.000 Menschen weltweit an der Übersetzung für die jeweilige Landesausgabe beteiligt. Facebook zählt in Deutschland etwa 28 Mio. Nutzer, also etwa jeden dritten Bürger (mathematisch gesehen) in Deutschland können Sie über Facebook auch erreichen, wobei täglich etwa 19 Mio. Menschen in Deutschland bei Facebook aktiv sind (Quelle: http://allfacebook.de/zahlen_fakten/erstmals-ganz-offiziell-facebook-nutzerzahlen-fuer-deutschland).

2.1 Profil und Seite

Es ist eine elementare Unterscheidung, die Trennung zwischen einer Facebookseite und einem Facebookprofil. Noch nie gehört? Machen Sie sich nichts draus, denn es ist abenteuerlich, wie viele dies nicht wissen und schon hier einen großen Fehler begehen. Es gibt zwar nur „ein" Facebook, dennoch unterteilt Facebook hier zwischen den privaten Personen (Profil) und den Unternehmen und öffentlichen Personen (Seite). Auf den ersten Blick unterscheiden diese sich nicht. Ganz schnell erklärt:
- Sie sind eine Privatperson, und Sie möchten Facebook für sich privat nutzen, dann benötigen Sie ein Profil.
- Sie sind ein Krankenhaus und wollen Facebook genau dafür nutzen? Dann benötigen Sie eine Facebookseite. Ganz einfach.

2.1.1 Ich nutze als Krankenhaus ein Facebookprofil. Na und?

Facebook verbietet es, dass Unternehmen, also auch Krankenhäuser, sich gewerblich mit einem Profil darstellen. Wer es dennoch macht, riskiert die Sperrung oder gar Löschung des Profils. Zudem bietet eine Facebookseite für ein Krankenhaus tatsächlich große Vorteile gegenüber einem Facebookprofil, wie beispielsweise Statistiken. Es gibt auch Nachteile, wie das Einladen von Fans zu Veranstaltungen, was auf direktem Wege bei einer Facebookseite nicht geht. Wie auch immer: Als Krankenhaus müssen Sie eine Facebookseite nutzen. Natürlich dürfen Sie als Krankenhaus ergänzend hierzu Facebook auch privat nutzen und dazu ein Facebookprofil anlegen.

2.1.2 Woran kann ich sehen, ob es sich um ein Profil oder eine Seite handelt?

Jetzt sind Sie vielleicht schon bei Facebook und schauen sich dort um, zum Beispiel, um zu schauen, ob der Kollege und das Krankenhaus „von nebenan" mit einem Facebookprofil oder mit einer Facebookseite „unterwegs" ist.

Auch wenn Sie sicherlich hier und da feststellen werden, dass einer Ihrer Kollegen beruflich statt einer Facebookseite ein Facebookprofil verwendet: Ärgern Sie sich nicht, sondern freuen Sie sich, dass man es dort anscheinend nicht besser weiß und auf einer kleinen Zeitbombe sitzt und sich in den Augen der großen Facebookgemeinde regelrecht disqualifiziert.

Der Anwalt rät

Die Nutzungsbedingungen von Facebook unterscheiden strikt zwischen Facebookseiten und Facebookprofilen. Auf Facebookprofilen darf Unternehmenswerbung grundsätzlich nicht organisiert werden. Facebook behält sich bei Verstößen die Sperrung oder gar die vollständige Löschung eines Accounts vor. Das wäre insbesondere dann ärgerlich, wenn Sie Ihr (vielleicht aufwändig erstelltes) Profil plötzlich nicht mehr nutzen können oder (im Falle der Löschung) eventuell sogar alle bei Facebook von Ihnen eingestellten Daten verschwunden sind. Achten Sie auch deshalb darauf, gerade bei umfangreichen oder kostspieligen Inhalten immer eine separate Sicherungskopie dieser Daten anzufertigen, um das Risiko eines Totalverlustes zu vermeiden. Grundsätzlich könnte ein Verstoß gegen die Nutzungsbedingungen übrigens auch Wettbewerber auf den Plan rufen – zum Beispiel, wenn irreführend über ein vermeintlich privates Profil Schleichwerbung für eine Praxis betrieben wird.

Sehen Sie oben, etwas rechts in dem großen Bild, „Freunde" stehen? Freunde gibt es nur bei einem Profil, also ist es ein Facebookprofil.

Stehen dort stattdessen „Gefällt mir" oder „Gefällt-mir"-Angaben? Dann sind Sie auf einer Facebookseite. Ganz einfach.

2.1.3 Fans, Freunde und Gefällt-mir-Angaben

Zugegeben, am Anfang ist es etwas irritierend mit diesen Begriffen, denn offiziell gibt es schon lange keine Fans mehr bei Facebook, denn die heißen mittlerweile statt Fans schlicht und eher nichtssagend „Gefällt-mir"-Angaben. Dennoch werden Sie den Begriff „Fan" in Bezug auf Facebook noch häufiger sehen, er hat sich einfach etabliert – und klingt gefälliger und im wahrsten Sinne auch persönlicher als „Gefällt-mir"-Angabe.

Wie im realen Leben haben private Personen auch Freunde. Private Personen sind bei Facebook mit einem Profil vertreten und haben dort somit „Freunde" und keine Fans.

Unternehmen haben, genau genommen, keine Freunde, aber schon eher Fans. Nun taten sich Personen etwas schwer damit, sich gleich als „Fan" zu outen, wenn man ein Unternehmen bei Facebook lediglich gut fand. Und so schwächte Facebook das „Fan sein" ab in: „Das gefällt mir", um eine Hemmschwelle zu senken. „Gefällt-mir"-Angaben und Fans sind also das Gleiche.

Sie können ja nun darauf achten, wie angebliche Facebook-Hobbyexperten in Gesprächen diese Begriffe „Fan" und „Freunde" und „Gefällt-mir"-Angaben regelrecht durcheinanderwerfen, und dann wissen Sie nun schon eines sicher: Dies ist dann kein Experte!

2.2 Anmeldung

■■ **Checkliste: Die perfekte Vorbereitung zur Anmeldung**

Folgende Dinge in der Checkliste sollten Sie schon vorher organisieren, damit es absolut problemlos und schnell vorangeht. Am besten legen Sie dafür einen neuen Ordner an mit dem Namen „Facebook":

- Eine E-Mail-Adresse von dem Krankenhaus (zum Beispiel: kontakt@ oder die Adresse, die für die PR-Abteilung oder Geschäftsführung eingerichtet ist)
- Ein Foto (digital) von Ihrem Logo
- Ein Foto (digital) von Ihrem Krankenhaus
- PC mit Internetanschluss
- Kurze Beschreibung des Krankenhauses (etwa ein Satz)
- Infos über das Krankenhaus (Kliniken, Bettenzahl, Zertifizierungen, …)
- Das Impressum der Internetseite des Krankenhauses (finden Sie auf Ihrer Website)

2.2.1 Sie sind absolut neu bei Facebook, haben kein Profil und keine Seite?

Dann beginnt hier für Sie der Einstieg in eine neue Welt! Um Ihre Facebookseite für das Krankenhaus professionell zu realisieren, benötigen Sie zuerst ein

Profil. Seien Sie nicht erstaunt, falls Sie nun denken, Sie wollen gar nicht privat mit Facebook agieren, sondern „nur" mit der Facebookseite des Krankenhauses arbeiten. Erstens benötigen Sie bei Facebook nun mal ein Profil, wenn Sie eine Facebookseite für das Krankenhaus erstellen wollen, und zweitens bietet ein Facebookprofil für Ihre Krankenhaus-Facebookseite noch viele Chance und Vorteile (wie Sie später noch sehen werden). Und zu Ihrer Beruhigung: Sie können die Privatsphäre-Einstellungen Ihres Profils so bearbeiten, dass man nur den Profilnamen (kann auch ein Synonym sein), das Titelbild und das Profilbild (kann auch ein beliebiges Bild sein) sieht.

Tipp des PR-Beraters

Um eine Facebookseite erstellen zu können, braucht man ein Facebookprofil. Entweder Sie erstellen sich eins, um auf dessen Basis die Facebookseite zu erstellen und später auch aktiv pflegen und einsehen zu können. Oder Sie beauftragen eine vertrauensvolle Person in Ihrem Krankenhaus, die mit ihrem vorhandenen Facebookprofil die Seite in Ihrem Auftrag erstellt. Diese Person ist der Administrator der Facebookseite (also die Person, die uneingeschränkten Zugriff auf die Facebookseite besitzt) und diese Person hat erst einmal allein alle Zugriffsrechte. Diese Zugriffsrechte auf die Krankenhaus-Facebookseite kann diese Person (= Administrator) auf andere Personen aber später erweitern und genau diese Person kann dann von den erweiterten Personen auch als Administrator wieder entfernt werden. Unsere Empfehlung: Sie erstellen (nutzen) ein eigenes Profil als Direktor, Prokurist oder PR-Verantwortlicher. Da Krankenhäuser die Zugriffsrechte auf die Facebook-Krankenhausseite mehreren Personen zuteilen möchten, wird gelegentlich ein sogenanntes „Fakeprofil" angelegt – also wird von jemandem ein Facebookprofil erstellt, welches volle Adminrechte auf die Krankenhaus-Facebookseite besitzt, und jeder der zur Pflege verantwortlichen Personen kennt die entsprechenden Zugangsdaten zu diesem „Fakeprofil". So muss sich niemand mit seinem eigenen Facebookprofil zur Pflege einloggen. Das hat tatsächlich Vorteile, aber Facebook wünscht keine Fakeprofile, also Profile zu Personen, die es real nicht gibt.

2.2.2 Sie haben zwar ein Facebookprofil, aber noch keine Seite?

In dem Fall sind Sie schon sehr gut auf Ihre Facebookaktivitäten für Ihre Krankenhaus-Facebookseite vorbereitet, denn Sie kennen die meisten Möglichkeiten schon, die Facebook bietet. Achten Sie also ab nun sehr genau auf die Trennung Ihres privaten Facebookprofils und der nun zu erstellenden Facebookseite.

Tipp des PR-Beraters

Geben Sie bitte als Direktor oder Prokurist nicht die Zugangsdaten Ihres Profils an den PR-Verantwortlichen oder an die PR-Agentur heraus – Ihr Profil sollte stets privat und kontrolliert bleiben.

2.2.3 Sie haben bereits eine Facebookseite?

Respekt! Entweder möchten Sie Ihre Facebookseite nun „aufpeppen" oder anders als bisher pflegen. Vielleicht haben Sie auch schon eine Facebookseite und möchten eine weitere erstellen, was ja durchaus geht und gelegentlich auch Sinn macht. Dann können Sie die Anmeldung überspringen.

2.2.4 Anmeldung: Profil

Bitte gehen Sie auf die Internetseite www.facebook.com.

Füllen Sie auf der Startseite nun alle Felder mit Ihren Angaben aus („Vorname", „Nachname", E-Mail-Adresse und einem gewählten Passwort) und dann geben Sie Ihr Geburtstagsdatum sowie Ihr Geschlecht an.

2.2 · Anmeldung

Machen Sie es nicht so kompliziert, sondern geben Sie hier Ihre private E-Mail-Adresse ein. Keine Sorge, wir erstellen nun erst einmal ein Facebookprofil, mit dessen Hilfe Sie die spätere Facebookseite verwalten können.

Wir arbeiten im Buch durchgängig als anschauliches Beispiel mit dem Krankenhaus-Direktor Bastian Beispiel.

Alles ausgefüllt? Dann bitte unten auf „Registrieren" klicken.

Der Anwalt rät
Achtung! Mit der Registrierung erklären Sie sich automatisch mit den Nutzungsbedingungen von Facebook einverstanden und bestätigen unter anderem, die Datenverwendungsrichtlinien einschließlich der Bestimmung zur Verwendung von Cookies gelesen zu haben. Diese Nutzungsbedingungen, die Sie über den angegebenen Link einsehen können, stellen Ihre (übrigens ausländischem Recht unterfallende) Geschäftsgrundlage mit Facebook dar und sollten daher von Ihnen durchgelesen werden. Denn nur wer die Spielregeln einer Plattform kennt, kann im Einzelfall für sich entscheiden, ob er mit diesen einverstanden ist oder sein konkret beabsichtigter Auftritt daran scheitert. Keine Sorge, im Regelfall spricht nichts Grundsätzliches gegen die Erstellung einer Facebookseite für Krankenhäuser und die entsprechende Nutzung als Marketing-Tool. Trotzdem setzen neben den allgemeinen Gesetzen, der Berufsordnung und dem Werberecht eben auch die Nutzungsbedingungen von Facebook bestimmte Regeln, die von Ihnen einzuhalten sind. Bei Verstößen gegen die eigenen Spielregeln kann Facebook – unbeschadet sonstiger Ansprüche – berechtigt sein, Ihr Facebookprofil oder Ihre Facebookseite zu sperren oder sogar endgültig zu löschen.
Kleiner Hinweis: Die Nutzungsbedingungen von Facebook sind umfangreich, wenig strukturiert und ändern sich zu allem Überfluss auch relativ häufig. Dies kann es grundsätzlich erforderlich machen, anlassbezogen (etwa bei Ideen für neue Inhalte für Ihre Facebookseite) die Nutzungsbedingungen daraufhin durchzusehen, ob sich relevante Änderungen ergeben haben. Insbesondere im Hinblick auf die konkrete Ausgestaltung von Gewinnspielen, Promotions sowie zulässigen oder unzulässigen Werbemaßnahmen und Bildniswiedergaben gibt es dort teilweise besondere Restriktionen, die man im Blick haben sollte.

Im nächsten Schritt fordert Sie Facebook nun auf, Ihre Identität zu bestätigen. Um den Registrierungsvorgang abzuschließen, müssen Sie bestätigen, dass Sie Ihre eigene E-Mail-Adresse oder Telefonnummer zum Einrichten des Kontos verwendet haben.

Sie können Ihre E-Mail-Adresse oder Telefonnummer auf verschiedene Arten bestätigen:
- Bestätigen Sie Ihre Telefonnummer, indem Sie den Code, den Sie per SMS erhalten haben, in das bei der Anmeldung angezeigte Feld „Bestätigen" eingeben.
- Bestätigen Sie Ihre E-Mail-Adresse, indem Sie den Link in der E-Mail öffnen („Bestätige dein Konto"), die Facebook Ihnen bei der Registrierung geschickt hat. Tragen Sie nun den Code ein, den Facebook Ihnen per E-Mail geschickt hat.

Jetzt ist Ihre Anmeldung abgeschlossen.

Die Schritte erscheinen etwas kompliziert, dienen aber letztendlich Ihrer Sicherheit und der Ihres Facebookprofils.

Wenn Sie dies mit Ihrer Handynummer bestätigt haben, empfehlen wir, dass Sie diese Nummer niemandem auf Facebook mitteilen, denn Ihre Handynummer ist wahrscheinlich Ihre persönliche Nummer, welche Sie nicht jedem mitteilen möchten. Geben Sie daher im folgenden Schritt „Nur ich" an, wenn Facebook Sie fragt, wem Sie Ihre Telefonnummer mitteilen möchten.

Wenn Facebook Sie fragt, ob Sie den Zugriff auf Ihre Mailkontakte erlauben, dann gewähren Sie das bitte nicht.

Dann speichern Sie Ihre Einstellungen.

Da sich dieses Buch auf die Erstellung und Pflege der Krankenhaus-Facebookseite fokussiert, und das Profil (also der private Facebookauftritt) nur als „Mittel zum Zweck" angesehen wird, verfolgt dieses Buch nicht die Dateneinpflege des Profils. Deswegen „Überspringen" Sie sämtliche weiteren Möglichkeiten der Dateneinpflege.

Glückwunsch, Sie haben soeben Ihr Facebookprofil erstellt! Wenn Sie links im Menü auf Ihren Namen klicken, sehen Sie, wie Ihr Facebookprofil nun öffentlich aussieht:

Von diesem Profil aus werden Sie später die Facebookseite Ihres Krankenhauses erstellen oder pflegen (oder beobachten).

Facebook Business Manager

Sie brauchen ein Facebookprofil, ohne geht es nicht mehr! Seit 2014 ist es nämlich nicht mehr möglich, ein Unternehmenskonto ohne Facebookprofil (statt einer Facebookseite, die ein Profil zur Erstellung benötigt) zu erstellen. Das Unternehmenskonto bietet Facebook nicht mehr aktiv an. Doch was tun, wenn Sie damals ein Unternehmenskonto anlegten? Dann ist Ihr Facebookauftritt entweder inzwischen gesperrt, oder Sie nutzen bereits den sogenannten „Business Manager".

Seit 2015 bietet Facebook den Business Manager an. Dieser ist speziell für Agenturen sowie Kliniken entwickelt worden, die mehrere Facebookseiten betreuen oder verwalten. Hier loggt sich der Betreuer/Verantwortliche mit seinem Profil ein und kann dort sämtliche Anzeigen der Facebookseiten managen. Das hat den Vorteil, dass zum Beispiel ein Krankenhaus auf einen Blick sämtliche Werbebudgets bei Facebook einsehen und verwalten kann. Mehrere ausgewählte Mitarbeiter können mit unterschiedlichen Zugriffsrechten auf den Business Manager zugreifen.

■ ■ **Wechsel vom Unternehmenskonto zur Facebookseite**

Sie haben ein Unternehmenskonto und wollen nun stattdessen eine Unternehmensseite bei Facebook mit allen Funktionen? Der einfachste Schritt ist, Sie fügen Ihr eigenes Profil als Admin hinzu. Dann können Sie darüber die Facebookseite pflegen und verfügen so über alle Funktionen von Facebook.

Ihr Facebookprofil

Grundsätzlich sollten Sie nun entscheiden, ob Sie
1. dieses Profil auch privat nutzen möchten oder ob
2. dieses Profil nur der Erstellung und Pflege Ihrer zukünftigen Krankenhaus-Facebookseite dienen soll.

Da Sie eventuell schon ein persönliches Facebookprofil haben und es in diesem Buch vorrangig um Ihre Facebookseite des Krankenhauses gehen soll, empfehlen wir die zweite Variante.

Nichts desto trotz ist es erforderlich, dass Sie Ihr Facebookprofil nun mit einigen Angaben befüllen müssen. Das hat den Grund, dass Facebook ausschließlich reale Personen als Mitglieder möchte. Profilen, die den Anschein haben, dass sich dahinter keine reale Person befindet, droht eine Löschung.

1 . Profilbild

Um ein Profilbild hochzuladen klicken Sie in Ihrem Profil links neben Ihrem Namen auf „Foto hinzufügen" in Ihrem Avatar (kleines Bild). Nun können Sie ein Foto von Ihrer Festplatte oder einem Speichermedium (zum Beispiel ein Speicherstick) hochladen. Sie können das ausgewählte Foto natürlich jederzeit auswechseln.

■ ■ **Checkliste: Wann ist ein Foto geeignet für das Profil?**
– Ein Foto von Ihnen in privater Kleidung, ohne weitere sichtbare Personen
– Freundlich lächelnd
– Gesicht gut erkennbar (also bitte kein Mount-Everest-Panoramafoto mit Ihnen irgendwo im Vordergrund)

Nachdem Sie ein Bild ausgewählt und hochgeladen haben, können Sie dieses noch „zuschneiden". Das macht Sinn, wenn Sie auf einem Foto zwar gut getroffen sind, aber „leider" neben Ihnen noch jemand zu sehen ist. Dazu klicken Sie unter dem Bild auf – oder + und wählen so einen passenden Bildausschnitt. Zusätzlich haben Sie auch die Möglichkeit, das Bild nach links oder rechts zu rücken.

Wenn Sie mit Ihrer Bildwahl und dessen Bearbeitung zufrieden sind, dann klicken Sie einfach unten auf „Zuschneiden und speichern".

2. Titelbild

Ihr „Titelbild" ist die große, dunkelgraue Fläche, welche Sie ganz oben sehen. Auch hier können Sie ein Foto hochladen.

Klicken Sie mit der Maus in dieser Fläche auf „Titelbild hinzufügen". Es öffnet sich ein Fenster mit der Überschrift „Wähle dein Titelbild". Dort klicken Sie auf „OK" und wählen Sie „Foto hochladen".

„Aus Fotos auswählen" ist noch unwichtig, weil es noch keine Fotos in Ihren Facebook-Fotoalben gibt. Wie im vorherigen Schritt, bei der Wahl Ihres Profilbildes, wählen Sie nun ein geeignetes Bild von Ihrer Festplatte oder einem Speichermedium. Sie können das Foto nun in der Höhe (links/rechts geht hier nicht) korrekt positionieren, indem Sie mit der Maus auf das Titelbild fahren, geklickt halten und es nach oben oder unten ziehen. Fertig? Ideal? Dann auf „Änderungen speichern" klicken.

Der Anwalt rät

Die Nutzungsbedingungen von Facebook hatten Sie ja bereits bei Ihrer Registrierung anerkannt. Diese legen sowohl für Profile als auch für Seiten fest, welche Bildnisnutzungen zulässig und welche verboten sind. Als Faustregel können Sie sich merken, dass Facebook im Grunde all das verbietet, was ohnehin mit den allgemeinen Gesetzen nicht in Einklang steht, also etwa Verstöße gegen das Urheberrecht, das Strafrecht und das Persönlichkeitsrecht. Hinzu kommen, und das ist den angloamerikanischen Moralvorstellungen geschuldet, einige Einschränkungen, etwa in Bezug auf „Erwachsenenprodukte" oder „explizite Inhalte" sowie die Darstellung von Nacktheit. Da Sie sich auf einer von US-Amerikanern betriebenen Plattform bewegen, gelten bei der Auslegung durch Facebook insoweit deren Vorstellungen. In der Praxis wird sich hieraus aber wenig Nachteiliges für Sie ergeben, da Sie Ihr hochzuladendes Foto ja ohnehin als Titelbild auf dem Facebookprofil verwenden wollen und ohnehin kein Interesse daran haben, dass dieses Foto zum Beispiel einen jugendschutzrechtlich bedenklichen Inhalt zeigt oder Dritte schockiert. Verzichten Sie auch darauf, dass in dem Profilbild als zentrales Motiv Werbung enthalten ist. Bedenken Sie dabei, dass das Foto noch nicht das Titelbild Ihrer Facebookseite ist.

■■ Checkliste: das richtige Titelbild für das Profil

- Verwenden Sie Ihr Profil nicht aktiv privat, sondern nur lediglich zur Erstellung und Pflege der Facebookseite, sollte kein Foto mit persönlichem Charakter oder aus Ihrem persönlichen Umfeld (Haus, Garten) gewählt werden.
- Empfehlenswert ist ein Foto Ihrer Stadt (Wahrzeichen oder Marktplatz) oder ein Urlaubsfoto (aber nicht „protzig", zum Beispiel ein toller Blick aufs Meer).
- Es ist nicht so günstig, hier Ihr Krankenhaus zu zeigen, da wir Profil und Seite deutlich trennen wollen und müssen.

Nachdem Sie Ihr Profil- und Titelbild hinzugefügt haben, haben Sie automatisch die ersten beiden Beiträge in Ihrer Chronik erzeugt. Diese können Sie verbergen, also für Besucher unsichtbar stellen, in dem Sie jeweils rechts über den Bildern auf das kleine graue Dreieck klicken und „In der Chronik verbergen" auswählen, Sie können es auch ruhig so stehen lassen.

3. Info

Im Infobereich haben Sie nun die Option Angaben wie „Arbeit", „Ausbildung" und „Wohnort" hinzuzufügen. Da wir Ihnen empfehlen, dieses Profil nicht privat, sondern nur zur Erstellung und Pflege Ihrer Facebookseite zu nutzen, ist es nicht nötig, dass Sie diese Angaben ausfüllen.

2.3 Ausloggen und einloggen

Das notwendige Facebookprofil haben Sie nun, aber wie loggen Sie sich aus, und wie wieder ein? Ganz einfach:

■ Ausloggen

Klicken Sie zum Ausloggen mit der Maus ganz oben rechts auf das kleine Dreieck und wählen Sie „Abmelden".

Es erscheint die Startseite und Sie sind ausgeloggt.

- **Einloggen**

Öffnen Sie die Facebookseite; oben rechts sehen Sie zwei Fenster: „E-Mail oder Telefon" sowie „Passwort", dort tragen Sie nun Ihre E-Mail-Adresse ein und natürlich Ihr Passwort, dann auf „Anmelden" klicken, und schon sind Sie wieder angemeldet.

Darunter sehen Sie „Angemeldet bleiben". Wenn Sie hier das Häkchen setzen, dann bleiben Sie stets angemeldet und müssen nicht mehr jedes Mal Ihre E-Mail-Adresse und das Passwort angeben.

Vorteil: Sie sparen Zeit und sind immer sofort bei Facebook online.

Nachteil: Jede Person, die an diesem PC sitzt, hat damit freien Zugang zu Ihrem Facebook-Account.

> **Der Anwalt rät**
>
> Setzen Sie dieses Häkchen nur, wenn das von Ihnen verwendete Endgerät keinem anderen Ihnen unbekannten Nutzer zugänglich ist. Handelt es sich um einen PC, der von mehreren Personen genutzt werden kann, könnten andere auf Ihren Facebook-Account zugreifen und quasi in Ihrem Namen Änderungen oder Einträge vornehmen. Diese könnten Ihnen im schlimmsten Fall zugerechnet werden. Es liegt auf der Hand, dass Sie das vermeiden sollten. Gegen eine Verwendung dieser Funktion auf dem eigenen Endgerät oder einem Endgerät, das nur Ihren arbeitsrechtlich entsprechend verpflichteten Mitarbeitern zugänglich ist, bestehen jedoch grundsätzlich keine Bedenken. Sensibilisieren Sie aber unabhängig hiervon Ihre Mitarbeiter etwa in sog. „Social Media Guidelines" oder einer Art „Netiquette" immer dafür, in welcher Form und mit welchen Inhalten eine Kommunikation auf Facebook von Ihnen gewünscht oder erlaubt ist.

2.4 Facebookseite erstellen

Sie haben Ihr Facebookprofil, nun erstellen Sie die eigene Facebookseite für Ihr Krankenhaus.

Dazu loggen Sie sich bitte bei Facebook ein. Jetzt gehen Sie mit der Maus oben rechts auf das Dreieck und klicken dort auf „Seite erstellen".

Anmerkung: Wundern Sie sich nicht, denn bei Facebook gibt es erstaunlich viele Wege zum gleichen Ziel. So können Sie zum Beispiel statt des eben beschriebenen Weges genauso gut in der Menüleiste auf „Seite erstellen" klicken und erhalten das gleiche Ergebnis.

> **Tipp des PR-Beraters**
>
> Nun sehen Sie die Seite mit der Überschrift „Seite erstellen" mit sechs quadratischen Feldern, hinter denen verschiedene Kategorien stehen. Es folgt ein wichtiger Teil für Sie. Die Auswahl der Kategorie hat keine tatsächlichen Auswirkungen für Sie, aber Auswirkungen auf das wöchentlich aktualisierte Facebook-Ranking.
>
> Das Facebook-Ranking ist noch immer als Insidertipp zu sehen. Mit dem Facebook-Ranking können Sie Ihre Facebookseite mit anderen konkurrierenden Facebookseiten vergleichen; Sie können also Ihre Krankenhaus-Facebookseite mit der eines anderen Krankenhauses vergleichen. Sie können dann genau erfahren, welche Themen wann zu welchen Interaktionen führten – und damit und daran Ihre Strategie genauer planen. Das Ranking zu erfahren, ist kostenlos, zum Beispiel bei www.fanpagekarma.com oder www.socialranks.de

Für Krankenhäuser besteht nun die Wahlmöglichkeit zwischen den beiden Kategorien „Lokales Unternehmen oder Ort" und „Unternehmen, Organisationen oder Institutionen" (◘ Abb. 2.1).

Dazu klicken Sie bitte auf das erste Feld mit dem Namen „Lokales Unternehmen oder Ort". Bei der Wahl des lokalen Unternehmens scheint bei Facebook die Adresse eine größere Rolle zu spielen, da sie diese gleich direkt eingeben müssen. Da ein Krankenhaus vor allem einen lokalen Bezug besitzt, empfehlen wir, die Kategorie „Lokales Unternehmen oder Ort" zu wählen.

Und nun klicken Sie auf „Wähle eine Kategorie aus". Es erscheint eine lange Liste von Vorschlägen. Für Sie als Krankenhaus eignet sich die Kategorie „Gesundheit/Medizin/Pharmazie".

2.4 · Facebookseite erstellen

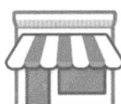 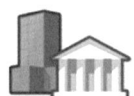 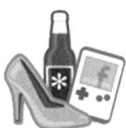

Lokales Unternehmen oder Ort   Unternehmen, Organisation oder Institution   Marke oder Produkt

 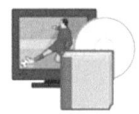 

Künstler, Band oder öffentliche Person   Unterhaltung   Guter Zweck oder Gemeinschaft

Abb. 2.1 Facebookseite erstellen – Wahlmöglichkeiten

Nun geben Sie darunter den exakten Namen, die Adresse und Telefonnummer Ihres Krankenhauses an – in unserem Fall ist das „Krankenhaus Beispiel" – und klicken Sie auf „Los geht´s".

Der Anwalt rät
Mit dem Klick auf „Los geht´s" stimmen Sie den Nutzungsbedingungen von Facebook zu! Facebook weist Sie nun noch einmal auf die speziellen Vorgaben für kommerzielle Auftritte hin. Lesen Sie sich auch diese Richtlinien einmal durch, sie sind erfreulich kurz und recht gut verständlich. Sie enthalten wiederum einige Spielregeln von Facebook für den Betrieb ihrer gewerblichen Facebookseite. Seien Sie vorsichtig, wenn Sie ein Geschäftsmodell oder eine Maßnahme planen, die diesen Richtlinien entgegensteht.
Im Regelfall stellen die Richtlinien für einen gewerblichen Auftritt eines Krankenhauses jedoch kein echtes Hindernis dar. Natürlich haben Sie als verantwortlicher Seitenbetreiber sicherzustellen, dass Sie rechtliche Vorgaben, etwa aus dem Berufsrecht und dem (ärztlichen) Werberecht, einhalten und Rechte Dritter im Übrigen auch nicht verletzen. Dies geschieht aber schon aus eigenem Interesse und nicht, weil Facebook Sie aus Haftungsgründen daran erinnert.
Zusätzlich bedeutsam können im Einzelfall Werbeverbote für „Erwachsenenprodukte" oder „verschreibungspflichtige Medikamente" werden oder das Verbot der Darstellung vermeintlicher „Schock- oder Nacktbilder". Als beispielsweise „Schönheitschirurg" oder Gynäkologe ist also auch vor diesem Hintergrund zu prüfen, ob die bildliche Darstellung intimer Körperpartien nicht bereits gegen die Spielregeln von Facebook verstößt. Für den Auftritt eines Krankenhauses wird das aber kaum relevant werden.
In der Praxis hat es sich übrigens als hilfreich erwiesen, in streitigen Fällen direkt mit Facebook Kontakt aufzunehmen, um unklare

Sachverhalte aufzuklären. Dies dauert manchmal zwar etwas länger, verschafft Ihnen aber die erforderliche Ruhe in Ihrem Verhältnis mit Facebook. Sollten Sie im Einzelfall trotzdem aus rechtlichen Gründen Bauchschmerzen verspüren, ziehen Sie einen spezialisierten Rechtsanwalt zu Rate.

Wenn alles geklappt hat, können Sie damit beginnen, Ihre Facebookseite einzurichten:

2.4.1 Facebookseite einrichten

Jetzt gibt es zwei Wege, Speed und Perfekt:

1. Info

- **Speed**

Klicken Sie hier einfach auf „Überspringen". Sie werden später die Möglichkeit haben, alle Angaben auszufüllen. (3 Sekunden)

- **Perfekt**

Tragen Sie hier die wichtigsten Informationen zu Ihrem Krankenhaus ein. (6 Minuten)

- - **Kategorie**

Hier wählen Sie nicht nur die Kategorie „Krankenhaus", sondern auch zwei weitere wie „Klinik" oder „Ambulanz".

> **Tipp des PR-Beraters**
>
> Je mehr hier an Kategorien (Begriffen) steht, desto „voller" und „unschöner" sieht es auf Ihrer Facebookstartseite aus – aber jeder dieser genannten Begriffe ist ein Begriff, unter denen man Sie bei Facebook findet!

- - **Beschreibung**

Hier haben Sie 155 Zeichen Platz, also einen Satz in etwa, um Ihr Krankenhaus zu beschreiben. Hier sollten Begriffe vorkommen, die für Sie wichtig sind, also nach denen potenzielle Patienten im Internet suchen würden.

> **Tipp des PR-Beraters**
>
> Schreiben Sie einen Satz und keine Ansammlung einzelner Begriffe.

- - **Website**

Im Fach darunter wird nach Ihrer Internetadresse gefragt. Geben Sie diese bitte ein. In unserem Fall für Krankenhaus Beispiel lautet dies: www.krankenhaus-beispiel.de

Am Ende bitte noch bestätigen, dass Sie eine echte Einrichtung und auch der offizielle Vertreter sind.

Nun klicken Sie unten auf „Informationen speichern".

2. Profilbild

Jetzt sind Sie bei Schritt 2: Profilbild.

- **Speed**

Wählen Sie erneut „Überspringen". Sie werden später noch die Gelegenheit haben, ein Profilbild hochzuladen. (3 Sekunden)

- **Perfekt**

Klicken Sie auf „Von deinem Computer hochladen", und nun haben Sie Zugriff auf Ihre PC-Festplatten. Wählen Sie ein Foto aus. Hierbei handelt es sich um das kleine Profilbild Ihrer Facebookseite, wir empfehlen an dieser Stelle das Logo Ihres Krankenhauses.

Alternativ können Sie auch Ihr Logo von Ihrer Website importieren, indem Sie auf „Von deiner Website importieren" klicken. Im nächsten Schritt geben Sie die URL Ihrer Website ein. Jetzt klicken Sie auf Importieren. Nach ca. 30 Sekunden. erhalten Sie Vorschläge. Wählen Sie eines aus und klicken Sie auf „Foto speichern". Fertig. (2 Minuten)

- - **Checkliste: Das ideale Profilbild**

Botschaften kommen über Bilder, nicht über Texte! Also müssen Ihre Fotos auch qualitativ gut sein:
— Ideal ist ein quadratisches Foto mit den Maßen 180 × 180 Pixel (maximal 4 MB).
— Im Idealfall ist dies das Logo Ihres Krankenhauses.

2.4 · Facebookseite erstellen

▪▪ Was tun, wenn Sie kein Logo haben?
▪ **Lösung 1**

Lassen Sie eines erstellen! Das ist nicht ganz günstig und kostet etwa 1.800 € ohne juristische Prüfung, aber es ist der professionellste Weg. Der Vorteil ist, dass Sie dieses Logo überall verwenden können, nicht nur bei Facebook, sondern auch auf der Visitenkarte, der Internetseite, der Krankenhausbroschüre. So werden Sie deutlich professioneller Ihren Wiedererkennungswert steigern.

> **Der Anwalt rät**
> Ein Logo stellt markenrechtlich eine Bildmarke oder (wenn es zudem über einen Textanteil verfügt) eine sog. Wortbildmarke dar. Wie immer im Kennzeichenrecht ist zur Vermeidung von Kollisionen vor der Benutzungsaufnahme zu prüfen, ob ältere oder bessere Rechte Dritter an diesem oder einem ähnlichen Zeichen bestehen könnten. Hierbei hilft ein spezialisierter Rechtsanwalt mit einer Identitäts- und Ähnlichkeitsrecherche, um eine potenzielle Verwechslungsgefahr mit Kennzeichen Dritter zu vermeiden. Gerade bei Logos sind wegen der Vielfalt an individuellen Gestaltungsmöglichkeiten Kollisionen seltener als bei reinen Wortmarken.

▪ **Lösung 2**

Sollte es sich bei Ihrem Krankenhaus um eine Privatklinik handeln, steht meistens der Chefarzt für diese Klinik mit seiner Person im Vordergrund. Nehmen Sie ein Foto vom Chefarzt, und zwar ein professionelles Porträtfoto. Es sollte maximal fünf Jahre alt sein.

> **Der Anwalt rät**
> Die Liberalisierung des Berufsrechts und des ärztlichen Werberechts hat dazu geführt, dass Sie einen größeren Spielraum bei der Auswahl Ihres Fotos haben. So ist eine Abbildung der Ärzte in Berufskleidung nunmehr grundsätzlich erlaubt, wenn eine sonstige Irreführung nach dem HWG ausgeschlossen ist. Auch dürfen Sie Fotos Ihres Krankenhauses oder von der Behandlung Ihrer Patienten zeigen – vorausgesetzt natürlich, die abgebildeten Personen haben in eine solche Bildnisverwendung ausdrücklich eingewilligt. Bedenken Sie hier, dass neben dem Werberecht insbesondere auch die ärztliche Schweigepflicht und der Patientendatenschutz eine Rolle spielen.

▪ **Lösung 3**

Sie haben kein gutes Foto und kein Logo? Dann fotografieren Sie selber den Eingangsbereich oder ein „Wahrzeichen" des Krankenhauses! Da es sich um ein kleines Bild handelt, spielt die Auflösung keine gravierende Rolle.

2.4.2 Foto bearbeiten

Ihr Foto ist eigentlich super, aber Sie müssen es noch „bearbeiten", weil im Hintergrund etwas zu sehen ist, was nicht zu sehen sein soll? Oder das Foto ist zu hell oder Sie wollen grundsätzlich schon vorher wissen, ob ein Foto überhaupt geeignet ist bezüglich Größe und Auflösung?

Dazu suchen Sie bitte das betreffende Bild über den PC-Arbeitsplatz: Sie suchen das Bild so, als würden Sie sonst auch ein Foto am PC suchen und öffnen (etwa über den Windows Explorer) – denn wir öffnen das Foto jetzt nicht über Facebook. Dann fahren Sie mit der Maus auf dieses Foto und klicken einmal (!) mit der rechten (!) Maustaste auf das betreffende Wunschbild: Nun wandern Sie mit der Maus auf „Öffnen mit" und gehen dann mit der Maus auf „Microsoft Office Picture Manager", es könnte auch „Windows Live Fotogalerie" heißen, aber eines der beiden Programme können Sie sicher entdecken. Das sind Fotobearbeitungsprogramme. Oben in der Leiste klicken Sie nun auf „Bilder bearbeiten". Jetzt sehen Sie rechts „Bildgröße ändern" und darunter „Größe ändern" – genau das klicken Sie bitte an. Jetzt klicken Sie auf „Benutzerdefinierte Breite × Höhe", und es kann sein, das dies schon automatisch aktiviert ist. Und nun stellen Sie bitte folgende Werte ein: 180 × 180. Nun sehen Sie das Bild, wie es bei Facebook erscheinen würde. Zu unscharf? Dann ist es nicht geeignet!

Ist das Foto okay? Dann auf „Weiter" unten rechts klicken. Jetzt sind Sie bei Schritt 3.

3. Bevorzugte Seitenzielgruppe

Facebook gibt Ihnen hier die Möglichkeit, eine Zielgruppe anzugeben, denen Ihre Seite bevorzugt gezeigt wird.

- **Speed**

Auch diesen Schritt können Sie zunächst überspringen. (3 Sekunden).

- **Perfekt**

Wir empfehlen, Ihre Zielgruppe hier nicht zu stark einzugrenzen, denn schließlich wollen Sie soviele Facebook-User wie möglich erreichen. Da sich unser „Beispiel"-Krankenhaus in Berlin befindet, geben wir dies als Standort an: Berlin.

> **Tipp des PR-Beraters**
>
> Sollten Sie eine Leistung anbieten, die bundesweit auf Patienteninteresse stößt, zum Beispiel als eine anerkannte, bundesweit renommierte Klinik für ästhetisch-plastische Chirurgie oder Verbrennungschirurgie oder ähnliches, dann wählen Sie hier statt Berlin ganz Deutschland.

Und dann bitte auswählen: „Jeder in diesem Ort".

Altersspanne: Sie werden zukünftig mit nur dieser einen Facebookseite arbeiten? Dann empfehlen wir keine Alterseinschränkung, da es eine Facebookseite für alle Patienten ist: Bitte wählen Sie 13 bis 65+, damit all diese Menschen bei Facebook dann Ihre Posts sehen.

> **Tipp des PR-Beraters**
>
> Falls Sie später mal einen Post veröffentlichen, bei dem Sie gezielt Personen ansprechen wollen, die über 18 sind, zum Beispiel ästhetisch-plastische Chirurgie, können Sie am Post selber eine neue Altersgrenze einsetzen, oder auch das Geschlecht eingrenzen, zum Beispiel Themen rund um Gynäkologie.

Hinsichtlich des Geschlechts empfehlen wir die Angabe „Alle". Dann können Sie noch Angaben bei den „Interessen" vornehmen. Diese sind jedoch meist nur bei sehr aktiven Facebook-Usern angegeben, und da wahrscheinlich nur wenige Facebookuser in ihren Interessen „Innere Medizin" oder ähnliches angeben, sollten Sie eher Punkte angeben wie „Krankenhaus" oder „Patient". (5 Minuten).

Nachdem Sie nun auf „Speichern" geklickt haben, erklärt Ihnen Facebook die Grundfunktionen.

> **Tipp des PR-Beraters**
>
> Klicken Sie bei den Erklärungen zu „Navigation", „Gefällt mir", „Lade deine Freunde ein" und „E-Mail-Kontakte einladen" stets auf „Weiter" oder „Überspringen", um auch später die Kontrolle über Ihre privaten Kontakte zu haben.

Jetzt öffnet sich Ihre Facebookseite!

Dies ist Ihre aktuelle Facebookseite mit allen grundlegenden Einstellungen. Aber keine Sorge, die Seite bleibt nicht so, denn die füllen wir noch weiter mit Leben. Aber erst einmal Glückwunsch, Sie sind nun bei Facebook mit einem Profil und mit einer Facebookseite.

> **Der Anwalt rät**
>
> Achtung, Sie sind nun online! Machen Sie die Veröffentlichung der Facebookseite schnell wieder rückgängig, da Sie noch kein rechtskonformes Impressum hat. Ein solches ist aber erforderlich, wenn Sie Ihr werbliches Angebot an die Öffentlichkeit richten wollen. Außerdem ist Ihre Facebookseite ja ohnehin noch nicht fertig und kaum geeignet, Patienten anzusprechen oder zu gewinnen. Also bitte: Veröffentlichen Sie Ihre Seite zum jetzigen Zeitpunkt noch nicht.

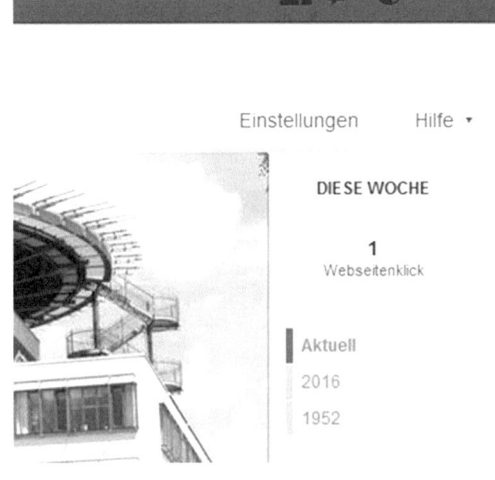

Abb. 2.2 Facebook – Einstellungen

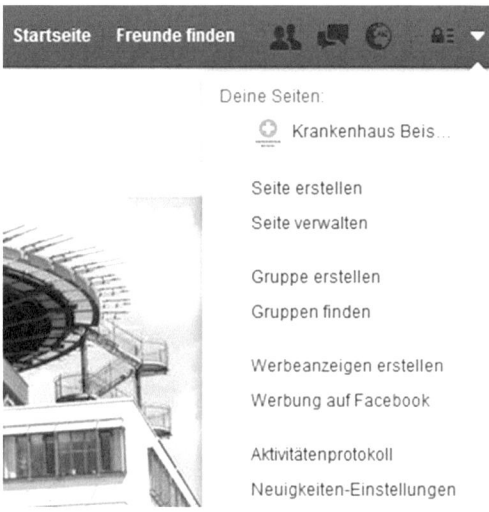

Abb. 2.3 Facebook – Wechsel von Krankenhausseite auf Privatprofil

2.4.3 Facebookseite nicht veröffentlichen

Klicken Sie oben rechts auf „Einstellungen" (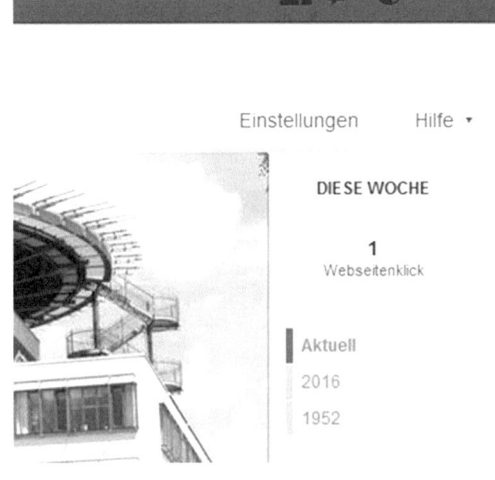 Abb. 2.2):

Als erste Angaben sehen Sie dort „Sichtbarkeit der Seite". Aktuell ist Ihre Facebookseite veröffentlicht, also online und damit für alle sichtbar. Um dies zu ändern, klicken Sie rechts auf „Bearbeiten" und setzen ein Häkchen bei „Veröffentlichung der Seite rückgängig machen". Danach klicken Sie auf „Änderungen speichern", fertig. Sie können Ihre Facebookseite nun in Ruhe bearbeiten und entscheiden selbst, wann diese wieder öffentlich sein soll.

Wenn Sie sich bei Facebook einloggen, tun Sie das stets als Profil, anders ist es nicht möglich. Wollen Sie dann Ihre Facebookseite verwalten, also mit dieser arbeiten, dann wechseln Sie bitte immer sofort die Verwendung, also wechseln auf die Facebookseite, genauso, wie wir es oben beschrieben haben.

▪▪ **Unter welchem Namen bin ich gerade bei Facebook: Profil oder Seite?**

Zugegeben, da kann man am Anfang schon einmal durcheinanderkommen, wo man ist, ob auf Ihrem Profil oder auf Ihrer Seite.

Schauen Sie in die Menüleiste. Steht dort „Freunde": Sie sind auf Ihrem privaten Profil!

Steht es dort nicht: Dann sind Sie als Krankenhaus-Facebookseite aktiv.

▪▪ **Wie komme ich auf die Krankenhausseite vom Privatprofil und umgekehrt?**

Klicken Sie oben rechts auf das Dreieck und wählen Sie Ihre Facebookseite aus. Der Wechsel von Seite auf Profil ist schneller: Klicken Sie oben auf Ihren Namen (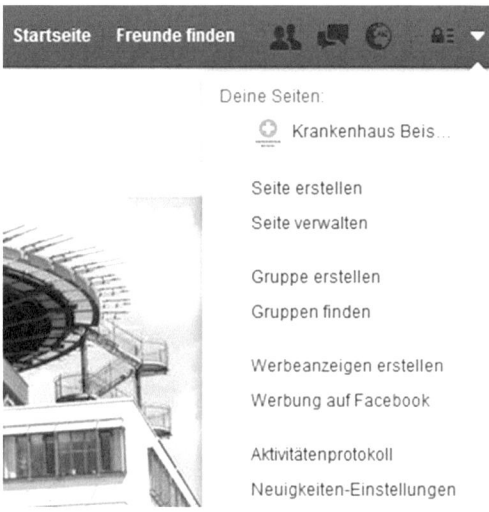 Abb. 2.3).

▪▪ **In welchem Namen poste ich etwas?**

Klicken Sie in das Statusfeld, dort auf das Dreieck und wählen Sie den gewünschten Account, also Krankenhaus!

▪▪ **Wie sollte es am einfachsten sein?**

Sie sind stets als Krankenhaus aktiviert, also oben rechts das Krankenhaus auswählen.

2.4.4 Seiteninfo

Klicken Sie bitte in der Menüseite auf Info. Nun klicken Sie auf Seiteninfo (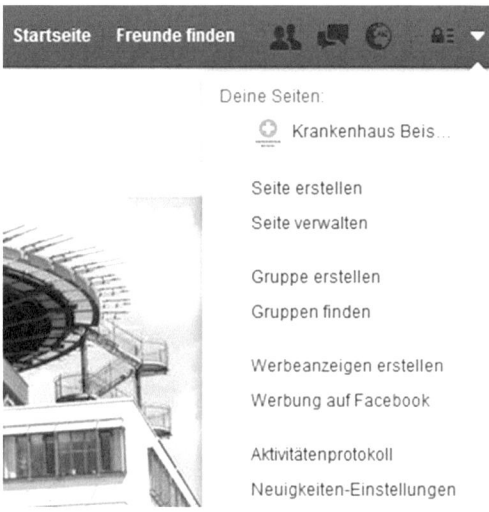 Abb. 2.4).

Um diese Punkte mit Inhalt zu füllen oder zu verändern, fahren Sie bitte mit der Maus in das jeweilige Feld, und es erscheint automatisch die anklickbare Option „Bearbeiten".

Abb. 2.4 Facebook – Seiteninfo

Kategorie

Als erstes sehen Sie die Kategorie Ihrer Seite, die Sie ausgewählt haben. Hier haben Sie die Möglichkeit, diese zu ändern.

Anhand der Kategorie sehen Facebook-User sofort, wie Absender und Inhalt der Seite zuzuordnen sind und machen schnell verständlich, worum es bei der Seite geht. In unserem Beispiel steht hier: „Lokale Unternehmen" sowie „Gesundheit/Medizin/Pharmazie". Dies haben wir in einem vorherigen Schritt schon so angegeben. Die Kategorie können Sie beliebig oft ändern.

Name

Dies ist der Name Ihrer Facebookseite. In unserem Fall lautet er „Krankenhaus Beispiel". Ist er so korrekt oder hat er sich zwischenzeitlich geändert? Wollen Sie diesen ändern? Dann klicken Sie auf „Bearbeiten". Jetzt können Sie den Namen ändern. Wir empfehlen allerdings, dass Sie sich hier, wie bei dem wirklichen Namen Ihres Krankenhauses, festlegen und den Namen ebenso beibehalten. Schließlich irritiert das Patienten, wenn das Krankenhaus ständig neue, wenn auch ähnliche Namen hat.

Unterkategorien

Hier können Sie nun bis zu drei Unterkategorien auswählen, die auf Ihrer Facebookseite unter dem Seitennamen angezeigt werden. Dies eignet sich, wenn Ihnen die Auswahl der Kategorie – in unserem Fall „Gesundheit/Medizin/Pharmazie" – zu ungenau ist und Sie zum Beispiel „Krankenhaus" angeben möchten. Zu beachten ist hier, dass die gewählten Begriff bei Facebook auffindbar sein müssen.

„Facebook-Internetadresse"

Wie schon eingangs erwähnt, existieren bei Facebook manchmal mehrere Namen für die gleiche Sache, hier ist es auch so. Mal heißt es „Facebook-Internetadresse", mal heißt es „Vanity URL", und mal heißt es „Nutzername". Es ist stets dasselbe! Aber was ist das? Sie haben einen Internetauftritt? Dann haben Sie auch eine Domain, also eine Internetadresse, die Sie auf Flyern oder Visitenkarten drucken oder zeigen. Ihre Internetadresse gibt es nur einmal. Das hat Facebook auch; Ihre Facebookseite hat auch eine eindeutige, einmalige Internetadresse, die Sie wählen können.

> **Der Anwalt rät**
>
> Ob in der virtuellen oder der tatsächlichen Welt – bei der Kennzeichnung Ihres Krankenhauses haben Sie stets zu prüfen, ob ggf. ältere oder bessere Rechte Dritter bestehen. Verwenden Sie Ihren eingeführten Namen zur Kennzeichnung Ihres Krankenhauses, ist das Risiko einer Rechtsverletzung eher gering. Sie verwenden Ihren Namen jedenfalls „befugt", und nur bei einer Verwirrung der Verkehrskreise durch Gleichnamigkeit kann etwa die Hinzufügung von unterscheidungskräftigen Zusätzen („Internist Dr. No, Darmstadt") erforderlich werden. In der Praxis bereitet das eher selten Probleme.
> Schwieriger wird es schon bei der Verwendung von sogenannten Sachfirmen (wie zum Beispiel „DermaTeam" und/oder „Vitalis"), bei denen ein älterer oder besserer kennzeichenrechtlicher Schutz Dritter bestehen kann. Sind andere Unternehmen bereits mit identischen oder ähnlichen Kennzeichen in identischen oder ähnlichen Bereichen tätig, kann Ihr Klinik- und Accountname zu einer rechtswidrigen Verwechslungsgefahr führen.

2.4 · Facebookseite erstellen

Sollten Sie also „Phantasienamen" verwenden wollen, ist es immer sinnvoll, diese Begriffe vorher zumindest über eine Suchmaschine zu suchen und zu prüfen, ob Sie damit (noch) unbekannten Dritten potenziell auf die Füße treten. Hilfreich sind hierbei auch die kostenlos abrufbaren Register der Markenämter. Im Zweifelsfall sollten Sie hierzu aber immer einen auf das Kennzeichenrecht spezialisierten Rechtsanwalt befragen, um Abmahnungen und Unterlassungsaufforderungen zu vermeiden. Denn (auch unbewusste) Rechtsverletzungen können teuer werden, etwa wenn Sie bereits mit hohem Aufwand produzierte Werbemittel einstampfen müssen. Und Vorsicht: Ihr Accountname darf nach dem (ärztlichen) Werberecht natürlich auch nicht irreführend oder anpreisend sein. Eine unsachliche Selbstanpreisung unter einem Account – wie etwa „Spitzenklinik" oder „Bestes Krankenhaus in Hamburg" – bleiben auch online unzulässig.

▪▪ Welcher Nutzername ist gut?

In unserem Fall des Krankenhauses Beispiel lautet die Facebook-Internetadresse idealerweise www.facebook.com/krankenhaus.beispiel. Der Name muss sehr dicht sein an Ihrem tatsächlichen Krankenhausnamen – im Idealfall identisch mit diesem, und dabei möglichst nicht zu lang. Hat Ihr Krankenhaus einen bekannten, gängigen Eigennamen, zum Beispiel statt „Krankenhaus Beispiel" nun „KHBB" (KrankenHausBeispielBerlin), dann wählen Sie bitte den.

Tipp des PR-Beraters

Achtung! Den Namen können Sie nur einmal ändern!

Dazu klicken Sie auf den Schriftzug „Gib eine Facebook-Internetadresse ein". Nun sehen Sie ein Fenster mit folgendem Inhalt: „Möchtest du eine Internetadresse für diese Seite einrichten?" Bitte anklicken und dann auf „Weiter" klicken und Handynummer eingeben und auf „Weiter" klicken. Darauf sendet Ihnen Facebook einen Bestätigungscode, den Sie dort eingeben. Bestätigen.

Nun erscheint ein neues Fenster „Nummer bestätigt" und hier bitte auswählen: „Nur ich". „Einstellungen speichern" klicken.

Jetzt wird es etwas umständlich: Bitte oben rechts auf das Dreieck klicken, Seite auswählen und dann wieder auf den Bereich „Info" gehen und dort „Seiteninfo" und wieder auf „Möchtest du eine Internetadresse für diese Seite einrichten?" Nun sehen Sie: „Erstelle deine Facebook-Internetadresse". Klicken Sie in das Feld und wählen Sie Ihren idealen Namen.

Dann Klicken Sie auf „Verfügbarkeit prüfen". Bestätigen und es erscheint „Erfolg"! „OK" klicken.

Tipp des PR-Beraters

Der Name ist schon vergeben? Dann variieren Sie! Nehmen Sie Ihren Ortsnamen hinzu oder lassen Sie ihn weg. Bedenken Sie, dass Sie diesen Namen nur einmal ändern können, nachdem Sie ihn festgelegt haben! Dies ist nun Ihr Facebookname, den Sie auf Ihren Visitenkarten, auf Broschüren, in der Email-Signatur oder sonstigen Marketingmöglichkeiten präsentieren.

Adresse

Dies ist Ihre Krankenhaus-Anschrift, die in dem Info-Tab sichtbar ist. Wenn Sie der Anleitung des Buches folgten, steht hier bereits Ihre Adresse, ansonsten klicken Sie auf „Bearbeiten" und füllen Sie die Angaben aus. Danach: „Änderungen speichern".

Was tun, wenn es zwei oder mehr Standorte gibt? Hier wählen Sie nur Ihre Hauptadresse – aber keine Sorge, Sie haben noch später die Chance, Ihre weiteren Standorte anzugeben.

Unter der Adresse blendet Facebook vollautomatisch eine Karte ein, auf dem der Standort Ihres Krankenhauses eingezeichnet ist. Nun kann jeder Patient Sie noch leichter finden. Diese Karte wird auch in Ihrer Chronik abgebildet. Bitte lassen Sie das Häkchen unter der Karte aktiviert. Damit erhalten Patienten zusätzlich die Möglichkeit, Sie bzw. Ihre Facebookseite zu bewerten.

Startdatum

Was ist das? Hier können Sie zum Beispiel angeben, wann Ihr Krankenhaus gegründet wurde. Dies wird dann in der Chronik Ihrer Seite ganz unten angezeigt. Es kann statt Startinformation auch Startdatum hier stehen.

- **Speed**

Gehen Sie weiter auf den nächsten Bereich unter Startinformation, nämlich „Kurze Beschreibung". (0 Sekunden)

- **Perfekt**

Klicken Sie hier auf „Bearbeiten" und wählen Sie bei „Startart auswählen" „Gegründet" aus. Und dann klicken Sie auf „Jahr hinzufügen" und wählen Sie hier das Jahr aus, fertig. Nun können Sie anschließend auch genau den Starttag auswählen. Nun auf „Änderungen speichern" klicken. Wenn Sie das Krankenhaus übernommen/gekauft haben, dann wählen Sie hier entweder das „älteste Datum", wenn die „alte" Krankenhausleitung einen exzellenten Ruf hatte, oder tatsächlich „Ihren" Starttermin, wenn Sie sich von der vorherigen Krankenhausgeschichte distanzieren wollen. (2 Minuten)

> **Der Anwalt rät**
> Bleiben Sie bei der Wahrheit. Unzutreffende Phantasiedaten und bereits kleine Schummeleien können irreführend und damit wettbewerbsrechtlich bedenklich sein. Auch das Berufsrecht und das HWG setzen Ihrer Kreativität gewisse Grenzen. Grundsätzlich sind Sie aber im Rahmen einer Klinikfortführung natürlich nicht daran gehindert, auf das ursprüngliche Gründungsdatum zu verweisen.

Beim Deutschen Roten Kreuz steht übrigens 26. Oktober 1863, und bei Coca Cola® steht es auch auf den Tag genau: 8. Mai 1886. Und schauen Sie sich doch einmal das Gründungsdatum von der Bayerische Staatsbrauerei Weihenstephan an!

- - **Wo steht das Gründungsdatum?**

Diese Information steht neben Chronik unter „Info".

Öffnungszeiten

Für ein Krankenhaus ist die Antwort klar: „Immer geöffnet"

Kurze Beschreibung

Wenn Sie sich im vorderen Teil des Buches bei der Einrichtung der Facebookseite bei Schritt 1 (Info) für die „Perfekt"-Lösung entschieden haben, steht hier bereits die kurze Beschreibung.

Es ist eine kurze Beschreibung Ihres Krankenhauses – und diese Beschreibung haben Sie bereits am Anfang getätigt. Bei dieser kurzen Beschreibung verfassen Sie bitte nur einen Satz, mehr nicht, mit maximal 155 Zeichen.

Beispiel: „Das Krankenhaus Beispiel ist seit 1952 Ihr Ansprechpartner für eine umfassende medizinische Versorgung im Herzen Berlins."

> **Der Anwalt rät**
> Für die Darstellung des Krankenhauses und der Ärzte gelten auch bei Facebook die allgemeinen Grundsätze des ärztlichen Berufsrechts sowie des HWG. Problemlos können (und müssen) alle Angaben übernommen werden, die Ärzte auch auf dem Praxisschild aufnehmen dürfen. Bleiben Sie also bei der Wahrheit und beschränken Sie sich auf sachliche Informationen, etwa über Ihre Qualifikationen und Tätigkeitsschwerpunkte. Erwecken Sie nicht den Eindruck einer tatsächlich nicht bestehenden Qualifikation („Fachklinik für … ") und vermeiden Sie jede reißerische oder nichtssagende Anpreisung ohne objektiv nachprüfbare Inhalte. Auch irreführende Angaben wie „Wir behandeln absolut schmerzfrei" sollten Sie unterlassen, weil Schmerz eben niemals ganz ausgeschlossen werden kann.

Und speichern nicht vergessen!

Das Impressum

Hier setzen Sie Ihr Impressum ein. Am besten ist es, Sie entnehmen Ihr Impressum Ihrer Website.

2.4 · Facebookseite erstellen

Kopieren Sie einfach die Angaben hinein. Wenn Sie es ganz perfekt machen wollen, können Sie zudem noch den Link zu Ihrem Impressum auf der Website einfügen.

Der Anwalt rät

Beachten Sie unbedingt die Pflicht zur Aufnahme eines Impressums auf Ihrer Facebookseite. In der Praxis werden entsprechende Versäumnisse oft und gern etwa von Wettbewerbern kostenpflichtig abgemahnt. Das ist ärgerlich und kostet Geld, das man anderweitig sicher besser verwenden könnte.

Dass bei Facebookseiten wie auch bei Internetauftritten von Krankenhäusern ein Impressum benötigt wird, ist unstreitig. Das TMG (Telemediengesetz) enthält Vorgaben für eine ordnungsgemäße Anbieterkennzeichnung, zum Teil formaler, zum Teil inhaltlicher Natur. Formal ist das Impressum immer

- leicht erkennbar,
- unmittelbar erreichbar und
- ständig verfügbar

zu halten. Achten Sie also darauf, dass der Verweis zum „Impressum" bereits auf der ersten Seite Ihres Facebookauftritts aufgenommen wird und immer sichtbar bleibt. Sorgen Sie zudem dafür, dass der Nutzer durch das Anklicken des Hinweises entweder direkt auf ein bei Facebook hinterlegtes Impressum gelangt oder aber eine direkte Verlinkung mittels sog. „sprechendem Link" auf das Impressum Ihrer Internetseite stattfindet. Auch das ist zulässig.

Achtung: Mit spätestens zwei Klicks muss der Nutzer bei allen inhaltlich geforderten Informationen angekommen sein.

Auch die inhaltlichen Pflichtangaben werden in § 5 TMG ausgeführt – es lohnt sich, diese Vorschrift einmal anzuschauen und zu prüfen, welche Angaben im Einzelfall erforderlich sind. Für Sie als Krankhausbetreiber ist in jedem Fall das im folgenden Kasten Angeführte aufzunehmen.

Pflichtangaben im Impressum für das Krankenhaus

- Vollständiger Name sowie postalische Anschrift (kein Postfach!), unter der Sie niedergelassen sind. Ist Ihr Krankenhaus als juristische Person organisiert, müssen Sie zusätzlich die Rechtsform und den Vertretungsberechtigten angeben.
- Angaben, die eine schnelle elektronische Kontaktaufnahme und unmittelbare Kommunikation mit Ihnen ermöglichen, einschließlich der Adresse der elektronischen Post. Nehmen Sie also sowohl Telefon- als auch Telefaxnummer und eine E-Mail-Adresse in das Impressum auf.
- Angaben zur zuständigen Aufsichtsbehörde.
- Angabe der gesetzlichen Berufsbezeichnung der Berufsträger (Ärzte, Zahnärzte, Psychotherapeuten, Apotheker) nebst Nennung des Staates, in dem diese Berufsbezeichnung verliehen worden ist.
- Angabe der zuständigen Kammern der Berufsträger sowie vollständige Bezeichnung der berufsrechtlichen Regelungen (Berufsordnung, Heilberufsgesetz) nebst Information, wie diese zugänglich sind (Verlinkung auf die entsprechenden Regelungen, damit der Nutzer diese abrufen kann).

Ferner müssen Sie, sofern für Sie einschlägig, die folgenden Informationen ins Impressum aufnehmen.

Weitere notwendige Informationen im Impressum

- Angabe der Umsatzsteueridentifikationsnummer, wenn vorhanden.
- Bei der Organisation als juristische Person die Angabe des Handelsregisters, Vereinsregisters, Partnerschaftsregisters oder Genossenschaftsregister, in das das Unternehmen eingetragen ist, sowie die entsprechende Registernummer.
- Bei Aktiengesellschaften, Kommanditgesellschaften auf Aktien und Gesellschaften

mit beschränkter Haftung, die sich in Abwicklung oder Liquidation befinden, die Angabe über diesen Umstand.
- Enthält ihre Facebookseite neben werbenden Angaben und kurzen Posts, etwa garniert mit Verlinkungen, auch eigene journalistisch-redaktionelle Inhalte, gelten weitergehende Anforderungen nach dem Rundfunkstaatsvertrag (RStV). Dies kann der Fall sein, wenn etwa im redaktionellen Stil medizinische Sachverhalte mit eigenen Worten näher beschrieben oder regelmäßig selbstverfasste Nachrichten zu medizinischen Themen gepostet werden. Zusätzlich ist dann aus medienrechtlichen Gründen, so wie bei einer Print-Veröffentlichung auch, zu den sonstigen Impressumsangaben noch ein Verantwortlicher für die journalistisch-redaktionellen Inhalte im Sinne des § 55 Abs. 2 RStV mit Angabe seines Namens und seiner Anschrift zu benennen; hier kann natürlich auch auf die Krankenhausadresse verwiesen werden.

- **Speed**

Diese Variante haben wir oben beschrieben. Fügen Sie das Impressum einfach in das dafür vorgesehene Feld in der „Seiteninfo" ein. Fertig. (5 Minuten)

- **Perfekt**

Optisch schöner und absolut professionell ist es, einen Tab zu programmieren. Dazu benötigen Sie HTML- und CSS-Kenntnisse oder einen Webdesigner, der diesen Teil für Sie übernimmt. Bei dieser Methode ist es möglich, das Layout des Tabs individuell zu gestalten und Schrift und Farben zu ändern oder sogar eine Grafik zu hinterlegen.

> **Der Anwalt rät**
> Beachten Sie jedoch, dass das Impressum jederzeit erkennbar und spätestens nach zwei Klicks vollständig erreichbar sein muss. Dies ist bei Mobilgeräten häufig problematisch, da dort der Tab nicht sichtbar ist. Sorgen Sie technisch dafür, dass auch in der mobilen Version das Impressumsfeld (etwa mit einem „sprechenden Link") sofort erkennbar ist, um diesbezügliche Abmahnungen zu vermeiden. Schauen Sie regelmäßig, welche Funktionalitäten Facebook hierzu anbietet – dort bemüht man sich um die Bereitstellung rechtskonformer Tools und passt diese häufig an.

Sie haben keine eigene Internetseite? Sie haben keine Internetseite und damit nicht die Möglichkeit, auf der Facebookseite einfach einen Link zu setzen oder das vorhandene Impressum einfach zu kopieren? Dann erstellen Sie es nach den oben beschriebenen Vorgaben selbst. Im Zweifelsfall lassen Sie sich von einem Rechtsanwalt helfen, der Ihre spezifischen Anforderungen kennt und Ihnen hilft, die Geltendmachung von Ansprüchen durch Dritte zu verhindern. Und vergessen Sie nicht: Ein rechtskonformes Impressum entspricht nicht nur den gesetzlichen Anforderungen, sondern zunehmend auch den Erwartungen der von Ihnen angesprochenen Verkehrskreise an Ihre geschäftliche Visitenkarte bei Facebook. Insoweit fördert ein rechtskonform ausgestaltetes Impressum aufgrund der damit verbundenen Transparenz auch das Vertrauen.

Und Vorsicht: Wegen der mobilen Version von Facebook muss der Hinweis auf das Impressum immer oberhalb des Infobereiches aufgenommen werden, damit dieses auch mobil erkennbar ist und auch auf diesen Endgeräten die Anbieterkennzeichnung ordnungsgemäß erfolgt.

Ausführliche Beschreibung

Hier steht die ausführliche Beschreibung Ihres Krankenhauses. Wer also mehr über Sie wissen will, der kann sich hier nun informieren.

Wir sprechen von dem USP, der hier stehen soll. Was ist ein USP? USP ist die Abkürzung von „Unique Selling Proposition", was übersetzt so viel heißt wie das „Alleinstellungsmerkmal". Dort steht quasi der „Grund" oder „Vorteil", warum der Patient zu Ihnen kommt und nicht zur Konkurrenz geht.

▪▪ Checkliste, was Sie bei der ausführlichen Beschreibung nennen sollten
- Ihre Kliniken
- Ihre besonderen medizinischen Schwerpunkte
- Besondere Geräte oder Verfahren
- Besondere Qualifikationen
- Hohe Mitarbeiterzahl und Bettenzahl
- Weitere Standorte

Der Anwalt rät
Sie haben die Möglichkeit, hier viele für Ihre Patienten interessante und vertrauensfördernde Informationen über sich preiszugeben. Geben Sie stets – ungeachtet einer gefälligen Formulierung – möglichst sachliche und berufsbezogene Informationen, die Sie und Ihr Krankenhaus zutreffend beschreiben. Beachten Sie hierbei insbesondere die Vorgaben der Berufsordnung (betreffend erlaubte Informationen und berufswidrige Werbung) und § 3 HWG (irreführende Werbung). Als Faustregel gilt: Jede Beschreibung muss grundsätzlich der Wahrheit entsprechen und darf als sachliche Information nicht anpreisend, nicht herabsetzend, nicht vergleichend und auch nicht irreführend sein.
Achten Sie insbesondere darauf, dass erworbene medizinische Qualifikationen etc. nur in der zulässigen Form wiedergegeben werden. Irreführende Phantasiebezeichnungen sind unzulässig. Die Angabe von Tätigkeitsschwerpunkten ist zulässig, wenn die Tätigkeit (bspw. Unfallchirurgie, Innere Medizin) einen quantitativen Schwerpunkt Ihres Klinikums bildet. Das wird angenommen, wenn Fälle aus diesem Bereich über einen längeren Zeitraum hinweg regelmäßig und gehäuft auftreten. Unproblematisch sind auch sachliche Ausführungen über das eigene Leistungsspektrum. Hingewiesen werden darf in diesem Zusammenhang etwa auf von Ihnen angewendete Untersuchungs- und Behandlungsmethoden, über von Ihnen angebotene privat zuzuzahlende Leistungen sowie auf Informationen zu allgemeinen medizinischen Themen. Vermeiden Sie jedenfalls anpreisende („Wir gehören zu den Besten!"), irreführende („100% Erfolgsgarantie") oder vergleichende bzw. herabsetzende Aussagen („Unsere Ärzte arbeiten professioneller als im Klinikum XY!").

Preisbereich

Das passt nicht zu einem Krankenhaus. Einzige Ausnahme: Sie sind eine Privatklinik, die entsprechend auch Privatleistungen abrechnet.

Der Anwalt rät
Beachten Sie, dass Sie bei der Darstellung Ihrer Angebote neben den allgemeinen Vorschriften auch das ärztliche Berufs- und Werberecht zu beachten haben. Bei Verstößen können berufsrechtliche Konsequenzen, eventuell Unterlassungs- und Schadensersatzklagen und mitunter Bußgelder drohen. Auch hier gilt, dass die Darstellung der Leistungen nicht anpreisend, irreführend oder vergleichend sein darf. Gegen eine sachliche Information etwa über die von Ihnen in der Klinik tätigen Ärzten zusätzlich angebotenen IGe-Leistungen bestehen insoweit aber keine grundsätzlichen Bedenken.
Insbesondere im Hinblick auf privat zu entrichtende Zusatzleistungen sollten Sie sicherstellen, dass durch deren Beschreibung keine Irreführung bezüglich der Notwendigkeit und des Erfolgs der jeweiligen Behandlung eintritt oder fälschlicherweise der Eindruck erweckt wird, ein bestimmtes Ergebnis könnte mit Sicherheit erwartet werden. Beschränken Sie sich auch hier weitgehend auf die sachliche Information. Generell sollte deutlich gemacht werden, dass kostenpflichtige, private Zusatzleistungen nicht zum Standard gehören und vom Patienten ggf. aus eigener

Tasche zu bezahlen sind. Grundsätzlich ist es auch möglich, eine Darstellung der voraussichtlichen Preise für derartige Leistungen vorzunehmen. Vermeiden Sie jedoch in jedem Fall eine marktschreierische Preiswerbung oder gar eine Preiswerbung, die quasi ein „rabattiertes Sonderangebot" oder eine im Vergleich zum Wettbewerber günstigere Behandlung suggeriert. Dies wäre unzulässig. Insgesamt ist bei der Preiswerbung aufgrund der damit verbundenen Kommerzialisierung immer Vorsicht geboten – konsultieren Sie im Einzelfall also vorsorglich immer einen spezialisierten Rechtsanwalt.

Parken
Wählen Sie die Möglichkeiten.

Telefonnummer
Wenn Sie sich an das Buch gehalten haben, steht hier bereist die Krankenhausnummer – ansonsten bitte eintragen.

E-Mail-Adresse
Wie es der Name sagt, geben Sie hier die Mail-Adresse an, und zwar die ganz normale Krankenhaus-Mail-Adresse. In unserem Beispielfall könnte die lauten: info@Krankenhaus-Beispiel.de.

Bitte verwenden Sie keine Mail-Adresse von Yahoo oder Web oder AOL oder ähnlichen Anbietern für Ihr Krankenhaus, so vorbildlich auch der Service und das Preis-Leistungs-Verhältnis dieser Anbieter sein mögen, und auch unabhängig davon, wie lange Sie diese Mail-Adresse schon verwenden. Nehmen Sie die offizielle Krankenhaus-Mail-Adresse, und nicht die direkte Mail-Adresse von Ihnen!

> **Der Anwalt rät**
> Kleiner Exkurs: Seien Sie besonders vorsichtig, wenn Facebook nach einem automatischen Datenabgleich mit Ihrem gespeicherten Adressbuch oder Ihrem E-Mail-Account

auf dem Smartphone fragt. Zur Wahrung der ärztlichen Schweigepflicht und der datenschutzrechtlichen Bestimmungen müssen Ärzte dafür Sorge tragen, dass keine Patientendaten ohne deren Einwilligung an Facebook oder andere Betreiber von Social-Media-Plattformen übermittelt werden. Schalten Sie derartige Funktionen also immer aus, und verneinen Sie entsprechende Anfragen!

Website
Hier geben Sie Ihre Internetadresse an.

Bitte machen Sie nicht den Fehler, der oft zu sehen ist, nämlich: Das einfache Kopieren der Internetadresse, ohne Korrektur, und plötzlich steht dort nicht eine ansehnliche und übliche „www.krankenhaus-beispiel.de"-Adresse eingefügt, sondern ein umständliches https://www.krankenhaus-beispiel.de/445364956464 oder etwas in der Art. Eine (hübsche und professionell dargestellte) Internetadresse beginnt mit „www" und endet (meistens) mit .de oder .com.

- **Speed und Perfekt**
Eingeben. Fertig. (1 Minute)

Offizielle Seite
Dieser Punkt ist für Ihr Krankenhaus uninteressant. Nur wenn Sie nicht der offizielle Vertreter der Seite sind, wenn es sich z. B. um die Seite einer Marke oder Persönlichkeit handeln würde, müssten Sie hier die offizielle Website dieser eintragen. Wären Sie ein Fan des Krankenhauses und hätten eine Krankenhaus-Fan-Seite hier erstellt, müssten Sie an dieser Stelle die offizielle Seite des Krankenhauses eintragen.

Facebookseiten-ID
Jede Facebookseite hat eine eigene Facebookseiten-ID, also eine Identifikationsnummer. Diese brauchen Sie eventuell später bei technischen Einbindungen, etwa von Blogs.

Tragen Sie diese Nummer am Ende dieses Buches in das MEMO ein, dann haben Sie diese auch immer griffbereit.

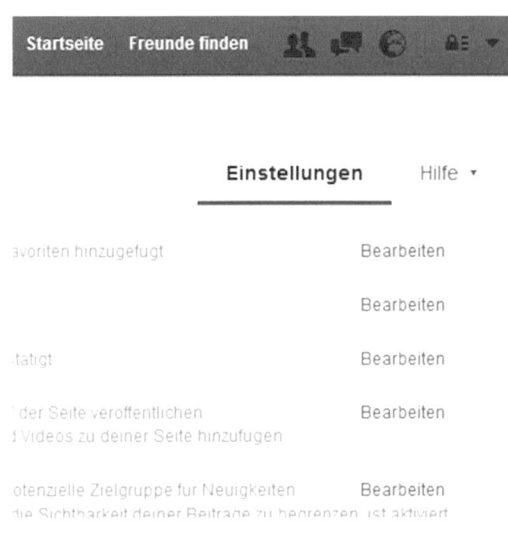

 Abb. 2.5 Facebook – Einstellungen bearbeiten

2.4.5 Einstellungen bearbeiten

Weiter geht es nun mit dem nächsten Block, nämlich dem Bearbeiten der „Einstellungen" Ihrer Facebookseite. Dazu klicken Sie wieder oben im Administrationsbereich rechts auf „Einstellungen".

Jetzt sehen Sie dieses Bild (Abb. 2.5):

Es gibt enorm viele Möglichkeiten der Einstellungen bei Facebook, aber bei weitem sind nicht alle tatsächlich für ein Krankenhaus relevant. Um eine übersichtliche Handhabbarkeit zu bieten, konzentriert sich das Buch lediglich auf die relevanten Punkte.

Wir beginnen mit dem ersten Punkt.

Allgemein
■ ■ „Sichtbarkeit der Seite"

Hier entscheiden Sie, ob Ihre Facebookseite öffentlich zu sehen ist oder nicht. Da wir jetzt noch die Facebookseite erstellen, müsste und sollte dort stehen: „Seite nicht veröffentlicht". Aber Sie können jetzt oder später genau hier die Facebookseite unter „Bearbeiten" öffentlich schalten.

Wenn Sie hier das Häkchen entfernen, kann wirklich jeder diese Facebookseite sehen. Also bitte schalten Sie trotz möglicher Euphorie diese Facebookseite nur dann öffentlich und sichtbar, wenn alles professionell und rechtlich korrekt und im wahrsten Sinne „schön" aussieht.

Der Anwalt rät

Achtung! Schalten Sie die Seite nur auf „Sichtbarkeit", wenn Sie bereits über ein Impressum verfügen. Mit der Liveschaltung bieten Sie Ihre Facebookseite der Öffentlichkeit an und haben insoweit alle gesetzlichen Anforderungen zu erfüllen. Anderenfalls drohen kostenpflichtige Abmahnungen und Unterlassungsaufforderungen oder sogar Bußgelder. Auch könnte Sie natürlich Ihre zuständige Aufsichtsbehörde rügen, wenn Sie berufsrechtliche Pflichtangaben nicht erfüllt haben sollten (Stichwort „Praxisschild").

■ ■ „Seitenbestätigung"

Damit Ihre Facebookseite auch für jeden sichtbar eine offizielle Seite des Krankenhauses ist, muss diese Facebookseite bestätigt werden. Wenn Sie hier Klicken, öffnet sich ein Fenster und hier klicken Sie auf „Los geht´s". Nun sehen Sie die von Ihnen schon angegebene Telefonnummer und klicken auf „Ruf mich jetzt an". Dann erhalten Sie einen Anruf von Facebook zur Kontrolle.

Tipp des PR-Beraters

Wenn Sie dies tun, müssen die Personen am Telefon, die sich unter dieser Nummer melden, vorbereitet sein auf diesen Anruf. Dieser Anruf geschieht auch nicht unmittelbar.

Alternative: Sie klicken auf „Bestätige diese Seite stattdessen mit Dokumenten".

■ ■ „Besucherbeiträge"

Aktivieren Sie in jedem Fall diese Optionen, denn wozu haben Sie diese Facebookseite? Doch dazu, potenzielle und aktuelle Patienten anzusprechen und mit diesen in eine Interaktion zu kommen. Sie wollen doch, dass Ihre Facebookseite lebt, und sie lebt nur durch die Interaktion Ihrer Facebookbesucher. Klar, Sie haben nun Sorge, dass irgendwelche rücksichtlosen Facebookuser ihren Frust über Sie oder die Welt auf Ihrer Facebookseite geballt entladen und Sie diesem dann ausgeliefert sind? Falls es tatsächlich zu einem negativen Kommentar oder Post kommt, haben Sie noch einige Möglichkeiten. Dazu mehr unter „Shitstorm".

> **Der Anwalt rät**
> Zunächst haften Sie auf Facebook vollständig für eigene Inhalte oder ggf. für solche Inhalte, die Sie sich (etwa durch zustimmendes „Liken" oder „Teilen") erkennbar zu eigen gemacht haben. Positiv für Sie im Hinblick auf Einträge Dritter: Nach der Rechtsprechung des Bundesgerichtshofs haften Sie als Betreiber einer Plattform oder eines Forums für fremde Inhalte und damit verbundene Rechtsverletzungen Dritter regelmäßig erst dann, wenn Sie von der Rechtsverletzung tatsächlich Kenntnis erlangt haben. Das ist auch sachgerecht, denn auf das Einstellen von Inhalten durch Dritte haben Sie ja zunächst keinen Einfluss. Die Rechtsprechung verlangt allerdings, dass Sie bei substantiierten Beanstandungen Dritter unverzüglich reagieren müssen – und sei es mit einer Prüfung der Vorwürfe. Am besten entfernen Sie nach Eingang eines solchen Hinweises angeblich rechtsverletzende Einträge sofort und verhindern Sie so gut wie möglich gleichartige Einträge, um nicht selbst als Störer oder sonstwie Verantwortlicher dafür in die Pflicht genommen zu werden. Damit Ihre Nutzer Löschungen nicht als „willkürliche Zensur" brandmarken, verwenden Sie am besten eine „Netiquette" (folgt noch als separater Punkt und wird später erklärt); das sind Ihre Nutzungsbedingungen, die auf Ihrer Facebookseite hinterlegt sind und in denen steht, welchen kommunikativen Umgang Sie erwarten und dass Sie sich etwa zur Vermeidung von Schäden Dritter das Löschen von Einträgen ausdrücklich vorbehalten. Dies schafft in der Praxis ein besseres Verständnis für eine redaktionelle Pflege Ihrer Chronik. Darüber hinaus empfiehlt es sich natürlich, Ihre Facebookseite auch ohne externen Anlass regelmäßig daraufhin anzuschauen, ob Dritte dort Einträge mit ggf. rechtswidrigen oder zumindest belastenden Inhalten
>
> vorgenommen haben. In diesen Fällen, insbesondere bei Verstößen gegen die Nutzungsbedingungen von Facebook, sollten Sie auch die Möglichkeit des Meldens solcher Inhalte nutzen und von Facebook eine Löschung verlangen (oder, wo dies möglich ist, selbst löschen). Denkbar ist bei zuordenbaren Rechtsverletzungen natürlich auch, den identifizierten Verursacher unmittelbar auf Unterlassung entsprechender Äußerungen in Anspruch zu nehmen.
> Vorsicht: Achten Sie bei der Freischaltung der Chronik darauf, dass Sie dort nur solche Informationen veröffentlichen, die keine Verletzung Ihrer ärztlichen Schweigepflicht oder des Patientendatenschutzes darstellen. Dass Sie hier keine Informationen über Patienten posten, keine Ferndiagnose vornehmen oder nicht berechtigt sind, die Behandlung ausschließlich über das elektronische Kommunikationsmedium durchzuführen, liegt auf der Hand. Löschen Sie aber sicherheitshalber auch von Patienten veröffentlichte Angaben über deren Krankheiten – es sei denn, die ausdrückliche Einwilligung liegt Ihnen vor. Und widerstehen Sie dem Impuls, einen Ihre Behandlung negativ bewertenden Patienten öffentlich zu korrigieren und die von Ihnen vorgenommenen Maßnahmen zu erläutern – Details der Behandlung sind kein geeigneter Gegenstand einer öffentlichen Auseinandersetzung. Verweisen Sie stattdessen auf die ärztliche Schweigepflicht und bieten Sie dem Bewertenden an, sich hierzu direkt mit Ihnen auszutauschen.

■ ■ „Zielgruppe für Neuigkeiten und Sichtbarkeit für Beiträge"

Hier bitte einen Haken setzen (◘ Abb. 2.6).

> **Tipp des PR-Beraters**
> Somit haben Sie in jedem Post die individuelle Freiheit, die Zielgruppe nach Geschlecht, Interessen oder Alter und vielem mehr (Beziehungsstatus) viel genauer einzugrenzen.

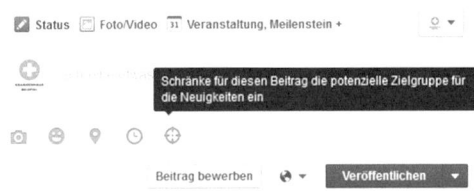

□ Abb. 2.6 Facebook – Zielgruppe für Neuigkeiten

Der Anwalt rät
Beachten Sie, dass die Nutzungsbedingungen von Facebook für Seitenanbieter bestimmte Einschränkungen bei Angeboten vorsehen, die sich an Zielgruppen richten, die unter 13 Jahre alt sind. Auch das ärztliche Werberecht kennt das Verbot von Werbemaßnahmen, die sich ausschließlich oder überwiegend an Kinder unter 14 Jahren richten. Zudem regelt der Jugendmedienschutzstaatsvertrag (JMStV), dass jugendgefährdende oder entwicklungsbeeinträchtigende Inhalte in Telemedien für bestimmte Personenkreise nicht oder nicht ohne Weiteres zugänglich sein dürfen. Grundsätzlich stehen diese Vorschriften einer Verbreitung Ihrer Facebookseite nicht entgegen. Das kann sich aber je nach zu verwendenden Inhalten und der Zielrichtung der Facebookseite auch anders darstellen: Es muss also geprüft werden, ob durch von Ihnen beabsichtigte Inhalte entsprechende Zielgruppen mit unangemessenem Material (etwa für Erwachsenenprodukte, mit Bildern von Intimchirurgie oder mit Darstellungen von Nacktheit bzw. schockierenden Verletzungen) unzulässig konfrontiert werden. In diesen Fällen ist Vorsicht geboten, und es empfiehlt sich ggf. doch die Einstellung eines Filters. Beachten Sie hierbei auch die Vorgaben des HWG.
Als Krankenhaus mit Sitz in Deutschland hat Ihr Facebookauftritt übrigens den rechtlichen Bestimmungen in Deutschland zu entsprechen; dies gilt unabhängig von den zusätzlich zu beachtenden Nutzungsbedingungen von Facebook. Dass Ihr Facebookauftritt auch in anderen Ländern abrufbar ist, ändert an der Maßgeblichkeit deutschen Rechts grundsätzlich nichts. Etwas vorsichtiger sollten Sie allerdings sein, wenn Ihre Facebookseite in Englisch gestaltet ist und sich erkennbar (auch) an eine ausländische Zielgruppe richtet, etwa in den arabischen Ländern oder den USA. Werden diese Zielgruppen ausdrücklich angesprochen, könnten unter Umständen auch ausländische gesetzliche Bestimmungen für Sie relevant werden. Dies ist aber nicht der Regelfall.

■ ■ „Markierrechte"
Hier können Besucher auf Fotos, die Sie posten oder die andere posten, auch gleich die zu sehenden Personen markieren. Klingt kompliziert? Ist ganz einfach! Sie haben ein Foto gepostet oder andere haben ein Foto gepostet, und auf dem Foto sind Personen zu sehen, vielleicht Sie persönlich oder Ihr Chefarzt oder ein Patient, vielleicht Sie mit anderen Personen oder nur irgendwelche Personen ohne Sie. Es ist schon interessant für den Besucher und Leser zu wissen, wer da nun zu sehen ist auf dem Foto; es ist wie bei einem Fotoalbum, bei dem Sie auf das Foto auch gleich schreiben, wer da zu sehen ist, denn erst das macht ein Fotoalbum persönlich und interessant.
Setzen Sie hier dennoch kein Häkchen!
Natürlich ist es schön, wenn Personen, wie bei einem Fotoalbum, markiert werden, also die Person darauf genannt wird. Aber behalten Sie die Hoheit über das, was man dort sieht auf den Fotos! Was ist, wenn Personen falsch markiert werden? Oder es vielleicht Patienten darauf gar nicht so recht ist, namentlich erwähnt/erkannt zu werden?

Der Anwalt rät
Nehmen Sie den Schutz Ihrer Patientendaten ernst! Ganz abgesehen von urheber- und bildnisrechtlichen Fragestellungen tragen Sie für Ihre Patienten und deren Persönlichkeitsphäre bekanntlich eine besondere Verantwortung. Ist eine Person, die an einer von Ihnen veranstalteten Patientenversammlung teilgenommen hat, so dargestellt, dass zumindest ihr engerer Bekannten- und Freundeskreis sie identifizieren kann, liegt

eine Erkennbarkeit im Rechtssinne vor. Dies ist ohne ausdrückliche Einwilligung grundsätzlich problematisch. Dies gilt natürlich erst recht für den Fall, dass eine im Grunde nicht erkennbare Person durch die Markierung mit ihrem Namen eindeutig identifizierbar wird – und das vielleicht sogar ohne ihr Wissen und gegen ihren Willen. Schalten Sie diese Funktion aus, um entsprechende Rechtsverletzungen zu vermeiden.

▪ ▪ „Altersbeschränkung"

Hier können Sie bestimmen, ab welchem Alter die Facebookuser Ihre Facebookseite ansehen können, also wie alt diese Personen sein sollen. Geben Sie nichts an, also 13+ auswählen.

Es gibt Länder und damit Gesetze, die für bestimmte Inhalte sehr strikte Altersvorgaben geben. Sie als Krankenhaus in Deutschland werden aber sehr wahrscheinlich keine Informationen anbieten, die hier auf Probleme stoßen.

> **Der Anwalt rät**
> Ganz grundsätzlich darf sich Werbung für Arzneimittel, Behandlungen und Gegenstände nicht ausschließlich oder überwiegend an Kinder unter 14 Jahren richten. Auch die Nutzungsbedingungen von Facebook sehen für bestimmte Inhalte vor, dass diese Jugendlichen unter 13 Jahren nicht zugänglich gemacht werden dürfen. Der Jugendmedienschutzstaatsvertrag sieht in Deutschland das Verbot von Inhalten für bestimmte Altersgruppen vor, die jugendgefährdend oder geeignet sind, Kinder in ihrer Entwicklung zu beeinträchtigen. Hierbei ist etwa an Darstellungen schockierender Verletzungen zu denken. Verstöße können von der zuständigen Aufsicht gerügt und mit Bußgeldern geahndet werden. Zudem können Wettbewerber eine Verletzung des HWG rügen. Und nicht zuletzt droht bei Verstößen gegen die Nutzungsbedingungen von Facebook die Sperrung der Facebookseite oder deren Löschung. Achten Sie also darauf, dass solche Inhalte bei Ihnen nicht vorhanden sind – dann brauchen Sie auch keine Altersvorgaben einzustellen.

▪ ▪ „Filter für vulgäre Ausdrücke"

Es ist möglich, dass jemand Ihnen einen Kommentar schreibt und dieser enthält vulgäre Worte. Dann kann es sein, dass Sie dies erst spät bemerken, vielleicht erst nach Wochen, wenn jemand Sie über einen öffentlichen Kommentar darauf aufmerksam macht. Die Lösung wäre, dass diese vulgären Begriffe schon automatisch erkannt und sofort beim Erscheinen wieder gelöscht werden. Dies geschieht hier! Wählen Sie „Mittel".

▪ ▪ „Vorschläge für verwandte Seiten"

Hier können Sie festlegen, ob Ihre Facebookseite anderen Nutzern vorgeschlagen werden soll, wenn diese eine ähnliche Seite mit „Gefällt mir" markieren. Wenn also jemand eine Facebookseite eines Klinikums mit „Gefällt mir" markiert, werden ihm/ihr automatisch auf der Seitenchronik ähnliche Seiten vorgeschlagen, die ihm/ihr gefallen könnte, das kann dann natürlich auch Ihre Facebookseite sein, und das erhöht erheblich die Chance auf eine steigende „Fanzahl"!

Bitte Häkchen lassen.

▪ ▪ „Seiten zusammenführen"

Stellen Sie sich vor, Sie hätten zwei Facebookseiten (weil Sie zwei Standorte haben) und somit ähnliche Inhalte, und Sie wollen eine der beiden Seiten löschen, damit sich Ihre Patienten nur noch auf eine Facebookseite konzentrieren. Dann bietet sich diese Funktion an, denn hier gehen Ihnen dann keine „Gefällt-mir"-Angaben verloren, weil diese auf die eine übrigbleibende Facebookseite zusammengeführt werden.

Facebook ist an dieser Stelle sehr streng. Die beiden Seiten müssen den gleichen Inhalt repräsentieren und einen ähnlichen Namen haben. Das heißt,

2.4 · Facebookseite erstellen

dass Sie zwar die beiden Facebookseiten von zwei Kliniken zusammenführen können, aber nicht die Facebookseiten von einem Krankenhaus und einem Möbelhaus.

Zusammenführen von Facebookseiten:
1. Facebook muss in Ihrem Profil und nicht als Seite geöffnet sein.
2. Klicken Sie im Dreieck oben rechts auf „Seiten verwalten" und klicken Sie auf die Seite, die Sie behalten wollen, und dann dort auf „Einstellungen" oben rechts.
3. Nun wählen Sie „Seiten zusammenführen" aus und klicken auf „Duplikate von Seiten zusammenführen", dann Passwort eingeben.
4. Dann klicken Sie oben auf „Wähle eine Seite" (das ist die Seite, die bestehen bleiben soll)
5. Dann klicken Sie darunter auf „Wähle eine Seite", das ist die Seite, die in die Hauptseite eingefügt werden soll.
6. Nun klicken Sie auf den blauen Button: „Seiten zusammenführen".
7. Das tatsächliche Zusammenführen dauert etwas, weil Facebook dies noch prüft.

Beim Zusammenführen von Facebookseiten werden alle „Gefällt-mir"-Angaben und Besuche kombiniert, was natürlich gut ist. Alle sonstigen Inhalte wie Beiträge, Fotos und der Nutzername werden dauerhaft von der zusammengeführten Seite gelöscht, also von der Seite, die Sie nun aufgeben. Inhalte der Facebookseite, die Sie behalten möchten, bleiben unverändert; abgesehen davon, dass „Gefällt-mir"- und „Ich-bin-hier"-Angaben von der anderen Seite natürlich hinzugefügt werden.

> **Tipp des PR-Beraters**
>
> Die Facebookseite, die Sie nicht behalten, wird von Facebook komplett entfernt, und die Zusammenführung kann nicht rückgängig gemacht werden.

■■ „Seite entfernen"

Hier können Sie Ihre Facebookseite dauerhaft löschen. Hier tun wir also bitte nichts.

Nachrichten

■■ „Reaktionszeit"

Zeigt dem Administrator an, wie schnell auf Nachrichten reagiert wird.

> **Tipp des PR-Beraters**
>
> Dies ist ein gutes Controllinginstrument für den Verantwortlichen/Direktor, denn daran ist zu erkennen, ob eine Seite tatsächlich aufmerksam und aktiv gepflegt wird.

■■ „Sofortantworten"

Wenn Sie dies nutzen, erhält der Facebookuser, der Ihnen eine Nachricht schreibt, automatisch eine standardisierte Antwort.

> **Tipp des PR-Beraters**
>
> Einerseits ein toller Service, wenn zum Beispiel dort steht: „Danke für Ihre Nachricht, wir melden uns umgehend". Allerdings müssen Sie es dann auch wirklich tun!

„Beitragsattribution"

Hier sollten Sie das Krankenhaus angeklickt lassen, weil es den Fehler verhindert, dass Sie als Privatperson posten.

Benachrichtigungen

Es ist sinnvoll, hier alles an Benachrichtigungen zu erhalten, um stets wirklich informiert zu sein. Besitzt die Seite eine außerordentlich hohe Interaktion, dann sollten Sie die Benachrichtigungen anpassen.

> **Tipp des PR-Beraters**
>
> Den SMS-Service bitte deaktivieren; Mail reicht.

„Rollen für die Seite"

Wer darf auf Ihrer Krankenhaus-Facebookseite was tun? Wer darf Posten, wer darf Nachrichten schreiben, wer darf kostenpflichtige Werbeanzeigen schalten oder sogar die Seite abschalten oder löschen? Das wird geregelt in den Administratorenrechten. MEMO: Wer ist Administrator?

- **Checkliste der Adminrechte**
- Administrator: Kurz gesagt: Der Administrator darf alles. Der Administrator besitzt die uneingeschränkte Gewalt über die Facebookseite. Es ist möglich, mehrere gleichberechtigte Administratoren einzusetzen.
- Redakteur: Darf alles, außer Einstellungen verändern.
- Moderator: Darf Nachrichten senden oder auf Kommentare antworten, er darf aber nicht selbständig posten oder Einstellungen vornehmen.
- Werbetreibender: Dieser darf lediglich Werbeanzeigen erstellen, mehr nicht.
- Analyst: Dieser darf lediglich die Statistiken aufrufen.

> **Tipp des PR-Beraters**
>
> Aus Sicherheitsgründen sollten mehrere Administratoren benannt sein, damit im Urlaubsfall, Kündigungsfall oder sonstigem Totalausfall eines Zugangsberechtigten jemand seine Aufgabe übernehmen kann. Dies sind in der Regel die Geschäftsführer, der Pressesprecher/Marketingleiter und sonstige Prokuristen. Ansonsten reicht es, wenn die Mitarbeiter als Redakteure eingesetzt werden, um zwar selbständig arbeiten zu können, aber eben keine grundlegenden Einstellungen vorzunehmen. Drei Personen sollten Sie bei einem Krankenhaus hier einsetzen.

> **Der Anwalt rät**
>
> Bei der Einbindung von Dritten in die Accountpflege ist sorgsam darauf zu achten, wem (und mit welchen Vorgaben im Innenverhältnis) entsprechende Administratorenrechte eingeräumt werden. Zu diesen Personen sollte immer ein besonderes Vertrauensverhältnis bestehen – und eine klare Regelung getroffen werden, wann die Rechte wieder entzogen werden. Achten Sie darauf, nach Beendigung eines Vertrages mit beauftragten Dritten die gewährten Rechte wieder zu entziehen.

Aktivitätenprotokoll

Was wurde bereits auf der Seite aktiv unternommen? Der Verantwortliche dafür im Krankenhaus, zum Beispiel der Direktor, kann hier mit einem Klick sehen, wie aktiv tatsächlich die Seite gepflegt wird.

> **Tipp des PR-Beraters**
>
> Achten Sie aber bitte auf die Qualität, denn Quantität alleine macht keine gepflegte Facebookseite aus.

2.4.6 „Beitragsoptionen"

Dies ist eine Übersicht Ihrer Posts (unter dem Titelbild), und zwar von denen, die bereits veröffentlicht wurden, sowie von denen, die noch geplant sind. Geplante Beiträge sind Beiträge (Posts), die Sie quasi heute verfassen, aber die erst genau terminiert später erscheinen werden.

2.5 Titelbild

Nachdem Sie den administrativen Teil Ihrer Seite fertig eingerichtet haben, geht es nun daran, Ihre Seite optisch zu verschönern und individuell zu gestalten. Dazu wählen Sie als erstes ein Titelbild für Ihre Facebookseite aus. Dazu klicken Sie oben links im Titelbild Ihrer Seite auf „Titelbild hinzufügen".

Es öffnet sich ein Fenster mit folgenden Optionen:

- **„Aus Fotos auswählen"**

Hier können Sie aus den Fotos, die Sie bereits bei Facebook verwendet, also gepostet haben, ein entsprechendes Foto auswählen. Theoretisch, denn praktisch haben Sie zum Zeitpunkt der Erstellung vermutlich lediglich das Profilbild hochgeladen. Beachten Sie, dass sich Titelbild und Profilbild unterscheiden.

„Foto hochladen"
Hier können Sie ganz bequem ein Foto aus Ihrer Festplatte auswählen und hochladen.

Wählen Sie die zweite Option. Dazu klicken Sie auf „Foto hochladen" und kommen direkt auf Ihre eigene Festplatte. Nun suchen Sie auf Ihrem PC das Foto aus, das Sie gerne hätten.

2.5.1 Wie sollte ein Titelbild aussehen?

Das Titelbild besitzt eine sehr große Bedeutung, denn Emotionen, also auch Vertrauen, wirken stärker, wenn sie über Bilder und weniger über Text vermittelt werden. Das Titelbild ist das Erste, was dem Betrachter auffällt, es muss also drei unterschiedlichen Anforderungen genügen:
- inhaltlichen (Werden die richtigen Emotionen und Erwartungen abgebildet?),
- technischen (Grundregel: Nur ein scharfes Foto ist ein gutes Foto),
- rechtlichen (zum Beispiel Urheber-, Bildnis- oder Werberecht).

2.5.2 Anforderungen an ein gutes Titelbild

Inhaltliche Anforderungen
Eine Spritze ist für Sie ein völlig normaler Gegenstand in einem Krankenhaus. Doch was empfindet der Patient, der direkt auf dem Titelbild eine Spritze sieht? Ob dieser Patient mit „Freude" zu Ihnen kommt? Es gibt sogar eine regelrechte Spritzenangst, die Trypanophobie. Sie haben einen hypermodernen Operationsraum? Toll! Aber vor welchem Raum hat der Patient am meisten Angst? Vor dem Operationssaal! Und genau den wollen Sie zeigen, um Vertrauen und Sympathie zu transportieren? Ein Patient kommt mit Hoffnung und Sorge zu Ihnen, also geben Sie ihm genau das, was er jetzt braucht: freundliche Menschen! Sie können auch das Krankenhaus von außen zeigen, am besten aber nehmen Sie ein Foto, auf dem zu sehen ist, wie sich jemand aus dem Krankenhaus um einen Patienten sorgt oder kümmert, zum Beispiel in einer Gesprächssituation.

Tabufoto-Checkliste
Versuchen Sie, sich in die Rolle eines Patienten zu versetzen: Was mag ein Patient bei Ihnen im Krankenhaus wohl am allerwenigsten (das muss ja nicht immer nur eine Spritze oder ein Skalpell sein)? Ganz sicher wissen Sie durch Ihre tägliche Arbeit, was Ihre Patienten überhaupt nicht mögen oder wovor sie regelrecht Angst haben. Schreiben Sie es auf, und schon wissen Sie, was niemals auf einem Foto zu sehen sein sollte. Eine Vorlage zur individuellen Tabufoto-Checkliste finden Sie in diesem Buch; diese kann sich dynamisch erweitern oder verändern. Übrigens: Mit dieser Checkliste können auch andere Personen Ihre Facebookseite leichter und sicherer pflegen, wenn es um die Auswahl des Titelbildes geht.

Checkliste: Medizinische Tabus beim Titelbild
- Spritzen
- Pflaster
- Verbände
- Skalpell oder andere typischen Instrumente
- Tupfer
- Nahtmaterial
- Medikamente
- OP-Handschuhe
- Röntgenbilder
- Narkosegeräte
- Fotos von Verletzungen
- Offene Wunden
- Narben
- Blut

Oft zu sehen sind Fotos vom Krankenhaus als Titelbild, auf denen absolut keine Person zu sehen ist, ganz frei nach dem Motto: „Ist niemand darauf zu sehen, sieht man mehr vom Krankenhaus". Das stimmt, aber was denkt wohl der Betrachter? Der denkt eher: „In das Krankenhaus will wohl niemand!"

Das Titelbild muss Vertrauen bilden und sympathisch sein, und das schaffen Sie am besten über Personen, und zwar die Personen, die in dem Krankenhaus auch arbeiten. Aber übertreiben Sie es nicht, denn die Putzfrau, so wichtig sie ist, gehört nicht auf das Bild.

Fotos aus dem brasilianisch-tropischen Urwald, egal ob selbst fotografiert oder nicht, sind beeindruckend, haben mit Ihrem Krankenhaus aber bestimmt nichts zu tun (es sei denn, es handelt sich um ein Tropeninstitut oder es ist der „Tag des Tropenwaldes", dann wäre das sogar sinnvoll). Grundsätzlich haben Tiere, ausgenommen bei Tierkliniken/-ärzten, absolut nichts auf dem Titelbild zu tun, das gilt übrigens für alle Bilder bei Facebook, wenn Sie im medizinischen Bereich tätig sind.

Sie haben einfach kein geeignetes Titelbild? Es gibt Internetseiten, die extra für Facebook Titelbilder anbieten, und das kostenlos, zum Beispiel www.fb-pics.de. Das ist zwar eine schnelle Lösung, aber bedenken Sie: Facebook soll Persönlichkeit und Individualität aufbauen, und individuelle Seiten haben auch individuelle, persönliche Fotos.

Technische Anforderungen

Ein Foto sagt mehr als 1.000 Worte, und ein Titelbild mehr als 1 Million Worte! Das Foto kann als Motiv noch so geeignet sein, es ist dennoch ungeeignet, wenn es unscharf oder zu dunkel oder zu hell ist. Das ideale Titelbild besitzt folgende Eigenschaften: 851 × 315 Pixel.

Rechtliche Anforderungen

Bildnisrecht ist nicht gleich Bildnisrecht. Grundsätzlich sollten Sie über die urheberrechtlichen Bildrechte im erforderlichen Umfang verfügen können. Aber auch sonstige Rechte, wie Persönlichkeitsrechte, dürfen nicht verletzt werden.

Ein Facebookauftritt ohne Fotos oder sogar Bewegtbilder ist langweilig und wird Ihre Patienten wenig beeindrucken. Wenn Sie selbst ein begnadeter Fotograf sind, spricht nichts gegen eine Verwendung Ihrer eigenen Fotos. Dies gilt natürlich auch im Hinblick auf Fotografien, mit deren Aufnahme Sie einen professionellen Fotografen beauftragt haben. Achten Sie aber immer darauf, dass der Fotograf Ihnen möglichst umfassend (ggf. sogar exklusiv) alle für die von Ihnen zu beschreibenden Verwendungszwecke erforderlichen Nutzungsrechte einräumt – bestenfalls zeitlich, inhaltlich und örtlich uneingeschränkt und zur freien Verwendung in allen Medien. Mindestens jedoch für die Verwendung auf Ihrer Facebookseite und/oder in anderen sozialen Medien. Stellen Sie auch sicher, dass auf den Fotos abgebildete Personen mit der Veröffentlichung einverstanden sind; dazu später aber mehr.

Wem die Beauftragung eines Fotografen zu teuer ist, der kann natürlich auch auf frei zugängliche und manchmal sogar kostenlose Bild-Datenbanken zurückgreifen. Aber Vorsicht! Da es sich bei Fotos ganz überwiegend um urheberrechtlich geschützte Inhalte handelt, bedarf es auch hier stets der Einräumung der erforderlichen Nutzungsrechte. Diese erfolgt meist über die Allgemeinen Geschäftsbedingungen entsprechender Anbieter. Lesen Sie diese also vorher durch, denn manchmal enthalten sie Einschränkungen im Hinblick auf eine werbliche Verwendung von Fotografien oder Sie verbieten die Unterlizenzierung. Bei einer Verwendung auf Facebook passiert aber genau das, denn Sie räumen Facebook an den von Ihnen eingestellten Inhalten ein einfaches Nutzungsrecht ein. Prüfen Sie also die Konditionen, zu denen Sie die Rechte an den Fotos erhalten, und prüfen Sie, ob das für die beabsichtigte Verwendung ausreichend ist.

Klären Sie insbesondere mit Fotografen, Rechteagenturen oder Bild-Datenbanken immer ausdrücklich, ob und wie der Fotograf namentlich zu benennen ist. Grundsätzlich hat der Fotograf hierauf immer Anspruch. In der Praxis wird hierüber sehr oft gestritten – und das kann teuer werden. Machen Sie sich also in jedem Fall mit den Nutzungsbedingungen Ihres Inhalte-Lieferanten vertraut und legen Sie Wert auf eine kurze und schriftliche Vereinbarung hierzu – das vermeidet später Ärger.

Was alles im Detail zu beachten ist, finden Sie im ▶ Anhang unter „Bildrechte".

2.5.3 Titelbild hochladen

Sie klicken nun auf „Foto hochladen" und suchen das Foto aus. Gefunden? Doppelklick auf das Foto! Einen Moment warten, und da ist es zu sehen.

Das Foto ist super, also aus inhaltlicher, rechtlicher und technischer Sicht ist alles perfekt? Dann sofort auf „Änderungen speichern" klicken. Sie haben Ihr Facebook-Titelbild!

Das Foto ist unscharf? Dann klicken Sie dennoch auf „Änderungen speichern", und nun klicken Sie auf „Titelbild ändern", indem Sie mit der Maus einfach in das Bild fahren. Klicken! Und dann auf „Entfernen" klicken. In dem Fall erscheint ein neues Fenster mit dem Namen „Titelbild entfernen?", und Sie klicken auf „OK". Jetzt erscheint ein weiteres Fenster mit dem Namen „Titelbild wurde erfolgreich entfernt", und hier klicken Sie auf „OK". Nun suchen Sie, wie gehabt, ein weiteres, neues Foto!

Tipp des PR-Beraters

Vorsicht! Sie denken, das Foto ist gelöscht und wirklich weg? Nein! Den Fehler begehen leider sehr viele. Dieses Foto wäre, wenn Sie Ihre Facebookseite freischalten, dennoch sichtbar, aber nicht als Titelbild, denn da haben Sie es ja gelöscht, sondern unter dem Titelbild im Tab „Fotos". Gehen Sie mit der Maus in den Tab „Fotos", dort sehen Sie das gelöschte Titelbild, und fahren Sie mit der Maus in das Bild, klicken Sie mit der rechten Maustaste auf das Foto, und es erscheint in dem Foto oben rechts ein kleines Kästchen mit einem Stiftsymbol. Klicken Sie darauf und klicken Sie dann auf „Dieses Foto löschen", bestätigen Sie dies mit „Bestätigen". Jetzt ist es wirklich gänzlich entfernt!

2.5.4 Call-to-Action-Button

Im Titelbild haben Sie die Möglichkeit, einen „Call to Action" zu erstellen. Das bedeutet, dass Sie Ihre Seitenbesucher und Fans dazu auffordern können, Sie zum Beispiel zu kontaktieren oder Produkte zu erwerben.

Für Sie als Krankenhausbetreiber empfiehlt sich die Variante „Kontaktiere uns". Darunter fügen Sie nun einfach den Link ein, über den jeder Patient von Ihrer Internetseite aus auf das Kontaktformular gelangt oder auf eine Unterseite, auf der die Telefonnummer und E-Mail-Adresse des Krankenhauses steht. Fertig. Nun können Ihre Seitenbesucher mit nur einem Klick alle Informationen sehen, um zum Beispiel einen Termin bei Ihnen zu buchen.

Bitte klicken Sie auf „Call to Action hinzufügen", und dann wählen Sie „Kontaktieren Sie uns",

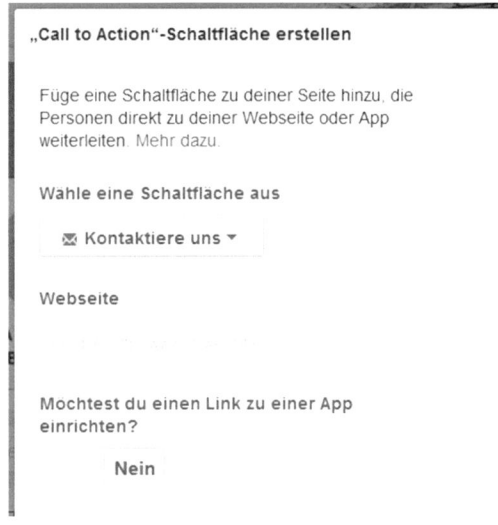

Abb. 2.7 Facebook – Call to Action

Website angeben. Wenn Sie keine App haben, bei „Nein" bleiben, fertig (Abb. 2.7).

2.6 Facebookseite freischalten!

Jetzt ist es soweit, sind Sie bereit? Dann schalten Sie nun Ihre Facebookseite frei und treten Sie dem Social Web aktiv bei! Gehen Sie oben im Administrationsbereich auf „Einstellungen", wählen Sie dort „Einstellungen bearbeiten" aus und klicken Sie beim ersten Punkt „Sichtbarkeit der Seite" ganz rechts auf „Bearbeiten". Nun entfernen Sie den Haken und auf „Änderungen speichern" klicken, und es ist vollbracht!

■■ Ihr erster Post

Jetzt ist der ideale Moment für Ihren ersten Post! Also die erste Mitteilung, denn es gibt ja wahrlich etwas mitzuteilen. Sie sehen etwa in der Mitte bei Status das Feld „Was war heute los"? Es könnte dort auch „Schreibe etwas" oder ähnliches stehen.

Da Sie nun auch ein Facebooker sind, sollten Sie einen Begrüßungspost schreiben. Der könnte wie folgt lauten:

„Liebe Patientinnen und Patienten, ab sofort posten wir auf unserer Facebookseite aktuelle, interessante und unterhaltsame Informationen aus unserem Krankenhaus und aus der spannenden Welt der Medizin."

Auch wenn Facebook Sie duzt, bitte duzen Sie nicht! Entweder „umgehen" Sie die persönliche Ansprache, so wie in unserem Beispiel, oder Sie siezen. Denn wenn Sie hier duzen, auch wenn es bei Facebook „normal" ist, alle und jeden zu duzen, könnte ein Patient auf die Idee kommen, dass man sich in Ihrem Krankenhaus auch immer duzt, und das darf nicht in Ihrem Interesse sein – es sei denn, es ist Ihre Philosophie, die Patienten zu duzen.

Geschrieben? Dann klicken Sie auf „Veröffentlichen" und fertig – das ist Ihr erster Post.

2.7 Posten (Veröffentlichen)

Das Wort Posten stammt aus dem Angelsächsischen. Das Senden der Nachricht, also des Posts, ist bei Facebook das Posten, oder als reines Substantiv: das Posting. Bei Facebook geht es also darum, den Fans, korrekt heißt es, den „Gefällt-mir"-Angaben, interessante Dinge aus dem Krankenhaus mitzuteilen, und diese Nachrichten heißen Posts. Diese Posts kann jeder mit einem „Gefällt mir" markieren, für den Fall, dass einem der Post eben gefällt, und jeder kann diese Posts kommentieren, also subjektiv „seinen Senf dazu geben", und jeder kann einen auf Ihrer Facebookseite gelesenen Post sogar auf dem eigenen Profil veröffentlichen, das nennt sich dann „Teilen".

2.7.1 Ohne Post nix los

Sie haben eine schöne Facebookseite, aber keine Zeit oder Muße, auch zu posten? Dann melden Sie besser Ihre Facebookseite gleich wieder ab. Vergleichen Sie es mit einer leeren Zeitschrift: tolles Cover, aber kein Inhalt.

Wie bei der Erstellung der Facebookseite gibt es auch beim Posten viele Möglichkeiten, wie oder was Sie posten können. Und so unterteilen wir auch hier in eine Speed-Variante und in die Perfekt-Lösung. Tatsächlich ist das Posten an sich in Sekunden getan, auch das Posten eines Fotos geht sehr schnell. Und neben dem „einfachen Post" haben Sie sehr viele und sehr nützliche Möglichkeiten, Ihre Information bei Facebook zu präsentieren. Es gibt
- die textliche Statusmeldung,
- die Möglichkeit eines Videos oder Fotos,

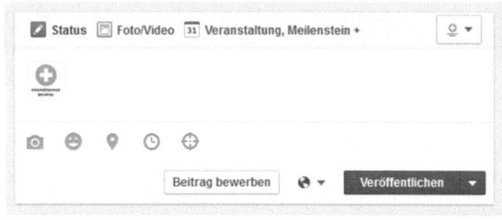

☐ **Abb. 2.8** Facebook – Statusmeldung

- ein Angebot,
- eine Veranstaltung,
- die Meilensteine,
- eine Notiz.

2.7.2 Die Statusmeldung

Sie lesen „Was war heute los". Jetzt gehen Sie bitte mit Ihrer Maus in dieses Feld und klicken Sie einmal.

Seien Sie nicht verunsichert, wenn Sie bei sich auf der Facebookseite „Was war heute los" lesen, und bei sich auf dem Profil „Was machst Du gerade". Dies ist einer der Unterschiede zwischen einem Profil und einer Seite, allerdings hat es absolut keine Auswirkungen auf die Handhabung.

Nun erweitert sich das Fenster, und Sie sehen dieses Bild (☐ Abb. 2.8).

- **Speed**

In dieses Feld schreiben Sie Ihren Text. Dieser Text darf (theoretisch) 63.206 Zeichen haben, wir empfehlen maximal 80.

63.000 Zeichen entsprechen übrigens etwa dem Umfang von sieben DIN-A-4-Blättern, vollgeschrieben. Wer Romane postet, der hat Facebook nicht verstanden. Aber dazu später mehr bei den Tipps.

Eine Studie aus 2014 der Amerikanischen Agentur Blitzlokal in Portland kam übrigens nach einer Auswertung von 120 Mio. Posts zu dem Ergebnis, dass die perfekte Postlänge für hohe Interaktion bei 100 bis 119 Zeichen liegt.

Schreiben Sie nun Ihren Text in das Feld, klicken Sie auf „Veröffentlichen", und das war's. Fertig. (1 Minute)

Nichts ist peinlicher als ein Rechtschreibfehler, so menschlich das auch ist, aber es passt nicht zum Image eines Krankenhauses. Schreiben Sie den Post einfach vorweg in Ihrem Schreibprogramm, zum

Beispiel MS-Word, und aktivieren Sie die Rechtschreibfunktion, und nun zeigt Ihnen das Programm sofort einen Rechtschreibfehler an. Das gibt Sicherheit und kostet nicht viel Zeit.

- **Perfekt**

So ein Post ist wirklich schnell geschrieben, aber was gefällt Ihnen besser? Eine Zeitschrift mit viel Text und ohne hervorgehobene Schlagworte oder eine Zeitschrift mit großen Fotos und Illustrationen und hervorgehobenen Schlagworten, die Sie interessieren? Genauso ist es auch mit Ihren Posts!

Wenn Sie einen Post geschrieben und veröffentlicht haben, dann sehen Sie rechts oben im Post einen Pfeil, und beim Klicken darauf erscheinen mehrere interessante und nützliche Funktionen:

1. Oben fixieren

Sie haben einen Post, zum Beispiel eine Ankündigung zu einem Patienteninfotag, und Sie möchten, dass dieser Post nicht mit jedem weiteren Post auch weiter nach unten rutscht, sondern immer oben bleibt, damit jeder ihn auch sieht? Dann fixieren Sie diesen Post einfach oben, quasi immer als ersten Post. Dazu gehen Sie bitte auf „Oben fixieren" und klicken hier. Der Beitrag bleibt sieben Tage lang oben in Ihrer Chronik fixiert. Danach wird er wieder an dem Datum angezeigt, an dem er in der Chronik gepostet wurde.

Beachten Sie, dass nur Beiträge fixiert werden können, die Sie selber dort gepostet haben. Beiträge, die andere Nutzer zur Chronik-Seite hinzugefügt haben, können nicht fixiert werden.

2. Beitrag bearbeiten

Verschrieben? Falsche Daten eingesetzt? Wenn Sie hier klicken, können Sie den Post bearbeiten, ohne ihn zu löschen, zum Beispiel bei Schreibfehlern.

3. Datum ändern

Dies ist eine sehr nützliche Funktion, wenn Sie vergessen haben, einen Post zu schreiben oder wenn der Post nicht in der Chronologie an der richtigen (gewünschten) Stelle steht. Sie können hier also die Posts in der Reihenfolge in der Chronologie verändern. Korrigieren Sie einfach das Datum und schon erscheint der Post dort, wo er chronologisch

hingehört. Allerdings kann das jeder sehen, denn der Post ist dann mit einem Uhrsymbol markiert.

Tipp des PR-Beraters

Stören Sie sich nicht an dem Uhrsymbol, sondern achten Sie lieber darauf, dass Sie eine stimmige Chronologie haben, bei der ein Post auch ruhig „nachgeliefert" werden kann.

4. Beitrag einbetten

Hier können Sie den Post auf Ihrer Internetseite integrieren. Das ist allerdings nicht so leicht, denn die Einbettung ist abhängig von Ihrem Content-Management-System (CMS).

Klicken Sie bei dem Post, den Sie auf Ihrer Website einsetzen möchten, oben rechts auf den grauen Pfeil. Hier erscheint die Option „Beitrag einbetten". Wenn Sie dies anklicken, erscheint ein neues Popup-Fenster. Jetzt sehen Sie (Vorschau), wie der Post auf Ihrer Seite aussehen würde. Ganz oben in der ersten Zeile finden Sie einen HTML Code. Kopieren Sie einfach den Code.

Jetzt loggen Sie sich in das Back-End Ihrer Website ein und fügen den Code an geeigneter Stelle ein. Auf Grund der vielen unterschiedlichen Content-Management-Systeme für Internetseiten gibt es leider nicht DEN Weg, um den Code auf Ihrer Website einzubinden.

Wichtig: Alles Posts, die Sie auf Ihrer Website einbetten möchten, müssen auf Facebook öffentlich zugänglich sein.

5. Foto melden

Ein Foto ist aus rechtlicher Sicht nicht in Ordnung und verstößt zum Beispiel gegen die guten Sitten? Dann können Sie es hiermit bei Facebook melden.

6. In der Chronik verbergen

Wenn Sie hier klicken, dann ist dieser Post in der Chronik nicht mehr sichtbar. Allerdings ist der Post durchaus noch sichtbar für die Personen, die diesen Post bereits geliked oder kommentiert haben; ebenso für die Person, die ihn als externe Person gepostet hat, falls das der Fall ist. Für alle anderen ist der Post verschwunden, als wäre er nie da gewesen. Sie hingegen sehen als Administrator noch ein kleines Feld mit einem Hinweis.

> **Tipp des PR-Beraters**
>
> Warum „verbergen", wenn löschen doch so einfach ist? Stellen Sie sich vor, jemand Externes postet etwas bei Ihnen, und Ihnen gefällt der Post nicht, aber Sie wollen mit dem Löschen diese Person nicht verärgern. Dann klicken Sie auf „verbergen" und die Person, die es gepostet hat, geht noch immer davon aus, dass alles sichtbar ist, und Sie wissen, dass niemand weiteres diesen Post sehen kann.

7. **Von der Seite entfernen**
Ein Klick, und der gesamte Post ist gelöscht.

2.7.3 Tagging

Beim Tagging sorgen Sie dafür, dass über die Facebook-Suchfunktion Ihre Posts von jedem Facebookuser gefunden werden, bzw. Sie sorgen dafür, dass Personen überhaupt auf Ihre Seite aufmerksam werden. Tagging ist also eine Möglichkeit, mehr Fans zu erhalten. Dabei gibt es drei Arten von Tagging:

- **Photo-Tagging**

Hier markieren Sie Personen auf Fotos, und diese Nachricht darüber ist in den Neuigkeiten zu sehen und sorgt somit für eine weitere Reichweite. Mehr Infos dazu unter „Personen markieren".

- **Post-Tagging**

Hier markieren Sie in einem Post eine Person, Sie verlinken also das Profil dieser Person mit Ihrem Post, und jemand kann dann mit einem Klick in diese Markierung in Ihrem Post direkt auf das Profil der Person kommen. Dazu geben Sie im Statusfeld einfach den Namen der Person ein, und Facebook bietet Ihnen automatisch die möglichen Personen an. Fertig. Auch dies erscheint in den Neuigkeiten.

- **Hashtags**

Mit der Einführung des Hashtags wird es für Menschen einfacher, Themen und Meinungen innerhalb von Facebook zu entdecken und an öffentlichen Unterhaltungen teilzunehmen. Angenommen, jemand interessiert sich speziell für die Themen „Allergie", „Krebsvorsorge" oder „Schmerztherapie". Über die einfache Suche im Suchfenster werden bei diesen Suchbegriffen nur die Seiten und Profile angezeigt, die genau diesen Begriff im Namen tragen. Ein „Hash" ist zu Deutsch ein Doppelkreuz, auf dem Telefon auch als Raute bekannt: #. Ein „tag" kommt von dem englischen Verb „to tag", also markieren.

Mit der Hashtag-Funktion können auch Sie gezielt nach Inhalten in fremden Posts suchen.

Beispiel: Ein Patient (oder auch Sie) sucht ganz gezielt nach einem sehr speziellen Thema, welches bei Facebook diskutiert oder besprochen wird, und möchten daran als Interessierter (oder als Experte) oder aus anderem Interesse teilnehmen. Das könnte das Thema „Heuschnupfen" sein oder auch „Darmkrebs" oder „Patientenveranstaltung". Ohne Hashtags wäre es kaum möglich, diese Unterhaltungen bei Facebook zu finden, also die Seite zu finden, wo genau dieses Thema behandelt wird. Jetzt geben Sie einfach ein #Darmkrebs oder #Heuschnupfen, und dann finden Sie alle Einträge dazu, die so gekennzeichnet sind – und können an Diskussionen gezielt teilnehmen oder gezielt Posts oder Kommentare dazu verfassen. Ihr Krankenhaus hat sich bspw. auf Rückenschmerzen spezialisiert und Sie möchten Ihre Kompetenz auch auf dem Wege der Diskussion bei Facebook vermitteln, um bekannter zu werden. Jetzt geben Sie oben den Hashtag „#Rückenschmerzen" ein und dann finden Sie alle Einträge dazu, die so gekennzeichnet sind – und können an Diskussionen gezielt teilnehmen oder gezielt Posts oder Kommentare dort verfassen.

Sie möchten es etwa anders formulieren und wählen statt „Rückenschmerzen" direkt den Hashtag „#Wirbelsäulenchirurgie" – aber es wird kaum Treffer geben! Dabei klingt es doch ähnlich! Erstens ist dies kein Begriff, der tatsächlich ein „großes" Thema ist bei Facebook. Zweitens ergibt sich daraus allerdings eine große Chance für Sie, falls dies ein Schwerpunkt sein sollte in Ihrem Krankenhaus, denn wenn Sie diesen Begriff bei sich verschlagworten (also als Hashtag selbst bei sich markieren in Ihren Posts), dann wären Sie eines der wenigen Krankenhäuser, vielleicht das einzige, das dann gefunden wird, wenn jemand nach „Wirbelsäulenchirurgie" sucht.

Tipp des PR-Beraters

Verwenden Sie mehrere Hashtags und probieren Sie es aus!

Der Anwalt rät

Hashtags werden oft genutzt, um auf eigene Leistungen hinzuweisen oder für Aufmerksamkeit zu sorgen. Achten Sie bei dem Einsatz von Hashtags darauf, dass diese nicht gegen fremde Marken- oder Namensrechte verstoßen. Vermeiden Sie also den Einsatz von fremden Marken oder Namen als Hashtag, wenn hierdurch der unzutreffende Eindruck entstehen könnte, es bestehe ein Kooperationsverhältnis oder sie würden sich das herausragende Image einer bekannten Marke ohne jeden berechtigten Anlass zu eigen machen. Zulässig ist es natürlich, fremde Marken als Hashtag einzusetzen, wenn Sie die entsprechenden Waren oder Dienstleistungen selbst anbieten bzw. der Rechteinhaber seine Einwilligung erteilt hat. Beachten Sie wie immer das Berufs- und Heilmittelwerberecht (also kein „#BesteChirurgieInBerlin") und vermeiden Sie auch unter wettbewerbsrechtlichen Gesichtspunkten irreführende Hashtags („#ÄltestesKlinikumImBezirk", zumindest, wenn das falsch ist).

■ ■ **Beispiel für einen Post mit einem Hashtag**

In unserem Fall hält Frau Prof. Dr. Lisa Gamma auf dem Kongress „Schmerzlos 2017" in Berlin einen Vortrag zum Thema „Neue Methoden in der Schmerzbehandlung bei Kindern", also kann das Krankenhaus folgenden Post setzen:

„Frau Prof. Dr. Lisa Gamma ist am nächsten Mittwoch auf dem Kongress #Schmerzlos2017 in Berlin und hält einen Vortrag zum Thema #Schmerzbehandlung."

Ein Post enthält bitte nicht mehr als drei Hashtags, denn sonst wirkt es penetrant. Und setzen Sie nicht einen Hashtag wie beispielsweise #Berlin, denn die Zahl der Treffer wäre garantiert zu hoch.

Tipp des PR-Beraters

Sie haben eine Krisensituation, und die Medien oder die Personen im Ort haben es auf Sie abgesehen? Oder Sie wissen von einem Patienten, der mit Ihnen sehr unzufrieden ist, und fürchten, dass dieser auch über Facebook schlecht über Sie redet oder schreibt? Dann geben Sie einfach Ihren Krankenhausnamen als Hashtag ein und erfahren Sie, was bei Facebook (weltweit) über Ihr Krankenhaus getuschelt wird.

■ ■ **Checkliste: Welche Begriffe sind als Hashtag geeignet?**

- Trendthemen (Was steht gerade in allen Zeitungen? Das interessiert die Leute!)
- Schwerpunkte des Krankenhauses
- Dienstleistungen, die Sie von anderen abheben
- Kongresse, an denen Ihre Chefärzte teilnehmen
- Patientenveranstaltungen (wenn sie einen eigenen Namen haben)
- Der eigene Krankenhausname!

2.7.4 Einen Post zeitlich planen

Sie wollen einen Post morgens um 10 Uhr veröffentlichen, aber Sie wissen schon jetzt, Sie haben einen vollen Terminplan und können dann nicht posten. Vielleicht haben Sie gerade heute oder am Wochenende die Ruhe und Zeit zu posten, aber ganz sicher nicht innerhalb der Woche. Und Sie wissen sogar schon ziemlich genau, wann Sie diesen Post eigentlich schreiben wollen? Beispiel: Silvester. Sie möchten die besten Silvestergrüße um genau Punkt 0 Uhr senden, aber haben Silvester eigentlich um 0 Uhr keine Zeit oder Möglichkeiten, dies zu tun? Hier geht das! Sie schreiben einfach schon jetzt Ihre Posts und geben an, wann diese erscheinen sollen – und alles geht automatisch.

Klicken Sie dazu einfach nicht auf „Veröffentlichen", sondern auf das kleine Dreieck rechts daneben (◘ Abb. 2.9):

Wenn Sie hier auf „Planen" gehen, öffnet sich ein Fenster, in dem Sie das Datum und die Uhrzeit angeben können, wann Ihr Post online gehen soll. Danach gehen Sie erneut auf „Planen".

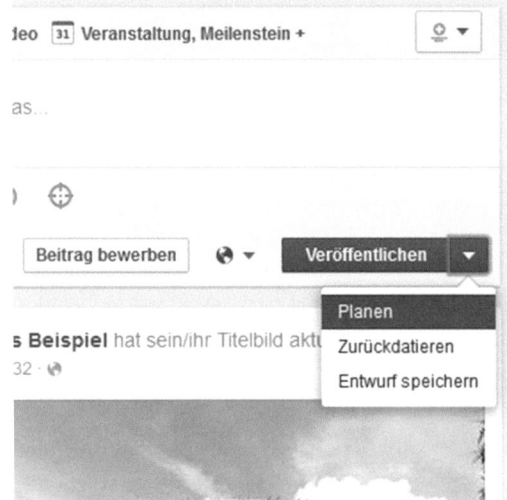

□ Abb. 2.9 Facebook – Post zeitlich planen

Lassen Sie sich nicht stören von der Angabe UTC. Die UTC ist die koordinierte Weltzeit (Coordinated Universal Time). Es ist die Zeitzone, in der Sie sich befinden.

2.7.5 Einen Post vergessen zu schreiben? Zurückdatieren!

Bei Facebook schreiben Sie einen Post, und er erscheint auch in genau dem Moment. Und Sie können einen Post schreiben und ein Datum für die Veröffentlichung in der Zukunft eintragen, und dann erscheint der Post an dem Tag in der Zukunft.

Was von vielen nicht genutzt wird: Sie können sogar einen Post schreiben, der zeitlich eigentlich in die Vergangenheit gehört. Stellen Sie sich vor, Sie schreiben schon zahlreiche Posts und stellen irgendwann fest, dass Sie ein wichtiges Ereignis „vergessen" haben, zum Beispiel haben Sie vergessen, die Einstellung einer neuen Chefärztin in der Klinik mit einem Post zu würdigen, oder Sie wollten unbedingt als Experte zum „Tag der Gesundheit" etwas posten – und Sie haben es einfach vergessen. Dann tun Sie Folgendes: Sie klicken wieder auf das Dreieck neben „Veröffentlichen" und dann auf „Zurückdatieren". Hier wählen Sie nun wieder den entsprechenden Zeitraum aus. Aber Achtung: Sie können einen Post nur bis maximal zum Gründungsdatum „zurückdatieren", also bis zu dem Datum, das Sie unter „Info" und dann „Seiteninfo" als Startdatum angegebenen haben.

Tipp des PR-Beraters

Wenn Sie schon einen Post vergessen haben und diesen nachtragen, dann doch bitte so, dass nicht jeder sofort Ihren Fehler bemerkt. Jedesmal, wenn Sie einen Post schreiben und natürlich veröffentlichen, sehen alle Personen, die Ihre Seite mit „Gefällt mir" angeklickt haben, automatisch diesen neuen Post in der Liste der Neuigkeiten. Das ist eigentlich auch gut, dass jeder sofort sieht, wenn es bei Ihnen eine Neuigkeit gibt. Aber es ist in diesem Fall nicht so sinnvoll, dass jeder sieht, dass Sie diesen Eintrag nachträglich in Ihrer Chronik gesetzt haben. Deswegen setzen Sie bitte hier bei „In den Neuigkeiten verbergen" einen Haken.

2.7.6 Wo bin ich? Pinnnadel zur Ortsangabe

Sie können bei einem Beitrag (also Post) auch gleichzeitig mitteilen, wo Sie sind, also von wo Sie diesen Beitrag schreiben; das ist das unten im Post aufgeführte umgedrehte „Tropfensymbol" mit der aufgeblendeten Beschreibung: „Füge einen Ort zu deinem Beitrag zu". Stellen Sie sich vor, Ihr Ärzteteam ist auf einer Fortbildung, vielleicht einem chirurgischen Fachkongress in Kiel, und berichtet mit einem Post über eine interessante Neuigkeit, die auf dem Kongress bekannt gegeben wurde und worüber Sie einen Post schreiben wollen. Schließlich kann es sein, dass dort eine interessante Studie zum Thema „Transplantationsmedizin" oder „Maßnahmen zur Patientensicherheit" vorgestellt wurde, und Sie möchten das als News gerne Ihren Patienten mitteilen, als Post bei Facebook. Und vielleicht sind Sie sogar mit auf dem Kongress. Dann können Sie nicht nur mitteilen, dass Sie auf irgendeinem Kongress irgendwo sind, sondern hier gleich exakt mitteilen, dass Sie in Kiel sind. Im Post geben Sie „Kiel" ein, und schon bietet Facebook Ihnen zahlreiche Anklickmöglichkeiten. Dort ist dann „Kiel" blau hinterlegt und mit einem Eintrag der Stadt „Kiel" verlinkt. Sie können wahrscheinlich sogar direkt den Kongress finden, auf dem Sie gerade sind, und diesen anklicken, oder Sie tippen einfach den Namen ein, den Sie angeben wollen, vielleicht „Messecenter Kiel", und dann erscheint

2.7 · Posten (Veröffentlichen)

es genau so – „Veröffentlichen" nicht vergessen zu drücken. Tipp: Je präziser Sie den Ort angeben, desto glaubwürdiger und unterhaltsamer.

Es ist aufwändig, aber es erhöht schon die Glaubwürdigkeit, wenn Sie den Ort gleich mit angeben.

> **Der Anwalt rät**
> Die Ortsangaben bei Facebook erfreuen sich zunehmender Beliebtheit. Achten Sie aber darauf, dass Ihre Ortsangaben tatsächlich stimmen. Denn insbesondere frei zugängliche Facebookprofile und -seiten werden gern auch von der Finanzverwaltung oder von Rating-Agenturen angeschaut und von Personen ausgewertet, die nach Ihrem Eigentum trachten, frei nach dem Motto: Ist er in Kiel, kann er nicht zu Hause sein. Insofern sollten Ihre Angaben einerseits grundsätzlich der Wahrheit entsprechen und andererseits Dritte nicht in die Lage versetzen, dies nachteilig für Sie auszunutzen.

2.7.7 Fotos posten

Facebook lebt vor allem von den Fotos. Auch beim Posten von Fotos können Sie wählen zwischen den Varianten Speed und Perfekt.

Klicken Sie einfach im Statusfeld auf das Symbol der Kamera, um ein Foto oder eine Grafik für Ihren Post zu laden. Es öffnet sich dann automatsch ein Fenster mit Ihrer Festplatte. Nun einfach das Foto auf Ihrer Festplatte auswählen und mit einem „Doppelklick" hochladen. Fertig! Zu diesem Foto können Sie nun etwas schreiben.

■ ■ **Mehrere Fotos posten, die zusammengehören und in einen Post sollen**

Was tun, wenn Sie von einem Ereignis gleich mehrere Fotos haben und diese auch zusammenhängend posten wollen, denn Sie sind auf einem Kongress oder haben einige Bilder von Ihrer Patientenveranstaltung?

■ **Speed**
In dem Fall sehen Sie im Fenster zum Posten „Mehr Fotos hinzufügen", und klicken auf die Fläche neben dem bereits eingefügten Foto. Foto auswählen, und dann klicken Sie auf „Veröffentlichen". Fertig. (2 Minuten)

■ **Perfekt**
Übertreiben Sie es nicht mit der Anzahl der Fotos. Ein Foto ist sicherlich immer gut, drei können es sein. Mehr sollten es nicht sein, auch wenn es technisch geht, denn dann wird es unübersichtlich. Hier wäre ab drei Bilder ein Album besser geeignet.

Schreiben Sie immer einen kleinen Text dazu, falls Sie mehrere Fotos in einem Post posten, denn dann erscheint hinter dem Text eine Zahl in Klammern, nämlich die Anzahl der Fotos. So machen Sie neugierig auf die noch versteckten Fotos, die man ansonsten nicht vermutet. Aber denken Sie daran, dass die Fotos auch wirklich thematisch zusammengehören; ein Foto Ihrer Patientenveranstaltung neben dem Foto Ihrer Chefärztin, die ihr Klinikjubiläum feiert, passt nicht und irritiert. (4 Minuten)

■ ■ **Das Foto ist quer – was nun?**
Facebook lädt das Foto genauso, wie es auf der Festplatte (oder einem Stick) gespeichert ist, und wenn es dort quer abgespeichert ist, dann übernimmt es Facebook auch quer. Sie müssen also auf der Festplatte das Foto drehen und neu abspeichern.

■ ■ **Checkliste: Die ideale Pixelgröße des Fotos**
Natürlich können Sie auch ein unscharfes Foto posten, aber wer sieht sich schon gerne unscharfe Fotos in einem Fotoalbum (oder bei Facebook) an, zumal es unprofessionell wirkt? Eine einfache Orientierung und Hilfe:

- Titelbild: 851 × 315 Pixel
- Profilbild: 180 × 180 Pixel
- App-Foto: 117 × 74 Pixel
- Beitragsfoto: 403 × 403 Pixel
- Beitragsfoto (Meilenstein): 843 × 403 Pixel

■ ■ **Der richtige Bildausschnitt**
Es kann sein, dass Sie zwar ein schönes Foto haben, aber am rechten Rand stört eine Person im Bild, oder Sie möchten nur einen Ausschnitt zeigen. Das Problem können Sie beheben, indem Sie das Foto in einem Bildbearbeitungsprogramm zuschneiden. Bei Facebook gibt es hierfür keine Funktionen.

2.7.8 Foto/Video hochladen

Sie möchten ein Foto oder ein Video posten, dann sind Sie hier richtig. Sie wundern sich nun, dass Sie sowohl hier als auch unter „Status" und „Kamera"-Symbol ein Foto posten können? Das ist einer der „typischen" Eigenschaften bei Facebook: Viele Wege führen nach Rom bzw. zu einem Foto im Post.

Ein bis drei Fotos posten

Klicken Sie auf „Foto/Video", und es erscheinen mehre Felder: „Foto/Video Hochladen", sowie „Fotoalbum erstellen", Erstelle ein Fotokarussell" und „Slideshow erstellen". Dann klicken Sie links auf „Foto/Video hochladen", und es öffnet sich der Zugriff auf Ihre Festplatte und mit einem Doppelklick, wie gehabt, wählen Sie die Fotos oder Videos aus.

Video hochladen

Sie wählen wie bei einem Foto auf Ihrer Festplatte das Video aus, Doppelklick auf das Video, dann auf „Veröffentlichen" klicken und fertig.

Es kann sein, dass Sie die Meldung „Video wird verarbeitet" sehen; klicken Sie hier auf „Schließen". Sie erhalten auf Ihrem Profil eine Nachricht, wenn das Video geladen ist. Kleiner Tipp: Einfacher und schneller ist es, wenn Sie ein paar Sekunden warten und die Facebookseite neu laden, indem Sie auf Ihre Facebookseite oben rechts neben „Startseite" auf Ihren Namen klicken. Dabei darf das Video maximal 1.024 MB aufweisen und nicht länger als 20 Minuten Dauer dauern.

> **Der Anwalt rät**
> Auch bei Bewegtbildern, also Videos, gilt das für Fotografien Gesagte entsprechend. Bewegtbilder sind als Filmwerke oder Laufbilder eigentlich immer urheberrechtlich geschützt. Lediglich der Urheber oder die Person, die entsprechende Rechte übertragen bekommen hat, darf über die Videos verfügen. Haben Sie das Video selbst anfertigen lassen oder Dritte mit der Anfertigung beauftragt, ist in den schriftlichen Vereinbarungen mit

> Dritten wiederum dafür Sorge zu tragen, dass im Hinblick auf die von Ihnen beabsichtigten Nutzungen alle erforderlichen Rechte auch tatsächlich an Sie übertragen werden. Achten Sie hier vor allem auf etwaige örtliche, zeitliche oder sachliche Einschränkungen, etwa im Hinblick auf die konkrete Verwendungsform, die Sie einschränken. Sofern Sie das Material nicht nur für einen Facebookauftritt oder einen YouTube-Channel verwenden wollen, sondern zum Beispiel auch für eine Ausstrahlung in dem Krankenhaus, sollte dies in der entsprechenden Vereinbarung mit Dritten auch ausdrücklich beschrieben werden. Ein Rechtsanwalt hilft Ihnen dabei, eine sachgerechte Lizenz- und Nutzungsvereinbarung zu formulieren, die Ihren Interessen entspricht.

Sie haben einen eigenen Imagefilm? Sehr gut! Die Länge sollte zwischen 1,5 und maximal 5 Minuten liegen. Im Idealfall zeigen Sie Ihren Imagefilm in einem eigenen Tab!

Videos von YouTube posten

Sie haben ein Lieblingsvideo bei YouTube oder einem ähnlichen Portal, und das möchten Sie posten? Einfach das Video aufrufen, die Internetadresse kopieren und einsetzen in das Statusfeld. Fertig.

> **Der Anwalt rät**
> Unterscheiden Sie zunächst danach, ob Sie irgendwo ein Video heruntergeladen haben und es nun posten wollen, oder beabsichtigen, einen Link zu einem bei YouTube bereits eingestellten Bewegtbild auf ihre Facebookseite einzustellen. Rechtlich macht das einen gewaltigen Unterschied. Inhalte, an denen Sie keine Rechte haben, dürfen Sie natürlich auch nicht vervielfältigen oder online zum Abruf bereitstellen. Im ersten

Fall dürfen Sie also nur mit eigenen oder an Sie lizensierten Inhalten Postings bei Facebook vornehmen. Der zweite Fall betrifft eine wesentliche und systemimmanente Funktion bei Facebook – dem Teilen von Inhalten durch Verlinkung oder im Wege des sog. „Embedding". In diesem Fall nehmen Sie streng genommen weder eine Vervielfältigung vor noch stellen Sie das Video zum Abruf bereit – es liegt ja bereits zum Abruf bei YouTube. Urheberrechtlich sind solche Verlinkungen und auch das „Embedding" also im Regelfall unproblematisch. Ob aber unter Umständen bei dem Verweis auf eine rechtswidrige Quelldatei an einer etwaigen fremden Rechtsverletzung mitgewirkt wird und wie sich die Haftungssituation darstellt, ist noch immer umstritten. Rechtssicher sind vor allem solche Posts, die sich auf Inhalte beziehen, an denen Sie eigene Rechte besitzen oder die von dem Rechteinhaber selbst einer breiten Öffentlichkeit zum Abruf oder gar zum Teilen zur Verfügung gestellt wurden. Die erforderliche Einwilligung, die Inhalte weiter über soziale Netzwerke zu verbreiten, wird man hier mit guten Argumenten annehmen können. Dies gilt zumindest dann, wenn der Einsteller zum Upload und zur Veröffentlichung berechtigt gewesen ist.

Beachten Sie außerdem, dass Sie sich durch das Teilen und „Liken" bestimmter Inhalte diese nach deutschem Recht eventuell zu eigen machen. Dies bedeutet, dass im Falle der Rechtswidrigkeit der Inhalte unter Umständen Ihre (Mit-)Haftung durch Zurechnung in Betracht kommen kann. Deshalb ist Folgendes wichtig: Nutzen Sie die Facebook-typischen Kommunikationsmittel wie den „Gefällt-mir"-Button oder das Teilen nur, wenn Sie keine offensichtliche Rechtsverletzung hinter dem von Ihnen in Bezug genommenen Inhalt erkennen können. Um sicherzugehen, distanzieren Sie sich in kritischen Fällen in der Kommentierung, um ein Zueigenmachen auszuschließen. Besser als den geteilten Inhalt mit den Worten „Genau so ist es!" zu kommentieren, ist unter diesem Gesichtspunkt sicherlich der Kommentar „XY stellt neue Studie zu Antidepressiva vor. Ob sich die Ergebnisse bestätigen, bleibt abzuwarten."

Mehr als drei Fotos posten?

Sie können nun zahlreiche Fotos zu einem Thema in einen Post setzen. Aber da nur drei Fotos in dem Post zu sehen sind und die weiteren Fotos erst mit einem Doppelklick in die Fotos zu sehen sind, empfiehlt sich hier eine bessere Lösung: das Fotoalbum! Natürlich können Sie auch viele Fotos einfach ohne Album posten, aber vergessen Sie nicht das eigentlich Ziel: Sie wollen, dass die Facebookuser Ihre Fotos ansehen, und das geht bei einer Ansammlung von vielen zusammengehörigen Fotos mit einem Album effektiver.

- **Speed**

In dem Postfenster auf das Kamera-Symbol klicken und auf der Festplatte Fotos auswählen. Fertig. (2 Minuten)

- **Perfekt**

Sie haben zu einer Veranstaltung oder einem Thema zahlreiche Fotos? Vielleicht Fotos zu einer Krankenhaus-Jubiläumsfeier oder Fotos einer Patienteninformationsveranstaltung? Dann sollten Sie dafür ein Fotoalbum erstellen. Dazu klicken Sie zuerst auf „Foto/Video" und dann auf „Fotoalbum erstellen", und es öffnet sich wieder die Festplatte. Mit einem Doppelklick auf die entsprechenden Fotos wählen Sie die Fotos für das Fotoalbum aus. Jetzt öffnet sich ein neues Fenster, und oben steht „Unbenanntes Album". Hier bitte hineinklicken, und nun geben Sie diesem Album einen Namen, zum Beispiel „Impressionen unserer Patientenveranstaltung". Darunter sehen Sie ein Feld, beschriftet mit: „Sag etwas über dieses Album …". Hier können Sie ergänzende Informationen notieren, also zum Beispiel, wie viele Teilnehmer es gab oder welches Thema hauptsächlich behandelt wurde. Um weitere Fotos auszuwählen, klicken Sie stets unten links auf „Weitere Fotos hinzufügen". (5 Minuten)

Diese Fotos müssen etwas mit dem Krankenhaus zu tun haben, also wenn Sie auf einem Kongress waren, dann sollten Sie Ihren dortigen Vortrag erwähnen und vielleicht gleich auch (verständlich!) wiedergeben, was Sie besonders interessant fanden (und dabei immer bedenken, ob das die Leser auch interessant finden). Bei einem Album sollten Sie mindestens vier Fotos anbieten. Theoretisch passen bis zu 1.000 Fotos in ein Album, aber Sie sollten die Zahl 20 nicht überschreiten. Unten links ist ein Feld mit dem Namen „Hohe Auflösung" zu sehen. Wenn Sie das anklicken, dann werden die Fotos in besserer Qualität geladen. Optisch verbessert sich die Bildschärfe für den Betrachter, aber es spielt eher dann eine Rolle, wenn die Fotos heruntergeladen werden. Empfehlung: Wählen Sie die hohe Auflösung, denn ein Foto lebt von der Qualität, auch wenn es vielleicht etwas länger dauern sollte mit dem Laden.

Fotos oder Videos löschen

Ihnen gefällt das Foto oder das Video nicht und es soll entfernt werden? Das geht sehr leicht. Mit der Maus auf das Bild oder Video fahren, oben rechts erscheint ein Stift, darauf klicken und „löschen", fertig.

Detaillierte Bild-/Video-Informationen

Sie können jedes einzelne Foto (oder Video) genauestens beschreiben, mit Ortsangabe, und die Personen (mit Namen) markieren sowie genaueste Angaben erstellen, wann das Foto erstellt wurde. Das wäre schon sehr professionell, kostet aber viel Zeit. Oder Sie differenzieren nicht so genau nach jedem Foto, sondern geben eine allgemeine Information für das ganze Album an. Keine Informationen zu geben, ist natürlich auch möglich, wir empfehlen Ihnen aber schon ein paar ergänzende Informationen, damit der Betrachter, der Sie gar nicht kennt, überhaupt weiß, was dort zu sehen ist.

- Speed

Ein paar Infos zum Fotoalbum sind schon wünschenswert, und hier bietet Facebook einige Möglichkeiten an. Oben rechts klicken Sie in das Feld „Wo wurden diese aufgenommen?" und tragen den Ort ein. Hier bietet Ihnen Facebook zahlreiche Möglichkeiten an, bis hin zu den jeweiligen Kongressen oder Straßen oder Ortsteilen oder sogar Gebäuden. Ob Sie die auswählen oder selbst etwas eintragen, liegt bei Ihnen. Dann klicken Sie rechts daneben auf „Datum hinzufügen".

Hier setzen Sie den Punkt auf „Verwende Daten von Fotos" und „Speichern" klicken! Nun zeigt Facebook bei allen Fotos automatisch das Datum der Erstellung (jedes Erstellungsdatum ist im digitalen Foto gespeichert). Sie wollen ein anderes Datum eingeben? Dann klicken Sie auf „Datum auswählen" und wählen das gewünschte Datum aus – es ist das Datum, das dann als Erstellungsdatum erscheint. Jetzt unten rechts auf „Fotos posten" klicken und fertig! (3 Minuten)

- Perfekt

Sicherlich können Sie jedem Foto des Albums ganz individuelle Informationen geben, zum Beispiel die Information, wer darauf zu sehen ist. Einfach Doppelklick auf jedes Foto. (10 Minuten)

Dann sehen Sie neben (manchmal unter) dem Foto folgende Möglichkeiten; am besten klicken Sie direkt auf „Bearbeiten":

- Füge eine Beschreibung hinzu
- Mit wem warst Du hier
- Wo wurde dieses Foto aufgenommen
- Ein Datum hinzufügen, an dem das Bild entstanden ist
- Einen Ort hinzufügen
- Einen Kommentar hinzufügen

Füge eine Beschreibung hinzu

Kurz beschreiben, was das für eine Situation ist, die abgebildet wird, bzw. was eigentlich zu sehen ist – ein Satz ist perfekt.

Personen markieren

Hier geht es darum, Personen, die wie bei einem Fotoalbum auf einem Foto zu sehen sind, in Ihrem Post zu markieren und die jeweiligen Namen zu nennen. Allerdings können Sie nicht irgendwelche Namen eingeben, sondern Facebook bietet Ihnen Namen an, und zwar nur Namen von Personen, die ebenfalls bei Facebook sind. Der Vorteil ist, dass der Betrachter dann mit nur einem Klick direkt auf das Facebookprofil dieser Person gelangt. Fahren Sie einfach mit der Maus in das Foto, fahren Sie mit der

Maus auf einen „Kopf", und Sie sehen, dass Facebook automatisch dieses Gesicht erkennt und mit einem Quadrat umschließt. Sie können nun mit der Maus den Namen auswählen. Fertig.

Dieses Markieren, inkl. des Namens, erscheint dann übrigens auch als Nachricht bei den Personen, die markiert wurden. Übrigens können Sie diese Funktion aus Marketinggesichtspunkten gut nutzen! Denn alle Freunde der markierten Person erhalten nun in deren Neuigkeiten diesen kompletten Post, und werden somit auf diese/Ihre Facebookseite aufmerksam.

Der Anwalt rät

Markieren Sie Personen nur mit deren ausdrücklichem Einverständnis. Durch die Markierungen werden Personen für jedermann erkennbar, und es können insoweit Persönlichkeits-, Bildnis- oder andere Rechte verletzt werden, nicht zuletzt die ärztliche Schweigepflicht und der Patientendatenschutz. Prüfen Sie insbesondere immer, ob die markierten Personen richtig bezeichnet sind, um Irreführungen zu vermeiden.

Wie fänden Sie das, wenn Sie auf einem Foto zu sehen wären und darunter ein ganz anderer Name stände? Also immer die Daten auf Richtigkeit prüfen!

Mit wem warst Du hier

Nun kann es sein, dass Sie zwar zwei Personen auf dem Foto zeigen, aber eigentlich sind Sie mit fünf Personen „unterwegs", zum Beispiel auf einem Kongress. Dann sollten diese Personen auch genannt werden – das geschieht hier. Wer ein Facebookprofil besitzt, wird sofort automatisch angezeigt nach den ersten Buchstaben. Auswählen fertig.

Individuelle Zeit der Erstellung je Foto

Facebook fügt jedem Foto automatisch das Erstellungsdatum zu, welches Sie sogar noch individuell ändern können – Gleiches gilt für den Ort. Aber was ist, wenn Sie die Erstellungszeit tatsächlich verändern wollen?

Dies kann dann relevant sein, wenn zum Beispiel die Digitalkamera ein falsches Datum angibt oder die Fotos in Australien aufgenommen wurden und somit eine andere Zeit angeben. Einfach anklicken und die gewünschte Zeit auswählen – dies geht sogar minutengenau.

Exakte Ortsangabe

Es könnte sein, das ein Kongress zwar in Kiel stattfand, aber das attraktive Abendprogramm, das Sie auch fotografisch festgehalten haben, fand auf hoher See statt, auf einem Boot oder in einem besonderen Hotel, und genau das möchten Sie Ihren Fans zeigen. Dann ist es schon angebracht, den Ort zu präzisieren. Das kann nun individuell geändert werden. Dazu klicken Sie unten neben der Uhr.

Was ist an einem Fotoalbum vorteilhaft?

Ein Fotoalbum macht schon was her, denn dann erscheint in Ihrem Post ein Foto besonders groß, und darunter sind mehrere kleinere Fotos zu sehen, die damit anzeigen, dass es hier noch mehr Fotos zu sehen gibt. Das macht neugierig. Außerdem befindet sich dieses Album gesondert als „Album" in dem Tab „Fotos". Sie sehen die Bilder auf „Fotos" bei den Tabs und sehen dann rechts „Album", und beim Klicken darauf sehen Sie Ihre Fotoalben.

Tipp des PR-Beraters

Fotoalben eignen sich hervorragend für geschlossene Themen. Wenn Sie also auf einem Kongress waren, dann legen Sie einfach alle Kongressfotos in ein Album, aber auch nur die – und wenn ein Foto davon richtig gut ist, dann haben Sie gleich ein schönes Titelbild!

2.7.9 Angebot posten

Für den Fall, dass Sie nun verzweifelt im Statusfenster nach dieser Funktion suchen: Sie ist erst ab 50 „Gefällt-mir!"-Angaben verfügbar. Angebote bei Facebook dienen dazu, Rabatte oder Preisnachlässe zu verbreiten, was bei einem Elektronikfachmarkt sicherlich unkompliziert ist – bei einem Krankenhaus hingegen ist das schon schwieriger.

Haben Sie einen Online-Shop, in dem Sie Produkte verkaufen, oder bieten Sie in Ihrem Krankenhaus Produkte oder Leistungen an, die Ihre Patienten selbst zahlen müssen? Dann können Sie bei Facebook eine Angebotsaktion veröffentlichen. Besonders interessant ist hier die CTR (Click-Through-Rate), denn die sagt aus, wie viele Facebooknutzer, die das Angebot gesehen haben, auch auf das Angebot klicken. Diese Quote liegt bei etwa 4% und ist damit um etwa das Hundertfache höher als bei anderen Werbemaßnahmen. Die Nutzer haben die Möglichkeit, den Beitrag zu teilen oder das Angebot in Anspruch zu nehmen. Dadurch wird es auf deren Pinnwand veröffentlicht und die Reichweite Ihrer Seite somit erhöht.

Ein Angebot erstellt man so:
- im Statusfeld auf „Angebot, Veranstaltung" klicken, dann im neuen Fenster auf „Angebot";
- ein neues Fenster öffnet sich, in dem Sie das Angebot erstellen können;
- Titel eingeben, zum Beispiel „10% Preisnachlass";
- Beschreibung eingeben, dazu Bild auswählen und hochladen, zum Beispiel das jeweilige Produkt, das Sie vergünstigt anbieten;
- Ablaufdatum auswählen: Bis wann ist die Aktion gültig?
- Begrenzung des Angebots: Hier bitte eine Begrenzung auswählen oder Zahl angeben, wie viele Personen das Angebot wahrnehmen können (bei Erfolg können Sie es dann wiederholen);

Wenn jemand ein Angebot beansprucht, erhält er/sie eine E-Mail, die er/sie in dem Krankenhaus vorzeigen kann, oder einen Code, der im Online-Shop angegeben werden kann, um den Preisnachlass zu erhalten.

> **Der Anwalt rät**
> Nutzen Sie diese Funktion nur sehr zurückhaltend und erst nach fachkundiger Prüfung! Wie bereits dargelegt, legt die Berufsordnung weitgehende Unvereinbarkeiten mit der ärztlichen Tätigkeit fest. Hierzu gehört, im Zusammenhang mit der Ausübung der ärztlichen Tätigkeit keine Waren und andere Gegenstände abzugeben oder abgeben zu lassen, wenn diese nicht notwendiger Bestandteil der ärztlichen Therapie sind. Auch deren anpreisende Bewerbung könnte sich als berufswidrig darstellen. Steht das Interesse am gesundheitlichen Wohlbefinden des eigenen Patienten im Vordergrund und erfolgt etwa ein Verkauf von Prophylaxe-Produkten zum Beispiel nach fachlicher Beratung und zu marktüblichen Bedingungen, kann dies zulässig sein. Ab einem gewissen Umsatz über derartige Shops wird aber oft ein wirtschaftliches Eigeninteresse des Krankenhausinhabers und damit ein berufsrechtlicher Verstoß vermutet.

2.7.10 Veranstaltungen posten

Sie feiern die Eröffnung einer neuen Station oder haben eine Jubiläumsfeier oder eine interessante Patientenveranstaltung? Dann sollten Sie dies über Facebook auch mitteilen und dort posten. Dazu klicken Sie in dem Feld, in dem Sie posten, auf „Angebote, Veranstaltung".

Nun erscheint ein Fenster mit der Beschriftung „Neue Veranstaltung für … erstellen". Hier tragen Sie bitte den Namen der Veranstaltung ein, ergänzen Details. Wahrscheinlich ist Ihr Krankenhaus schon automatisch aktiviert und sofort zu sehen, aber Sie können auch einen anderen Ort eingeben, denn vielleicht findet Ihre Veranstaltung an einem Ort statt oder in einem Hotelseminarraum? Bei Anmeldungen oder Einrittskarten können Sie zum Beispiel einen Link einfügen zu Ihrer Internetseite, auf der sich interessierte Personen eintragen können, oder Sie geben hier eine Telefonnummer an. Diese Anmeldeinformationen können Sie auch gleich in dem Bereich „Details" mitteilen. Bei Datum bitte das Datum der Veranstaltung eingeben. Bei „Nur Administratoren können etwas an die Pinnwand der Veranstaltung posten" setzen Sie bitte einen Haken.

Obwohl Facebook dazu dient, Interaktion zu bieten und zu fördern, ist es besser für das Krankenhaus, Veranstaltungen dieser Art nicht zum Kommentieren freizugeben, da nicht über eine ernsthafte Veranstaltung diskutiert werden sollte, durchaus aber auf der Veranstaltung diskutiert werden darf.

Bei „Zielgruppe hinzufügen" können Sie festlegen, welche Personen, die Ihr Krankenhaus geliked haben, von dieser Veranstaltung in deren Neuigkeiten lesen. Hier bitte bei der Zielgruppe keine Einschränkungen vornehmen

Jede spezifische Eingrenzung bedeutet auch, dass weniger Personen, die Sie geliked haben, darauf aufmerksam werden. Das macht keinen Sinn, denn Sie wollen ja viele Menschen ansprechen. Losgelöst davon steht für alle Besucher Ihrer Facebookseite zudem oben in dem Tab „Veranstaltung" sichtbar diese Veranstaltung. Deshalb die Empfehlung: Keine Zielgruppen auswählen. Sie kennen diese wahren (!) „Horrorgeschichten", dass irgendwelche Teenager zu einer kleinen Feier geladen haben, bei der Zielgruppe keine Einschränkungen angegeben haben, und dann standen Zehntausende vor der Tür? Theoretisch ist das hier auch denkbar, aber ganz ehrlich: Weder Tausende noch Hunderte werden zu Ihrer Veranstaltung (bspw. über Gelenkschmerzen) kommen, auch dann nicht, wenn dort von freien Snacks und kostenlosem Begrüßungsgetränk die Rede ist. Und sollten tatsächlich Tausende kommen, na wunderbar, dann haben Sie einen hervorragenden Ruf, wirklich genug zu tun und anscheinend eine hervorragenden Facebookseite.

Foto zur Veranstaltung hinzufügen

Nun klicken Sie auf „Veranstaltungsfoto hinzufügen", und Sie können ein Foto hochladen, und zwar entweder ein Foto bereits aus den bei Facebook abgespeicherten Fotos, oder ein Foto von Ihrer Festplatte.

Das Foto sollte in einem Zusammenhang zur Veranstaltung stehen und ansprechend sein. Also bitte keine OP-Bilder zeigen, sondern bei einer Veranstaltung zu Kniegelenkschmerzbehandlungen eben ein Knie zeigen, oder bei einer Veranstaltung zum Thema Brustkrebs zwei Frauen zeigen, die aber lachen und in einem unterschiedlichen Alter sind.

Der Anwalt rät
Achten Sie bei der Auswahl des Fotos auf die bereits dargestellten Standards zu Urheber- und Nutzungsrechten sowie zur Einwilligung abgebildeter Personen. Lichten Sie bei Fotos zudem nur sehr eingeschränkt Marken und Kennzeichen Dritter ab, insbesondere wenn diese prominent das Bild („Großer Porsche vor kleinem Stationsschild") prägen sollten; dies könnte unter Umständen als unzulässige Rufanlehnung oder -ausbeutung gewertet werden. Aber nicht jede fremde Marke, die „en passant" in einem Foto auftaucht, ist problematisch – hier kommt es auf die Art der Einbindung und die Wirkung auf Dritte an. Steht eine fremde Marke oder ein geschütztes Design prägend im Mittelpunkt des Fotos, so ist das natürlich anders zu bewerten, als wenn der Stationsarzt lediglich eine Behandlungssituation porträtieren will und in diesem Zusammenhang als Beiwerk auch fremde Kennzeichen oder Geräte abgebildet werden.

Reichweite erhöhen: Teilen

Ziel ist es, dass möglichst viele Personen von dieser Veranstaltung erfahren. Eine Möglichkeit ist, dass diese Veranstaltung nicht nur in dem Veranstaltungstab erscheint, sondern auch als Post in der Chronik. Dazu klicken Sie oben auf „Teilen" und fügen eine kurze Anmerkung ein, wie zum Beispiel: „Wir freuen uns auf Ihre Teilnahme" oder „Veranstaltungstipp". Zwar haben Sie nun in Ihrer Chronik zweimal den gleichen Hinweis zur Veranstaltung, aber beim „Teilen" können Sie noch einen Kommentar hinzufügen, quasi eine persönliche Mitteilung.

Jetzt klicken Sie unten auf „Veranstaltung teilen", fertig.

Tipp des PR-Beraters
Gehen Sie nicht über den Weg „Veröffentlichen", der Ihnen ebenfalls in dem Fenster angeboten wird. Denn dann erscheint in der Chronik nichts weiter zur Veranstaltung.

Gästeliste

Bei der Gästeliste wird jeder Teilnehmer, der sich über Facebook akkreditiert, auch öffentlich gezeigt, es ist also eine öffentliche Gästeliste. Hier entfernen Sie bitte das Häkchen bei „Gästeliste".

Sie werden eine größere Reichweite erreichen, wenn Sie dieses Häkchen stehen lassen. Aber unser Tipp: Entfernen Sie das Häkchen, da, je nach Veranstaltungsthema, schon ungewünschte Assoziationen entstehen können. Beispiel: Veranstaltung zum Thema „Darmkrebs". Ein Facebookuser interessiert sich für das Thema und akkreditiert sich über Facebook. Der Nachbar sieht es bei Facebook und denkt (natürlich): „Ach, der Nachbar hat Darmkrebs."

2.7.11 „Meilensteine" der Krankenhausgeschichte

Es gibt sie bestimmt, diese besonderen Ereignisse oder das besondere Datum eines Krankenhauses: die Eröffnung einer neuen Station oder eines neuen Forschungszentrums oder der „eine millionste Patient" oder oder oder. Meilensteine sind sicherlich individuell für jedes Krankenhaus. Wer sich für die Geschichte des Krankenhauses interessiert, der interessiert sich, wie bei einem Lebenslauf, auch für die herausragenden, besonderen Ereignisse. Diese besonderen Ereignisse der Krankenhausgeschichte können Sie bei Facebook als „Meilensteine" besonders hervorheben.

Dazu gehen Sie bitte in das Feld, in dem Sie posten, dort befindet sich oben rechts das Feld „Angebote, Veranstaltungen", dort klicken Sie, und es öffnet sich ein Fenster, in dem Sie „Meilensteine" lesen. Haben Sie allerdings weniger als 50 „Gefällt-mir"-Angaben, steht hier „Veranstaltungen, Meilensteine". Dort klicken Sie dies an, und es öffnet sich ein neues Fenster. Füllen Sie die Felder aus, wählen Sie unbedingt (!) ein Foto aus, das wirklich als Botschaft positiv diesen Meilenstein darstellt. Auf „Speichern" klicken, fertig.

Zwar können Sie eigentlich mehrere Fotos hier auswählen, aber belassen Sie es bei jedem Meilenstein bei einem Foto, dieses Foto sollte dann aber wirklich prägnant sein. Ein Meilenstein ist ein Meilenstein, also ein wirklich besonderes Ereignis.

Checkliste: Beispiele für Meilensteine

- Ein Namenswechsel (etwa bedingt durch die Fusion mit einem anderen Krankenhaus)
- Ein aufwändiger Anbau oder eine komplette Grundrenovierung
- Die Hinzunahme einer neuen Fachklinik (zum Beispiel Orthopädie)
- Eine besonders schwierig zu erhaltende Zertifizierung
- Der eine millionste Patient
- Sie sind das nachweisbar größte Krankenhaus in der Stadt geworden.
- Sie haben ab sofort einen Rettungshubschrauber? Meilenstein!

Wer eher Selbstverständliches als Meilensteine wählt, zum Beispiel die Einstellung eines neuen Oberarztes oder die neuen Stühle im Wartezimmer, zeigt damit auch sein „kleinkariertes" Denken, und das ist für ein Krankenhaus imageschädigend. Meilensteine können alle paar Jahre mal geschehen, aber sicher nicht mehrfach im Jahr.

Tipp des PR-Beraters

Meilensteine haben grundsätzlich etwas Positives. Der sehr namhafte Chefarzt, der über die Grenzen des Landes berühmt ist, geht in Rente? Das ist in Bezug auf das Krankenhaus tatsächlich ein Meilenstein, aber es ist etwas negatives, denn durch diese Veränderung verändert es sich erstmal zum Negativen. Meilensteine sollten immer positiv sein!

2.8 „Gefällt mir"

Dies ist der wohl populärste Teil von Facebook, auch als Daumensymbol bekannt. Jeder Post, ganz gleich, von wem, und ganz gleich, ob Profil oder Seite, besitzt für den Facebookbesucher die Möglichkeit, sich dazu zu äußern. Und zwar mit einem einfachen „Gefällt-mir"-Klick unter dem betreffenden Post. Es besteht dadurch eine gute Möglichkeit, zu sehen, wie gut oder weniger gut ein Post eigentlich wahrgenommen wird bzw. wie sehr dieser Post eigentlich ankommt. Wenn Sie viele „Gefällt-mir"-Angaben haben, dann „outen" sich genau diese Personen dazu, das, was Sie

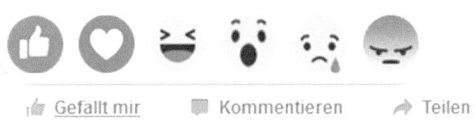

Abb. 2.10 Facebook-Reactions

geschrieben haben, gut zu finden, und stehen dazu, öffentlich, und zeigen es bekennend mit einem personalisierten „Gefällt mir".

Wo steht dieses „Gefällt mir"? Sie haben es bestimmt schon entdeckt: unter jedem Post, der geschrieben und veröffentlicht wurde.

Es sollte stets Ihr Ziel sein, auf jeden Post möglichst viele „Gefällt-mir"-Angaben zu erhalten. Denn wenn eine Person bei Ihnen einen Post mit „Gefällt mir" klickt, dann sehen dies alle „Freunde" dieser Person (also Personen, die mit dieser Person über Facebook verbunden sind). Ihre Reichweite erhöht sich also enorm mit jedem erhaltenen „Gefällt mir".

Facebook-Reactions

Eine bekannte Persönlichkeit ist gestorben, und das wird mit einem angemessenen guten Nachruf gewürdigt – und gepostet. Die Menschen lesen das bei Facebook, und möchten ihre Anteilnahme bekunden. Aber mit einem „Gefällt mir" ist es doch recht unpassend, wenn jemand gestorben ist. Deshalb führte Facebook mehrere sogenannte „Emotionen" ein (Abb. 2.10).

Checkliste der Emotions
- Like (Daumen hoch)
- Love (Herz)
- Haha (lachender Smiley)
- Wow (staunender Smiley)
- Sad (trauriger Smiley)
- Angry (wütender Smiley)

> **Tipp des PR-Beraters**
>
> Als Krankenhaus sollten Sie beim „Daumen" bleiben und, wenn Sie etwas anderes ausdrücken wollen, den Kommentar nutzen.

> **Der Anwalt rät**
>
> Achtung, bedenken Sie vor dem Klick des „Gefällt-mir"-Buttons: Hierdurch dokumentieren Sie, dass Sie sich mit einem fremden Inhalt identifizieren, ihn sich also quasi zu eigen machen. Posten Nutzer auf ihrer Facebookseite etwa Inhalte, die ärztliches Werberecht verletzen („Chefarzt Z. bietet 100 Prozent Erfolgsgarantie!"), dürfen Sie diese natürlich nicht „liken". Da aber zum Beispiel Äußerungen Dritter (Dank, Anerkennung und Empfehlungen) nach der HWG-Novelle nur noch dann verboten sind, wenn sie in missbräuchlicher, abstoßender oder irreführender Weise erfolgen, dürfen Sie in Ihrer Chronik entsprechende Posts von Patienten („Danke an Dr. Z., der mich fachlich kompetent behandelt hat!") im Regelfall dulden – und sogar den „Gefällt-mir"-Button drücken.

2.9 „Kommentieren"

Jemandem gefällt Ihr Post so gut, dass er etwas dazu schreiben will, also kommentieren will? Oder der Leser Ihres Posts hat eine Ergänzung dazu oder ihm gefällt etwas gar nicht an dem Post? Dann ist der Button „Kommentieren" ideal. Dazu klickt der Leser einfach bei dem betreffenden Post auf „Kommentieren" und schreibt dazu seine Anmerkungen. Nun kann jeder, auch Sie, diesen Kommentar wiederum auch mit „Gefällt mir" markieren, also „liken", oder auf diesen Kommentar wieder einen Kommentar abgeben. Es entsteht sozusagen ein digitales Gespräch.

Dass Personen einen Kommentar schreiben, ist erst einmal super, denn Sie haben es geschafft, dass Personen Ihren Post lesen und sich sogar die Mühe machen und Zeit nehmen, diesen zu kommentieren – und jeder liest es.

2.10 „Teilen"

Jemand findet Ihren Post so gut oder interessant oder auch unterhaltsam, dass er genau diesen Post seinen Freunden oder Fans präsentieren will. Dazu können Personen zum Beispiel diesen Post auf der eigenen

Chronik veröffentlichen oder auf der eines Freundes oder in einer Gruppe oder in einer privaten Nachricht versenden. Facebookseiten, zum Beispiel Arztpraxisseiten, können diesen Post ebenfalls „teilen" und auf deren eigener Chronik zeigen.

Stört Sie das, dass andere Facebookuser Ihren schönen Post einfach als eigenen verwenden oder versenden? Keine Sorge, das ist sehr gut, denn eine größere Bestätigung können Sie nicht bekommen, dass Ihr Post gut ist. Bedenken Sie, dass grundsätzlich jeder sieht, von wem der geteilte Post kam, nämlich von Ihnen, und schon stellen Sie sich wieder einem erweiterten Personenkreis vor.

> **Der Anwalt rät**
> Auch hier gilt: Prüfen Sie vor dem Teilen, ob Bedenken gegen den zu teilenden Inhalt bestehen. Ist das der Fall, sollten Sie sich diesen nicht durch Teilen zu eigen machen – oder nur mit einer entsprechenden Kommentierung, die Ihre Distanz hierzu dokumentiert („Neue Studie zur Behandlung von Bandscheibenvorfällen: Nicht unsere Auffassung, aber interessanter Diskussionsansatz von Professor Z.").

2.11 Was ist die Chronik?

Die Chronik ist denen, die Facebook schon kennen, auch als Timeline bekannt, so wird sie auch in der englischen Sprache benannt. Die Chronik ist quasi all das, was Sie auf Ihrer Facebookseite sehen, also das Titelbild, die Posts und Tabs.

2.12 Was sind gute Themen zum Posten?

Was erwartet ein Facebookuser von einem Post? Und was erwartet ein Facebookuser von einer Facebookseite eines Krankenhauses? Und was erwartet ein Facebookuser wohl von Ihrem Krankenhaus? Vergleichen Sie es mit einer regionalen Zeitung, was die bieten muss:
- regionale News (das sind Infos aus Ihrem Krankenhaus),
- Tipps und Service (das sind Gesundheitstipps),
- Unterhaltung (Kurioses, was Sie mitteilen möchten).

Bei allem, was Sie schreiben, also posten: Gerade die Gesundheitstipps müssen verständlich und nachvollziehbar sein für Ihre Facebookbesucher. Nur wer verstanden wird, kann Vertrauen aufbauen.

■ ■ Checkliste: Geeignete Themen für einen Post Ihres Krankenhauses
- Neue Mitarbeiter vorstellen (ab einer bestimmten Hierarchieebene)
- Sämtliche Mitarbeiter vorstellen (ab einer bestimmten Hierarchieebene)
- Prüfungen (natürlich nur, wenn bestanden!) und Fortbildungen von Ärzten und Auszubildenden (Abschlussprüfung)
- Jubiläen und Geburtstage von Mitarbeitern oder des Chefarztes oder des Krankenhauses
- Veranstaltungen wie Vorträge, Tage der offenen Tür, Gesundheits- und Thementage, Vernissagen, Auszeichnungen
- Vorstellung der angebotenen Leistungen
- Besondere Innovationen der Kliniken und Geräte
- Um- und Ausbau
- Neue Bilder/Kunstwerke in dem Krankenhaus oder auf dem Gelände
- Mediale Berichterstattung über Ihr Krankenhaus
- Aktuelles aus der Gesundheitsbranche, zum Beispiel saisonale Themen wie Grippeschutzimpfung und Heuschnupfen oder medizinische Skandale, die die Menschen gerade verunsichern und über die die Menschen gerade mehr wissen wollen
- Offene Stellen im Krankenhaus
- Mitarbeiter des Monats (das motiviert innerbetrieblich und die Kriterien können Sie frei auswählen – aber bevorzugen Sie nicht manche Personen zu sehr)
- Der 100. Fan, der 200. Fan, der 1.000. Fan usw. Ihrer Facebookseite

Ihr unmittelbarer Konkurrent steht in der Zeitung, und zwar als „Pfuscherklinik"? Auch wenn es unmoralisch ist, so darf Sie es innerlich zwar erfreuen, aber so sehr Sie diese Krankenhaus auch verachten mögen: Sie dürfen diese Artikel nicht posten. Ein ungeschriebenes Gesetz lautet: keine Eigen-PR auf Kosten anderer!

Aus rechtlicher Sicht wäre dies unter Umständen auch standes- und/oder wettbewerbswidrig.

2.13 Was darf und soll ein Krankenhaus „teilen"?

„Teilen" bedeutet nicht „Abgucken" oder „Abschreiben". Es ist auch kein evidenter Ausdruck oder Beweis dafür, dass Ihnen zum Posten nichts Gescheites einfällt. Vielmehr haben „Andere" einen interessanten Post, den Sie entdeckt haben und Ihren eigenen Facebookbesuchern auch mitteilen wollen. Ganz so problemlos ist es dennoch leider nicht. Denn wer „nur teilt" und kaum eigene Posts hat, der belegt tatsächlich, wie unkreativ, unmotiviert und langweilig er oder sie und das Krankenhaus sind.

Die empfohlene Quote liegt bei 10:90, maximal 20:80. 90% der Posts stammen also von Ihnen, 10% können Sie „teilen".

Doch was ist, wenn Sie ein Krankenhaus sind, und ein bundesweiter oder weltweiter Blutspendeskandal beschäftigt täglich die bundesweiten oder weltweiten Medien, weil verunreinigte Blutspenden verwendet wurden? Das beschäftigt natürlich nicht nur Sie, sondern auch Ihre Patienten. Unsicherheit verbreitet sich! In solchen Fällen wissen Sie um das Informationsbedürfnis der Patienten, und dann bietet Ihnen Facebook eine hervorragende Möglichkeit, kompetent und serviceorientiert zu informieren. Natürlich erwartet niemand, dass Sie alle Infos selbst wie ein Redakteur recherchieren, also „Teilen" Sie die aktuellen News der Facebookauftritte der Medien, und das regelmäßig und so lange, wie das Thema topaktuell ist. Und wie beschrieben, können Sie die geteilten Posts auch kurz kommentieren; Hashtags nicht vergessen!

■ ■ Checkliste: Bei wem kann ein Krankenhaus Beiträge „teilen"?
- Kooperierende Praxen/Krankenhäuser
- Überweisende Praxen und Kliniken (Zuweisermarketing!)
- Offizielle Medienportale, also Auftritte von seriösen Zeitungen, Zeitschriften oder Sendern
- Anerkannt seriöse Institutionen und Unternehmen wie Krankenkassen, Ärztekammer, Bundesregierung, Fachverbände

■ ■ Checkliste: Bei wem darf/soll ein Krankenhaus nicht „teilen"?
- Bei der Konkurrenz (noch deutlicher kann man die eigenen Patienten nicht auf die kompetente Konkurrenz aufmerksam machen)
- Parteien (es mag in den USA anders sein, aber in Deutschland wird viel in die politische Gesinnung hineininterpretiert, meist zum persönlichen Nachteil)
- Patienten (egal ob lustig, interessant oder informativ – wahren Sie die Distanz!)
- Pharmaunternehmen

■ ■ Checkliste: Was darf/soll ein Krankenhaus nicht teilen?
- Neue, interessante medizinische Verfahren und Methoden, die Ihre Konkurrenz schon anbietet, Sie aber nicht (das ist die beste Möglichkeit, viele gute Patienten direkt zur Konkurrenz zu schicken)
- Interna anderer Praxen oder Krankenhäuser (also nichts über deren Mitarbeiter oder dortige Patientenveranstaltungen oder neue Geräte oder gar Öffnungszeiten)
- Politische, anstößige oder zeitlich veraltete Themen

Jeder kann sehen, von wem Sie den Post „teilen". Sie haben also einen wirklich tollen Post entdeckt, der passt super auf Ihre Krankenhaus-Facebookseite, und den Post wollen Sie „teilen"? Vorsicht! Schauen Sie sich zuvor sehr genau an, wer eigentlich diese Facebookseite betreibt, von der Sie etwas „teilen" wollen. Der Post kann noch so gut sein, aber wenn er von den „Freunden gewaltbereiter Tierversuchsbefürworter" oder von der „Rohes-blutiges-Fleisch-ist-lecker-Innung" kommt, können Sie sich auf einen kleinen Shitstorm gefasst machen, denn diese Absender sind sichtbar für alle, die Ihre Seite geliked haben.

Der Anwalt rät
Achten Sie bitte immer darauf, dass Sie sich unter Umständen durch das „Liken" oder „Teilen" von fremden Information diese im Rechtssinne zu eigen machen. Hierzu liegt bereits eine Rechtsprechung einiger deutscher Gerichte vor. Wird ein Inhalt von Ihnen geteilt

oder identifizieren Sie sich mit diesem etwa durch Drücken des „Gefällt-mir"-Buttons oder die Kommentierung „Genau so ist es!", machen Sie sich den Inhalt ggf. zu eigen. In diesem Fall könnten Sie eventuell in Anspruch genommen werden, wenn durch den fremden, zu eigen gemachten Inhalt Rechte verletzt werden. Im schlimmsten Fall drohen Abmahnungen, Unterlassungserklärungen und möglicherweise Schadenersatzforderungen. Auch wenn für den weit überwiegenden Teil zu teilender oder zu „likender" Einträge ein diesbezügliches Risiko nicht besteht, seien Sie dennoch wachsam und nutzen Sie solche für Facebook typischen Kommunikationsmittel nicht impulsiv. Insbesondere das Klicken des „Gefällt-mir"-Buttons dokumentiert, dass Sie sich mit einem fremden Inhalt identifizieren. Dies wird im Einzelfall nicht in Ihrem Interesse liegen, insbesondere nicht im Hinblick auf Einträge, die gegen ärztliches Werberecht oder sonstige gesetzliche Bestimmungen verstoßen.

2.14 Was darf und soll ein Krankenhaus kommentieren?

Mit dem Kommentieren verhält es sich wie mit dem Teilen. Auch hier müssen Sie aufpassen, was und wo Sie kommentieren, denn kommentieren Sie auf einer fremden Seite einen „tollen" Post, dann sehen das natürlich all die, die bei Ihnen geliked haben, genau das in deren Neuigkeiten.

Vergessen Sie niemals, dass Sie nicht als Privatperson kommentieren, sondern stets „im Namen des Krankenhauses", also sozusagen auch für Ihre Mitarbeiter sprechen, denn die müssen (notfalls) Ihre Kommentare vor Patienten erklären oder rechtfertigen.

▪▪ **Checkliste: Worauf darf/soll ein Krankenhaus kommentieren**
- Auf fremde Kommentare auf Ihre eigenen Posts
- Auf fremde Kommentare, die auf Ihren eigenen vorherigen Kommentare basieren
- Auf einen von Ihnen geteilten Post, den Sie somit etwas „erklären" oder „bewerten"
- Auf einen Post auf einer anderen Facebookseite, sofern er stets positiv auf das Krankenhaus „färbt"

▪▪ **Checkliste: Was soll nicht kommentiert werden**
- Politische Aussagen
- Grundsätzlich stark polarisierende Posts, also Meinungen oder Aussagen

▪▪ **Wie kommentieren?**
Sind Sie ein sympathisches Krankenhaus mit sympathischen Ärzten? Dann beweisen Sie es auch, zum Beispiel mit sympathischen, netten Kommentaren. Und denken Sie nicht einmal daran, hier die Welt verbessern zu wollen, das gehört vielleicht auch für viele zu Facebook, aber gehört nicht zu Ihrer Krankenhaus-Facebookseite.

▪▪ **Checkliste: Wie kommentieren?**
- Duzen Sie nicht, sondern bleiben Sie beim „Sie".
- Maßregeln oder korrigieren Sie nicht, das macht Sie nicht sympathisch.
- Ergänzen Sie fachlich einen Post oder Kommentar, das schafft Kompetenz (aber um Himmelswillen nicht einen Post oder Kommentar eines Mitarbeiters oder kooperierenden Arztes, das wäre an Arroganz nicht zu überbieten).
- Bitte keine erschlagenden lange Abhandlungen, Sie schreiben hier keine Doktorarbeit.
- Ideale Länge ist ein Satz in einer Zeile, der besitzt zwar durch die Kürze nicht viel Aussagekraft, wird aber am ehesten wahrgenommen und gelesen.
- Maximal 200 Zeichen schreiben, sonst wird es einfach zu lang zum Lesen.
- Dass Ihre Rechtschreibung korrekt ist, muss wohl kaum erwähnt werden.
- Schreiben Sie nicht durchgängig in Großbuchstaben, das wirkt aggressiv und damit unsympathisch.
- Keine Ausrufezeichen (und schon gar nicht mehrere hintereinander!!!!!!)

Wie reagiere ich auf einen schlechten Kommentar?

Jemand schreibt auf Ihren Kommentar oder Post einen negativen Kommentar? Locker bleiben! Ist der Kommentar zum Thema geschrieben worden, also als Diskussionsbeitrag zu verstehen, dann freuen Sie sich, denn jetzt kommt Leben in die Bude. Genau das wollen Sie, dass Leute sich bei Ihnen „unterhalten". Sie müssen nicht jeden Kommentar kommentieren, aber wenn der negative Kommentar direkt Ihren Post oder Ihren Kommentar kritisiert, dann reagieren Sie, und zwar so, wie es von einem Arzt erwartet wird: sachlich, ruhig, natürlich-sympathisch und kommunikativ „weg" von Ihnen, „hin" zum Thema.

Beispiel

Sie posten: „Mit einer regelmäßigen Darmkrebs-Vorsorgeuntersuchung tun Sie sehr viel für Ihre Gesundheit."

Nun zu möglichen Kommentaren:

Variante 1: „Das kann ich nur bestätigen, ich habe es gemacht und es wurde tatsächlich etwas gefunden. Zum Glück im Frühstadium und nun ist alles wieder OK"

Möglicher Kommentar Ihrerseits: „Das freut uns sehr! Ihr Krankenhausteam."

Variante 2: „Das stimmt so nicht, denn meine Freundin war zur Untersuchung, und dennoch hat sie Darmkrebs bekommen!"

Möglicher Kommentar Ihrerseits: „Das tut uns leid. Auch eine regelmäßige Routineuntersuchung schützt leider nicht vor Krebs."

Variante 3: „Regelmäßige Voruntersuchungen sind reine Geldmacherei und bringen nachweislich nichts."

Möglicher Kommentar Ihrerseits: „Regelmäßige Kontrollen sind meist Kassenleistungen und eine aktuelle Statistik belegt, dass 94% der Darmkrebspatienten bei rechtzeitigem Erkennen erfolgreich behandelt werden können."

Variante 4: „Regelmäßige Untersuchungen bringen nur einem was, nämlich den Ärzten dicken Geldbeutel und fette Gewinne."

Möglicher Kommentar Ihrerseits: „Da müssen wir Ihnen widersprechen, denn regelmäßige Kontrollen bringen tatsächlich nur einem etwas, nämlich dem Patienten Sicherheit und Gesundheit."

Werden Sie nicht persönlich, so sehr Sie auch „auf die Palme gehen", denn Sie können in so einem Fall fest davon ausgehen, dass erstens die meisten (oder alle) anderen Facebookuser Ihre Meinung vertreten, und zweitens, dass sich wahrscheinlich jemand auf „Ihre Seite" mit einem „Gefällt mir" oder sogar einem Kommentar stellen wird.

Variante 5: „Regelmäßige Kontrolluntersuchungen sind perverse Erfindungen zum Geldmachen und sorgen nur dafür, dass Sie weiter Ihre Moneten an der Steuer vorbei auf Ihr illegales Schweizer Steuerkonto auftürmen."

Spätestens nun haben Sie mehrere Möglichkeiten:
- Sie verbergen den Kommentar, das bedeutet, dass derjenige zwar noch seinen Kommentar sieht und denkt, er wäre noch für alle sichtbar, aber tatsächlich ist er nur noch für Sie als Administrator und für den „aggressiven Besserwisser" sichtbar. Dazu fahren Sie mit der Maus auf genau diesen betreffenden Kommentar auf das kleine Kreuz oben rechts, und dort erscheint „Verbergen". Klicken Sie hier, und schon ist der Kommentar für alle unsichtbar, außer für einen: Derjenige, der den unangenehmen Kommentar schrieb, sieht ihn weiter.
- Sie löschen den ganzen Post, damit ist er für niemanden mehr sichtbar. Die Freude wird aber wahrscheinlich kurz sein, denn dieser „gewisse Besserwisser" wird vermutlich gleich einen neuen Post schreiben. Sie löschen den Post, indem Sie oben rechts im Post auf den Pfeil und dann auf „Löschen" klicken. Bedenken Sie, dass es sein kann, dass jemand diesen Post bereits geteilt hat.
- Sie melden diesen „Besserwisser" bei Facebook, wenn er Sie persönlich beleidigt oder auf Ihrem Facebookauftritt andere beleidigt.

Der Anwalt rät

Beleidigende oder sonstwie als beeinträchtigend empfundene Äußerungen Dritter sind zunächst daraufhin zu überprüfen, ob diese nur „störend" oder doch auch rechtswidrig sind. Rechtswidrig sind Einträge dann, wenn sie Ihre Rechte oder die Rechte Dritter widerrechtlich verletzen. In einem solchen Fall sollten entsprechende Einträge immer unverzüglich gelöscht werden. Sachgerecht wäre es auch, sofern die Identität des Äußernden bekannt ist, diesen abzumahnen und zur Abgabe einer sog. strafbewehrten Unterlassungserklärung aufzufordern. Nur so kann die Wiederholungsgefahr für abermalige Rechtsverletzungen beseitigt werden. Hierzu sollten Sie einen Rechtsanwalt konsultieren und nach Prüfung der Sach- und Rechtslage die erforderliche Korrespondenz führen lassen. Vergessen Sie aber nicht, entsprechende Einträge bzw. Nutzer auch unverzüglich Facebook zu melden, da rechtsverletzende Einträge Dritter auch nach den Facebook-Nutzungsbedingungen unzulässig sind. Diesen Nutzungsbedingungen haben ja alle Nutzer von Facebook bei der Registrierung zugestimmt. Daher ist auch Facebook aus eigenem Interesse zum Einschreiten berechtigt und verpflichtet. Melden Sie also rechtswidrige oder gegen die Spielregeln von Facebook verstoßende Inhalte und Nutzer unverzüglich bei Facebook und verlangen Sie, dass diese gelöscht werden.

■■ **Checkliste der fünf Kommentarkatastrophen (bitte niemals tun)**

1. Den „anderen" beschimpfen
2. Sich über die Kommentarfunktion heftig streiten (und alle lesen amüsiert oder schockiert mit)
3. Sich ohne Grund aus einer längeren Diskussion adhoc entfernen
4. Erst nach Tagen oder Wochen reagieren auf einen Kommentar
5. Jeden und alles kommentieren, am besten in „voller" Länge

2.15 Wann poste ich?

Natürlich ist es erst einmal wichtig, dass Sie posten. Dennoch ist es ganz und gar nicht unwichtig, wann Sie posten. Das liegt daran, dass Menschen, also die Facebookuser, bestimmte Zeiten bevorzugen, wann sie verstärkt bei Facebook hineinschauen. Und dann ist es natürlich von großem strategischen Vorteil, exakt dann in den Neuigkeiten mit einem Post oder Kommentar zu erscheinen. Die Studien sind bezüglich der Frage, wann der ideale Zeitpunkt ist, nicht ganz einheitlich, was auch zu erklären ist. So erleben die Facebookseiten von Technologieunternehmen am Wochenanfang die deutlich höchste Klickrate – vermutlich werden zum Wochenendbeginn im Büro alle Facebooknews und Meldungen wie ein Teil der Arbeit gesehen und gelesen. Im Verlagswesen ist der Sonntag der beste Facebooktag – vermutlich, weil Personen dieser Branche am Sonntag gemütlich Bücher lesen und sich auf der Coach diesem Thema entspannt „nähern". Jede Branche besitzt also unterschiedliche Hauptzeiten, also individuelle ideale Zeitpunkte für das Posten.

Durch die Zunahme der Smartphones, mit denen jederzeit und überall Facebook genutzt werden kann, wird es noch schwieriger, den idealen Zeitpunkt des Postens zu bestimmen.

Tipp des PR-Beraters

Auch wenn Studien den Mittwoch als besten Tag zum Posten und das Wochenende als besonders ungünstige Zeit zum Posten belegen: Veröffentlichen Sie auch am Wochenende Ihre Posts, denn die Reichweite bei Facebook ist definitiv am Wochenende die größte, weil dann die meisten Menschen Zeit haben. Die Studien unterscheiden nämlich leider nicht nach Themen oder, ob es Seiten oder Profile sind, und da Sie sich vornehmlich an private Personen richten, sollten Sie überlegen, wann die wohl die meiste Zeit haben für Facebook.

■■ **Checkliste, welche Zeiten sich am besten für das Posten eignen**

- Mittwoch 15 Uhr
- Täglich zwischen 13 und 16 Uhr
- Nicht vor 8 Uhr morgens und nicht nach 20 Uhr
- Posten Sie am Wochenende
- Posten Sie eher bei schlechtem als bei gutem Wetter

(http://blogtester.de/der-social-media-timer-wann-soll-ich-am-besten-posten/ – Januar 2014)

- **Speed**

Posten Sie einfach immer zwischen 13 und 16 Uhr sowie gegen 19 Uhr.

- **Perfekt**

Posten Sie genau dann, wenn Ihre Facebookfans am besten erreichbar, also bei Facebook aktiv sind. Das bekommen Sie leicht über die Statistik heraus.

2.16 Wie erreiche ich hohe Interaktion auf meine Posts?

Eine Facebookseite mit vielen schönen Posts, aber ohne jegliche Interaktion, also ohne „Gefällt mir" oder einen Kommentar, verfehlt ihr Ziel. Ziel ist es, viele Personen zu motivieren, nicht nur bei Ihnen „vorbeizuschauen", sondern dort „aktiv" zu sein, also eine Aktion zu zeigen. Man kann die Leute nicht dazu zwingen, aktiv zu werden, aber man kann mit Tricks die Interaktion erleichtern.

- **Checkliste: Erhöhung der Interaktion**
- Stellen Sie offene Fragen: Wie finden Sie diese neue Skulptur in unserem Krankenhausgarten? (Seien Sie sicher, es wird sehr viele negative und unqualifizierte Kommentare geben, ebenso viele analytisch-abgehobene Kommentare – und das tolle ist: je mehr darüber geschrieben wird, desto mehr Menschen werden auf Ihre Facebookseite aufmerksam.
- Was interessiert Sie aus dem Bereich der Medizin (oder Vorsorgeuntersuchungen oder Schmerztherapie oder Rückenschmerzen)? Welche Inhalte oder Themen wollen Sie gerne hier mehr lesen? Eine direkte Ansprache mit einer Frage fordert hier eher auf, sich angesprochen zu fühlen.
- Auf gestellte Fragen reagieren, und zwar mit einer angemessenen Antwort.
- Auf Kommentare reagieren (und wenn es ein einfacher Like ist).
- Innerhalb von 60 Minuten auf Fragen und Kommentare reagieren, denn dann ist der Verfasser auch noch gedanklich dabei.
- Überraschende und leicht (leicht!) provokante Studien posten, zum Beispiel eine medizinische Studie zum Thema „Dummheit" oder „Breite Schultern erhöhen die Flirtchancen" (seien Sie sicher, so etwas wird gelesen).
- Die Facebookinteraktion verdoppelt (42%) sich übrigens fast, wenn es draußen nass und grau ist – jahresunabhängig! Wenn es an einem Sommerwochenende regnet, dann steigt die Interaktion sogar um 90%! Es ist anzunehmen, dass dann vornehmlich über das Wetter gepostet wird. Also posten Sie etwas zum Wetter (mit medizinischem Charakter)! (Quelle: www.deutsche-startups.de 2014)
- Call to Action
- Tagging

2.16.1 Edge-rank

Um diesen Facebook-Algorithmus ranken sich viele Mythen. Facebook wählt quasi automatisch aus, welche News rechts zu sehen sind, denn dort ist nur eine kleine Auswahl an Neuigkeiten aufgelistet. Diese Auswahl richtet sich nach dem Edge-rank, zumindest teilweise. Haben Sie einen hohen Edge-rank, erscheinen Ihre Beiträge häufiger in den Neuigkeiten und sind somit häufiger zu sehen bei Ihren Fans und deren Freunden. Je häufiger Ihre Beiträge kommentiert und geteilt werden, desto höher ist auch Ihr Edge-rank.

2.16.2 Call to Action

„Call to Action" ist eine Handlungsaufforderung. Vorsicht: Damit ist nicht der „Call to Action erstellen"-Button gemeint! Mit Call to Action regen Sie Ihre „Fans" in einem Post an, eine Meinung abzugeben. Post-Beispiel: „Auf diesem Bild ist unser neues Krankenhauslogo zu sehen. Und? Gefällt es?" Fordern Sie Ihre Fans auf, eine bestimmte Aktion durchzuführen, oder stellen Sie am Ende des Posts einfach eine Frage. Nutzen Sie dabei Wörter wie „wo", „wann", „würde" oder „sollte". Diese sind weniger aufdringlich als „wer", „wie", „was", „warum" und erhöhen die Aktivität der Fans um 15%. Versuchen Sie, eine Konversation zwischen Ihnen und Ihren Fans sowie zwischen Ihren Fans untereinander zu erzeugen. Die Frage „Haben Sie etwas hinzuzufügen?" fordert zum Kommentieren auf. Auf Facebook gilt eine Marketingregel:

- „Gefällt-mir"-Angaben (Likes) sind Silber.
- Kommentare sind Gold.
- Teilungen (Shares) sind Platin.

2.17 Was schadet dem Image des Krankenhauses?

Ein unkorrekter Post kann Ihrem Image schaden oder sogar rechtliche Konsequenzen nach sich ziehen.

- **Badehose und Strand**

Waschbrettbauch hin oder her, im Krankenhaus behandeln die Chefärzte auch nicht in Badehose, mit freiem Oberkörper oder knappen Bikini, also bitte keine Strandbilder oder Fotos aus dem Fitnessclub.

- **Teurer Urlaub**

Ob aufregender Skiurlaub in Kanada, fantastisches Schnorcheln auf den Seychellen oder einzigartiges Eisangeln am Nordpol: Luxus schafft Neider, und es ist vorprogrammiert, dass es genau solche neidvollen Kommentare vielleicht nicht schriftlich, aber gedanklich gibt. Und wollen Sie sich tatsächlich noch für Ihren hart erarbeiteten Urlaub vor Patienten rechtfertigen?

- **Tierbilder**

Tatsächlich sind süße Tierbilder, am besten noch mit kitschigen Sprechblasen, so beliebt bei Facebook, dass es zahlreiche Internetseiten gibt, die ausschließlich diese Bilder anbieten. Sie sind ein seriöses Krankenhaus mit hohem hygienischen Standard, und da gehören keine Tierbilder hin. Das mag als Tierarzt sicher anders sein, da gehören diese Bilder sogar hin. Wenn allerdings eine Ihrer Mitarbeiterinnen regelmäßig Reitturniere gewinnt oder mal bei einem Reit- oder Angelturnier gut abschneidet und damit sogar eine lokale Größe ist, dann dürfen Sie das Bild dazu ruhig posten.

- **Exklusive Luxusgüter**

Der ärztliche Direktor und auch der Krankenhausdirektor fahren einen 500-PS-Wagen? Toll! Und am besten posten Sie den Kaufvertrag gleich mit.

Nichts ist so interessant wie Tratsch, und seien Sie sicher, darüber wird getratscht, und Tratsch ist selten positiv.

- **Privates**

Ein Chefarzt ist krank gewesen? Und wieder gesund? Glückwunsch, aber das geht Ihre Patienten rein gar nichts an, oder wollen Sie sich von denen behandeln lassen?

- **Extreme Hobbys**

Einer Ihrer Chefärzte fährt gerne High-Speed-Mountain-Rollerblades oder liebt den Zweikampf mit einem Killerhai? Glauben Sie, dass die Patienten beim Sehen dieser Posts der Meinung sind, einen Arzt zu haben, der die in der Medizin wichtigen Elemente wie Risiko und Verantwortung richtig abschätzt?

- **Politische Meinung**

Ob grün oder gelb oder rot oder blau, es geht niemanden etwas an, was die Mitarbeiter des Krankenhauses politisch denken, und dazu zählen auch Krisenherde in Fernost oder Finanzfragen in Südeuropa. Was Sie am Stammtisch erzählen, ist dann Ihre Sache, aber da kennen Sie auch den Personenkreis.

- **Religion**

Ein „Amen" oder „Gott sei mit Ihnen" oder Vergleichbares gehört nicht auf Ihre Facebookseite, da es Menschen gibt, die vielleicht ganz anders denken (und glauben) als Sie, und diese mögliche Diskussion gehört nicht zum Krankenhaus.

- **Erotik**

PR-Berater wissen es: Sex sells, deshalb befindet sich auf den meisten Männer- und Frauenmagazinen auf dem Titelblatt auch stets ein Erotikthema. Auch wenn es die „natürlichste Sache der Welt" ist, es gehört nicht auf Ihre Facebookseite, auch dann nicht, wenn Sie Abteilungen haben für Gynäkologie oder Urologie. Tatsächlich ist das Thema Erotik nicht ganz auszuklammern, denn es gibt durchaus Themen, die im richtigen Kontext angemessen, sogar angebracht sind. Eine Zeitungsstudie zum Thema „Welche weibliche Lippenform wirkt auf Männer am erotischsten?" können Sie durchaus posten, oder eine Studie über die verbrauchten Kalorien pro Zungenkuss.

2.18 Was verstößt gegen das Gesetz?

Nicht alles, was aus PR-Sicht möglich und wünschenswert ist, ist aus rechtlicher Sicht erlaubt. Im Umkehrschluss muss aber auch nicht alles, was rechtlich erlaubt ist, aus PR-Perspektive wirklich wünschenswert sein. Das Berufsrecht sowie die für Krankenhäuser einschlägigen rechtlichen Rahmenbedingungen sind stark liberalisiert worden. Das ist insoweit positiv, als das ärztliche Werberecht gelockert wurde und die werbliche Aktivität im Internet und in sozialen Netzwerken keinen grundsätzlichen Bedenken begegnet.

Aufgrund der Vielzahl der Möglichkeiten, für Behandlungen und andere ärztliche Tätigkeiten zu werben, ist es unmöglich, allgemein festzulegen, was tatsächlich verboten und was konkret erlaubt ist. Hier sollten entsprechende Werbemaßnahmen immer vorab von einem spezialisierten Rechtsanwalt geprüft werden.

Grundsätzlich sollten Sie jedoch nicht versäumen, an die folgenden Punkte zu denken:

- **Urheberrecht**

Prüfen Sie, ob Ihnen der Urheber oder andere Rechteinhaber die zur Nutzung der Inhalte erforderlichen Rechte eingeräumt haben. Haben Sie keine Rechte an dem Material, ist die Nutzung im Regelfall rechtswidrig.

- **Persönlichkeits-, Datenschutz- und Bildnisrecht**

Prüfen Sie, ob auf von Ihnen eingestellten Inhalten erkennbare Personen ihre Einwilligung zur Ablichtung oder Namensnennung erteilt haben und diese auch dokumentiert ist. Haben Sie keine Einwilligung, ist die Nutzung im Regelfall rechtswidrig.

- **Verkauf von Produkten**

Beachten Sie die standesrechtlichen Beschränkungen der Berufsordnung, wonach Ärzten eine gewerbliche Tätigkeit neben ihrer ärztlichen Tätigkeit nicht erlaubt ist. Verstoßen Sie dagegen, handeln Sie rechtswidrig.

- **Jugendschutz**

Beachten Sie die Vorgaben an den Jugendschutz und verwenden Sie keine Fotos, die jugendgefährdenden Inhalt haben. Das gilt insbesondere für Bilder aus dem Intimbereich oder schockierende Fotos von Unfällen oder Operationen.

- **Regelung zur beruflichen Kommunikation**

Verstoßen Sie gegen Ihre Verpflichtung sachgerechter und angemessener Information? Ist Ihre Werbung irreführend, anpreisend oder vergleichend? Dann handeln Sie ggf. rechtswidrig. Vermeiden Sie reißerische Ausführungen oder eine reklamehafte Wiedergabe von Inhalten.

- **Vorgaben des HWG**

Trotz der Liberalisierung des HWG und des Wegfalls diverser Werbebeschränkungen: Verstoßen Ihre Inhalte gegen das Irreführungsverbot des HWG, weil etwa Behandlungen oder Gegenständen eine therapeutische Wirkung beigemessen werden, die sie nicht haben? Wird fälschlicherweise der Eindruck erweckt, der Erfolg einer Behandlung könnte mit Sicherheit erwartet werden? Werden unwahre oder zur Täuschung geeignete Angaben über Behandlungen gemacht? Das alles ist nach wie vor unzulässig. Auch sind werbliche Darstellungen zu unterlassen, wenn sie in missbräuchlicher, abstoßender oder irreführender Weise erfolgen. Vermeiden Sie Rabatt- und Gutscheinaktionen und auch die Werbung mit Selbstverständlichkeiten sowie Schleichwerbung.

2.19 Shitstorm

Die wörtliche Übersetzung lassen wir mal weg. Es ist so zu erklären: Irgendjemand macht etwas, was unklug oder gemein ist oder einfach nur negativ aufgenommen wird, und das „Social Web" reagiert darauf empört. Gibt es bei uns nicht? Oh doch! Ein bekanntes Beispiel:

Zalando ist sicherlich vielen als angesagtes und erfolgreiches Modeversandgeschäft bekannt, nicht nur wegen der einprägsamen Werbung. Als 2014 eine RTL-Redakteurin undercover in einem Zalandolager arbeitete und später über – so ihre Darstellung – massive Missstände bei den Arbeitsbedingungen berichtete, erlebte Zalando wie aus dem Nichts einen wahren Shitstorm, bei dem viele Personen im Social Web, natürlich auch auf der Facebookseite von Zalando, erzürnt ihren Unmut verdeutlichen, und zunehmend den Begriff „Sklavando" verwendeten.

Pressemeldungen und Gegendarstellungen mit internen Statistiken der hohen Mitarbeiterzufriedenheit konnten den Imageverlust nicht mehr verhindern. Die Folge war, wie üblich bei einem großen Shitstorm, eine schlagartige, massenhafte und oft unsachliche, sehr emotionale Diskussion, die sogar dazu führte, dass zahlreiche Facebookuser offen zum Boykott des Unternehmens aufriefen.

Natürlich sollen Sie erst gar nicht in so eine Ausnahmesituation hineingeraten, aber was tun, wenn es doch passiert, weil in den Medien beispielsweise bekannt wird, dass es einen üblen Ärztepfusch bei Ihnen gab?

■ ■ **Checkliste: Verhalten bei Shitstorm**
— Zeitnah reagieren
— Kommunizieren! Nicht nur beobachten, sondern erlangen Sie die Hoheit über die Kommunikation zurück
— Immer (!) ruhig, sachlich und freundlich kommunizieren
— Bedauern ausdrücken (auch, wenn Sie anderer Meinung sind, aber es verdeutlicht Ihre Wertschätzung)
— Ehrlich sein! Fehler zugeben (Anwalt vorher fragen!), Kritik annehmen, Verantwortung annehmen
— Zuhören! Was haben User zu sagen? Sind die Vorwürfe eventuell begründet?
— Humor entwaffnet, aber übertreiben Sie es nicht
— Auf keinen Fall die Facebookseite sperren, denn das kann nur als Ignoranz oder absolute Hilflosigkeit gesehen werden
— Und wenn Sie nicht weiter wissen: professionelle Hilfe holen (Agenturen/Kanzleien)

2.20 Wie erhöhe ich meine „Gefällt-mir"-Angaben (Fanzahl)?

Die Höhe der „Gefällt-mir"-Angaben wird unter Fachleuten als deutlich überbewertet betrachtet, da schon der Kauf von „Fans" hier Falsches suggeriert. Entscheidend ist die Interaktion, also dass Personen Ihre Posts lesen und mit „Gefällt mir" markieren oder kommentieren oder gar teilen. Dennoch blicken die meisten sofort auf die (oft erstaunlich hohen) Fanzahlen.

■ ■ **Checkliste: Mögliche Maßnahmen zur Erhöhung der Fanzahl**
— Facebook-Werbeanzeigen schalten
— In den E-Mail-Signaturen des Krankenhauses auf den Facebookauftritt hinweisen
— Auf Ihren Flyer auf Ihren Facebookauftritt hinweisen
— Auf Ihr Briefpapier gehört die Facebookadresse genauso wie Ihre Telefonnummer!
— Auf Ihrer Internetseite deutlich mit einem Link auf Ihren Facebookauftritt hinweisen
— Postkarten/Flyer/Kärtchen auslegen, auf denen auf Ihre Facebookseite hingewiesen wird
— Ankündigung und Hinweis in Ihrem Krankenhausnewsletter/Ihrer Krankenhauszeitung
— Facebookadresse nennen in den Xing-/LinkedIn-Profilen der Chefärzte
— Einladen von Personen über Ihr Profil (über Ihr Facebookprofil können Sie direkt Personen zu Ihrer Facebookseite einladen – und meistens tun diese dies auch mit einem „Gefällt mir")
— Kauf von Fans (Stopp: Tun Sie es nicht, auch wenn dies sehr populär und erstaunlich günstig ist; jeder erfahrene Facebooker erkennt dies innerhalb von Sekunden, und Ihr Ruf als seriöser Arzt ist in wenigen Sekunden schwer belastet – und wehe, es folgt ein Shitstorm! Außerdem ist das rechtlich irreführend und damit wettbewerbswidrig.)
— Auch im Urlaub wird gepostet (Post automatisch terminieren; im Urlaub sich an einem PC einloggen und posten; oder die Facebook-Pflege delegieren)

2.21 Werbeanzeigen

Mit Facebook-Werbeanzeigen ist es wie mit jeder Werbung: Ob es etwas bringt, wissen Sie erst danach. Allerdings sind die Werbekosten bei Facebook sehr überschaubar, und eine Anzeige ist erstaunlich präzise auf die Zielgruppe auszurichten. Aber für was zahlen Sie bei einer Facebookanzeige? Es werden bei einer Anzeige nicht nur Likes in Rechnung gestellt, sondern auch normale Klicks und wie üblich das einfache Platzieren der Werbung. Jedesmal, wenn jemand Ihre geschaltete Werbung sieht, entstehen Ihnen Kosten. Es ist also ein Märchen, dass man bei

Facebook lediglich für einen Klick auf die Anzeige oder sogar nur für einen gewonnenen Fan zahlt; hat man also Pech, gewinnt man keinen einzigen Like oder Fan durch eine Anzeige. Wenn man es allerdings professionell macht, sind die Erfolge überdurchschnittlich hoch. Diese Werbeanzeigen stehen stets auf der rechten Seite.

Folgende Werbemöglichkeiten stehen zur Verfügung:
- Bewirb deine Beiträge
- Hebe deine Seite hervor
- Leite Menschen auf deine Website
- Steigere Conversions auf deiner Website
- Erhalte mehr Installationen deiner App
- Erhöhe die Interaktion in deiner App
- Erreiche Menschen in der Nähe deines Unternehmens
- Sorge für mehr Teilnehmer bei deiner Veranstaltung
- Bringe Menschen dazu, dein Angebot in Anspruch zu nehmen
- Erhalte Videoaufrufe
- Leads für dein Unternehmen sammeln

2.21.1 Ablauf der Facebook-Werbung

Hier müssen Sie Facebook nun wieder als Profil nutzen. Die Werbeanzeigen sind kostenpflichtig und können nur von einer Person (Profil) geschaltet werden, welche in ihren „Einstellungen" eine Bankverbindung angegeben hat.

Dazu gehen Sie zunächst oben rechts auf das kleine Dreieck und klicken auf „Einstellungen. Sie gelangen nun zu Ihren allgemeinen Kontoeinstellungen.

Links im Menü sehen Sie unter anderem „Zahlungen". Dort klicken Sie nun bitte und wählen im nächsten Schritt „Zahlungsmethoden" aus. Über „Verwalten" können Sie nun die Daten Ihrer Kreditkarten angeben.

Erledigt? Dann wechseln Sie wieder auf die Startseite und wählen im Menü links „Werbeanzeige erstellen" aus.

▪▪ Art der Ergebnisse
Es öffnet sich ein neues Fenster, versehen mit der Frage: „Wähle das Ziel für deine Kampagne aus".

Wir empfehlen prinzipiell „Hebe Deine Seite hervor". Dies bedeutet, dass Sie eine Anzeige mit dem Inhalt Ihrer Facebookseite erstellen. Facebookuser werden also auf Ihre Seite und nicht „nur" auf einen bestimmten Beitrag (= Post) aufmerksam. Damit erhalten Sie im besten Fall viele „Gefällt-mir"-Angaben für Ihre Seite. Gerade für die erste Anzeige, wenn die Facebookseite noch nicht so viele Likes besitzt, ist dies zu empfehlen, denn dann wird die ganze Facebookseite beworben, und nicht einzelne Posts. Einzelne Post zu bewerben, empfiehlt sich zum Beispiel, wenn es eine besondere, originelle Aktion gibt, die gut ankam, also viele Likes und Kommentare hervorgerufen hat – dann wissen Sie, den Nerv getroffen zu haben und „legen so noch etwas nach".

Nachdem Sie das Ziel Ihrer Kampagne ausgewählt haben, müssen Sie auswählen, für welche Facebookseite Sie die Anzeige schalten. Da Sie aktuell nur eine Seite haben, wird Ihnen auch nur diese Seite zur Auswahl gestellt. Klicken Sie hier auf „Weiter".

▪▪ Zielgruppe
Als erstes entscheiden Sie, wer Ihre Anzeige sehen soll
- Ort: Leben Sie in einer Großstadt wie Berlin? Dann beschränken Sie die Ortangabe auf „Berlin". Wenn Sie jedoch in einer kleinere Stadt Leben, dann kann es Sinn machen, zusätzlich Orte in Ihrer Umgebung anzusprechen. Überlegen Sie immer, wer zu Ihnen in das Krankenhaus kommen soll.
- Alter & Geschlecht: Für wen sind Ihre Behandlungen geeignet? Gibt es eine Altersbeschränkung?
- Sprache: Beschränken Sie sich hier auf Deutsch
- Interessen: Das sollten Sie frei lassen, denn nicht jeder potenzielle Patient von Ihnen hat diesen Bereich in seinem Profil ausgefüllt und darauf bezieht sich die Angabe
- Verbindungen: Hier wählen Sie „Nur Personen, die nicht mit Krankenhaus Beispiel verbunden sind"

Nun fragt Facebook Sie, wie viel Sie investieren, also ausgeben wollen.

▪▪ Budget
Jetzt haben Sie zwei Möglichkeiten: Entweder geben Sie einen überschaubaren Betrag an, der maximal

pro Tag investiert wird. Ist der tägliche Betrag aufgebraucht, verschwindet für den Tag die Anzeige. Ist der Betrag nicht aufgebraucht, verfällt er nicht, sondern bleibt gutgeschrieben. Wir empfehlen Ihnen pro Tag 4,00 Euro. Oder Sie können auch einen Maximalwert angeben, also z. B. 50,– €, und die Anzeige läuft so lange, bis der Wert aufgebraucht ist. In beiden Fällen können Sie auch die Zeit der Anzeige bestimmen, was dann Sinn macht, wenn es um eine befristete Aktion oder eine Veranstaltung geht.

Bilder für die Werbeanzeige

„Nutze bis zu 6 verschiedene Bilder, um ohne zusätzliche Kosten weitere Werbeanzeigen für deine Kampagne zu erstellen". Empfohlene Bildgröße: 1200 × 400 pixel
- Bilder hochladen von Ihrer Festplatte oder Ihrem USB-Stick oder
- Bibliothek durchsuchen (enthält alle Werbeanzeigenbilder und Fotos der Seite) oder
- Bilder suchen: professionelle Bilder von Shutterstock (Bilddatenbank).

> **Tipp des PR-Beraters**
>
> Nutzen Sie verschiedene Fotos für Ihre Anzeige, und sehen Sie später in dem Werbeanzeigenmanager, welche Fotos am erfolgreichsten waren, also welche Fotos für die meisten Likes sorgten.

Text & Links

Nun bitte einen aussagekräftigen Titel der Anzeige mit maximal 25 Zeichen verfassen: In unserem Fall ist es das „Krankenhaus Beispiel". Nun einen aussagekräftigen Text der Anzeige mit maximal 90 Zeichen verfassen. In unserem Fall lautet dieser: „Krankenhaus Beispiel – Für die ganze Familie in Berlin" Bei „Gesponserte Meldungen" bitte einen Haken setzen.
 Zuletzt klicken Sie auf „Bestellung aufgeben". Fertig.
 Es ist zu empfehlen, verschiedene Werbetexte und Arten parallel auszuprobieren und anschließend die einzelnen Leistungsberichte regelmäßig zu prüfen, um zu sehen, was am besten „ankam".

2.21.2 Statistik im Werbeanzeigenmanager

Der Erfolg der Werbung lässt sich gut sichtbar in einer Statistik nachvollziehen, denn es wird gezeigt, wie oft die Werbung bei irgendwelchen Nutzern in der Chronik gezeigt, wie oft auf die Werbung geklickt und wie oft die Seite geliked wurde.

2.22 Targeting

Sie können je nach Ziel und Ausrichtung, und mit etwas Zeit, erstaunlich exakt Ihre Zielgruppe ganz gezielt herausfiltern. In der Fachsprache heißt dies „Targeting", vom englischen Begriff „target" (Ziel). Sie können dann also Standort, Alter, Geschlecht, Ausbildung und Interessen bei der Eingrenzung nutzen.
 Erstellen Sie mehrere Anzeigen, aber die sehr zielgenau, denn eine zielgruppenspezifische Ansprache wie hier bei Facebook ist in dieser Qualität sonst kaum möglich.

> **Der Anwalt rät**
>
> Die kundenspezifische und adressatenbezogene Ansprache, die über soziale Medien möglich wird, ist ein großer Vorteil für Werbetreibende. Hierbei sind naturgemäß personenbezogene Daten im Spiel, die nach dem BDSG geschützt sind. Eine Verwendung darf grundsätzlich nur mit Einwilligung des Betroffenen oder auf der Grundlage einer gesetzlichen Ermächtigungsgrundlage erfolgen. Viele der Targeting-Geschäftsmodelle stehen derzeit im Fokus der Datenschützer. Sie werden selbst kaum beeinflussen können, wie Facebook mit personenbezogenen Daten verfährt bzw. ob dies kompatibel mit deutschem Recht ist. Das ist sicherlich misslich, und es wird noch etwas dauern, bis hier echte Rechtssicherheit besteht. Achten Sie aber in jedem Fall darauf, dass Sie bei dem Einsatz entsprechender Tools, zum Beispiel auf Ihrer Website, in der Datenschutzerklärung eindeutig darüber aufklären, dass Sie dies tun. Je mehr Information und Transparenz, desto besser.

2.23 Wie pflege ich meine Facebookseite?

- **Speed (40 Minuten wöchentlich)**
  - Zweimal täglich in Facebook reinschauen (morgens und nachmittags)
  - Grundsätzlich auf alle Fragen antworten
  - 2-mal pro Woche posten (Dienstag und Freitag/Samstag)
  - Mindestens jeder zweite Post besitzt ein Foto

- **Perfekt (20 Minuten täglich)**
  - Jede Stunde einmal Facebook checken
  - Jeden Tag einen Post
  - Statistik nutzen zur Optimierung
  - Anzeigen schalten
  - Sofort auf Kommentare oder Fragen reagieren
  - Titelbild 1- bis 2-mal im Monat ändern
  - „Meilensteine" nutzen
  - Einmal täglich Posts auf anderen Seiten oder Profilen liken oder kommentieren oder gegebenenfalls teilen.

2.24 Statistik

Die Statistik von Facebook ist sehr aussagefähig, und mit etwas Know-how ist es möglich, sehr genau zu erkennen, welche Themen bei welchen Zielgruppen mit welchem Alter aus welchen Orten zu welchen Zeiten gut ankamen, oder eben nicht gut ankamen. Es wäre möglich, ein kleines Buch darüber zu schreiben, was alles aus diesen Statistikdaten zu lesen, zu interpretieren und zu empfehlen ist. In diesem Buch konzentrieren wir uns auf die gut handhabbaren Aspekte.

Falls Sie nun „verzweifelt" nach der Statistik suchen: Die stellt Ihnen Facebook erst zur Verfügung, wenn Sie mindestens 30 Fans, also „Gefällt-mir"-Angaben, haben.

Nun rufen Sie Ihre Facebookseite (nicht Profil!) bitte auf, dann sehen Sie oben den Administrationsbereich und den Button „Statistiken anzeigen".

Klicken Sie auf den Button, und es öffnet sich das Statistikfenster:

- - **Übersicht**
- **Reichweite**

Hier finden Sie zwei Angaben:

- Erreichte Nutzer: Dies ist die Anzahl an Personen, die die Aktivitäten auf Ihrer Seite gesehen haben, also Ihre Beiträge, Beiträge anderer Nutzer, Werbeanzeigen für „Gefällt-mir"-Angaben oder Erwähnungen. Da es Personen gibt, die zwar mal „reinschauen" bei Ihnen, aber nicht gleich irgendwo „Gefällt mir" klicken, ist diese Zahl meistens deutlich höher als Ihre Fanzahl.
- Interaktionen mit dem Beitrag: Diese Zahl ist schon interessanter, denn dies ist die Anzahl der Personen, die mit Ihren Beiträgen auch aktiv wurden, also irgendetwas taten, zum Beispiel Liken.

- **„Gefällt-mir"-Angaben für die Seite**

Hier sehen Sie die Anzahl der gesamten Fanzahl auf der Seite sowie die hinzugewonnen Fans in der aktuellen und der vorherigen Woche.

- **Seitenaktivitäten**

Wie viele Personen haben zum Beispiel auf Ihr Kontaktformular geklickt?

- **Deine fünf aktuellsten Beiträge**

Hier sehen Sie die Statistik zu Ihren fünf aktuellsten Beiträgen: Dies ist eine der wichtigsten Informationen für Sie, denn hier wissen Sie nun genau, welche Beiträge gut ankamen. Eine komplette Übersicht erhalten Sie mit einem Klick auf „Alle Beiträge anzeigen".

- **Seiten im Auge behalten**

Sie haben ein Vorbild, also ein Krankenhaus, das in Ihren Augen besonders aktiv bei Facebook agiert? Oder es gibt einen Konkurrenten, den Sie „im Auge behalten wollen"? Dann wählen Sie hier die entsprechende Facebookseite aus, und Sie haben somit schnell ein Monitoring, also einen Überblick, was die Konkurrenz macht.

Eine Einsicht des ganzen aktuellen Monats in die Statistik Ihrer Seite erhalten Sie, wenn Sie oben in der Leiste neben „Übersicht" die weiteren Reiter anklicken:

- **„Gefällt-mir"-Angaben**

Hier sehen Sie die hinzugekommenen und weggefallen „Gefällt-mir"-Angaben für Ihre Seite im aktuellen Monat und können sich jeden einzelnen Tag anschauen. Wenn also in kurzer Zeit besonders viele Fans hinzukamen oder wegfielen, dann lohnt es sich, hier zu schauen, ob sich das auf einen Tag konzentriert – und an dem Tag muss etwas geschehen sein, vielleicht ein Medienbeitrag über Sie, und Sie haben es nicht gewusst?

Facebook unterscheidet hier zwischen „organisch" und „bezahlt". Das bedeutet: Gelangen Fans durch eine Werbeanzeige auf Ihre Seite und liken diese (bezahlt), oder geschieht dies auf anderem Weg, also zufällig oder durch die Suchfunktion (organisch)?

- **Reichweite**

Hier können Sie sehen, an welchem Tag es die meisten Likes und Kommentare gab und Inhalte geteilt wurden, sprich: wie erfolgreich Ihre Post waren. Außerdem sehen Sie verborgene oder als Spam gemeldete Beiträge.

- **Besuche**

Die Funktion zeigt Ihnen unter anderem, an welchem Tag die meisten und wenigsten Besucher auf Ihrer Seite waren und was genau Ihre Fans und Besucher sich auf der Seite angeschaut haben, sprich: welche Reiter angeklickt wurden. Außerdem sehen Sie, „woher" Ihre User kamen, zum Beispiel durch Treffer bei Google oder durch Weiterleitung von Ihrer Website.

- **Beiträge**

Hier können Sie sehen, an welchem Tag und zu welcher Uhrzeit Ihre Fans online sind und wann Sie diese am besten erreichen können. Unten sehen Sie erneut die Auswertung Ihrer einzelnen Beiträge. Dies ist eine hochinteressante Auswertung, denn hier zeigt sich, wann Ihre Fans eigentlich Ihre Beiträge lesen. Sie sollten dieses Userverhalten einfließen lassen in Ihre Strategie, denn wenn Ihre Fans morgens um 8 Uhr am häufigsten bei Ihnen Beiträge lesen, dann sollte auch um diese Uhrzeit von Ihnen regelmäßig gepostet werden. Sehen Sie, dass am Dienstag und Freitag am meisten gelesen wird, dann ist klar, das dies „Ihre" Favoritentage sind.

- **Personen**

Facebook zeigt Ihnen hier, wer Ihre „Fans" und Besucher eigentlich sind, woher diese kommen, wie alt sie sind und in welcher Sprache sie Facebook benutzen. Zunächst werden die Top 10 angezeigt. Mit Klick auf „Mehr anzeigen" können sie die Angaben Ihrer kompletten Fans und Nutzer sehen. Auch diese Statistik ist sehr spannend und meist auch sehr überraschend. Überraschend ist es, wenn Sie sehen, aus welchen Ländern Ihre Fans stammen.

- **In der Nähe**

Hier wird angezeigt, ob Ihre Fans eher weiblich oder männlich sind und wie das Verhältnis generell auf Facebook ist. Sind Sie eine Klinik für Gynäkologie, dann ist zu erwarten, dass Ihre Fans wohl eher weiblich sind; genau entgegengesetzt wäre es, wenn Sie Urologe sind. Aber was ist, wenn Sie ein Krankenhaus sind und nicht oder kaum beim Geschlecht unterscheiden? Dann ist es sehr interessant, ob Ihre Zielgruppe eher männlich oder eher weiblich ist, da Sie entsprechend Ihrer gewünschten Zielgruppe auch die Themen auswählen. Wenn Sie also vornehmlich weibliche Fans haben, müssen Sie entscheiden, ob sie diese Gruppe mit weiteren femininen Themen ausbauen oder ob Sie verstärkt männliche Themen setzen, um die männliche Zielgruppe eher anzusprechen. Ist Ihre Zielgruppe „zu jung"? Dann verändern Sie Ihre Themen! All das können Sie hier einsehen.

- - **Checkliste: Wann ist eine Facebookseite eigentlich erfolgreich?**

Diese Frage wird permanent von Experten diskutiert, denn es gibt mehrere Indikatoren:
– Hohe Fanzahl („Gefällt-mir"-Angaben"): Alle schauen zuerst auf diese Zahl, dabei sagt diese Zahl nicht wirklich etwas aus. Was nützt Ihnen eine Facebookseite mit vielen Fans, wenn keiner dieser Fans Ihre Posts liest? Diese Zahl ist psychologisch und unter „Anfängern" wohl von Bedeutung, sagt aber nicht viel aus.
– Viele „organische" Likes: Perfekt ist es, wenn Sie sämtliche Likes ohne eine einzige Anzeige bekommen, aber es ist wahrlich keine Schande, mit Werbung etwas nachzuhelfen.
– Viele Fans im Ausland: Das ist bestimmt gut für das Ego eines Krankenhauses im Ländlichen, aber meinen Sie wirklich, dass Sie dort Patienten bekommen? Es sagt nichts Relevantes über oder für Sie aus.

- Hohe Reichweite: An dieser Zahl können Sie tatsächlich ablesen, ob Ihr Facebookauftritt „ankommt" oder nicht. Je höher diese Zahl ist, am besten stetig steigend, desto besser.
- Hohe Anzahl an „Gefällt-mir"-Angaben, Kommentaren, Teilungen: Keine Frage, das ist Ihr Ziel, je mehr hier passiert, desto besser.
- Viele Posts: Die Quantität sagt nahezu nichts aus, sondern die Qualität zählt. Posts ohne ein „Gefällt mir" sind schlecht! Lieber wenige, aber die sind gut und erfolgreich.
- Anrufe in dem Krankenhaus: Es ist ein einfaches Messinstrument. Melden sich Personen verstärkt wegen Nachrichten auf Facebook, dann haben Sie alles richtig gemacht.

2.25 Redaktionsplan

Agenturen und Pressestellen arbeiten mit einem Redaktionsplan; das zieht zahlreiche Vorteile mit sich. Perfekt wäre es, wenn Sie sich nicht mehrfach die Woche darüber Gedanken machen müssen, welches Thema Sie nun posten, sondern einfach in eine kalendarische Tabelle schauen, und dort sehen Sie die nächsten Themen zum Posten. Das geht, denn es gibt Themen, die Sie schon Monate oder Jahre im Voraus festlegen können.

■■ **Checkliste: Themen für den Redaktionsplan**
- Geburtstag der leitenden Mitarbeiter
- Jubiläen von „hohen" Mitarbeiter
- Tage der Gesundheit (zum Beispiel Tag des Rückens, Tag der Vorsorge)
- Silvester, Weihnachten, Neujahr
- Ideale Zeiten für die jährlichen Vorsorgeuntersuchungen (Jahresbeginn)
- Große medizinische Kongresse, an denen Sie teilnehmen
- Eigene, regelmäßige Patientenveranstaltungen
- Olympia, Fußball-WM, Formel-1-Start, Oscar-Verleihung

2.26 Delegieren

Genauso wie die Abrechnungen, Terminvergaben oder das Ausstellen von Überweisungen delegiert werden, und vermutlich auch die Pflege der Internetseite, kann man auch die Pflege der Facebookseite delegieren.

■■ **Checkliste: Facebook delegieren**
- Benennen Sie offiziell, vor dem ganzen Team und am besten noch schriftlich, diese ausgewählte Person zum Facebookmanager oder zur Facebookverantwortlichen (das hebt die Motivation und unterstreicht die Bedeutung)
- Wählen Sie nur eine Person aus
- Legen Sie Themen und Wording fest (Duzen? Locker oder seriös?)
- Bestimmen Sie, welche Aufgaben (zum Beispiel Anzeigenschaltung) selbstständig oder nur nach Rücksprache mit Ihnen durchgeführt werden dürfen
- Gehen Sie auf „Seite bearbeiten – Seiteninfo – Administrationsaufgaben" und verteilen Sie die Admin-Rechte
- Wichtig: Die Person, die als Admin eingesetzt wird, benötigt bei Facebook ein Profil
- Position zuteilen: Administrator (alle Rechte), Moderator, Analyst (kann lediglich Statistiken aufrufen)
- Führen Sie einmal im Monat ein Facebookmeeting ein, eine Dauer von 30 Minuten reicht, mit dem betreffenden Facebook-Mitarbeiter die möglichen Themen zu finden.
- Führen Sie mit den Chefärzten ein regelmäßiges Facebookthemenmeeting durch, denn aus deren Kliniken kommen die vielen Posts.
- Legen Sie einen Facebook-Redaktionsplan an
- Lassen Sie sich regelmäßig (einmal die Woche) einen kurzen Status quo geben, damit Sie im Bilde sind.
- Lassen Sie sich die Posts vor dem Veröffentlichen am Anfang kurz ausgedruckt zeigen, das sorgt für Kontrolle und Qualität, und zunehmend können Sie darauf verzichten,
- Sie denken, es sei unseriös, den Facebookauftritt nicht selbst zu pflegen? Meinen Sie denn, dass Bundeskanzlerin Angela Merkel genug Zeit hat, ihre Facebookseite selbst zu pflegen, inkl. Posts und Kommentaren? Oder delegiert sie das zum Beispiel an ihren Facebookverantwortlichen, wahrscheinlich an ihren Regierungssprecher? Wichtig ist, dass Sie wissen, was dort bei Facebook geschieht.

▪ ▪ **Checkliste: Wer ist als Krankenhaus-Facebookmanager geeignet?**

Nicht jede Person Ihres Teams, so loyal und hervorragend die Arbeit ist, ist auch geeignet für diese Aufgabe, denn hier sind besondere Eigenschaften gefordert:

- Muss Facebookaffinität besitzen (um mit Kreativität und stets up to date agieren zu können)
- Muss für die rechtlichen Rahmenbedingungen der Arzt- und Heilmittelwerbung sensibilisiert sein
- Muss das Krankenhaus (zum Beispiel die Krankenhausphilosophie) kennen
- Muss im Team anerkannt und „beliebt" sein, sonst erhält diese Person keine thematische Unterstützung
- Muss das Vertrauen der Direktion genießen (Loyalität)
- Muss über eine gute Rechtschreibung verfügen
- Muss auch die notwendige Zeit dafür erhalten
- Muss ein eigenes Facebookprofil haben

Was tun, wenn kein Krankenhausteammitglied diese Aufgabe übernehmen kann? Dann investieren Sie einfach in ein Facebook-Mitarbeiterseminar, das kostet zwischen 300 und 1.500 €, oder Sie delegieren diese Aufgabe an jemanden extern; hier gibt es zahlreiche Agenturen. In dem Fall gelten auch die gleichen Voraussetzungen. Die Kosten dafür bewegen sich etwa zwischen 200 und 2.500 € im Monat, je nachdem, wie aufwändig diese Aufgabe ist.

2.27 „Besucherbeiträge"

Neben oder unter Ihren „Gefällt-mir"-Angaben steht „Besucherbeiträge". Dieser Begriff fällt einem Betrachter positiv auf, aber sorgt noch immer für Verunsicherung, denn er ist tatsächlich irreführend. Gemeint ist, dass Personen in einem Post bekanntgeben, dass sie bei Ihnen waren. Das klingt erst einmal einfach. Je mehr Personen dort in einer Zahl zusammengefasst stehen, zum Beispiel 1.000, desto größer ist die Botschaft, dass Sie wohl ein gutes Krankenhaus sind, denn sonst wären ja nicht so viele Personen bei Ihnen.

2.28 Facebookbewertung – Blaue Sterne

Seit November 2013 werden Bewertungen, symbolisiert durch einen blauen Stern mit Zahl, prominent auf Facebookseiten angezeigt, direkt unterhalb des Seitennamens. Gezeigt werden die Gesamtanzahl der Bewertungen und der Bewertungsdurchschnitt in Punkten. Facebook geht damit einen weiteren Schritt in Richtung Bewertungsportal.

▪ ▪ **Wie wird ein Krankenhaus bewertet auf Facebook?**

Klicken Sie auf „Bewertungen" wählen Sie die Zahl der Sterne aus, vielleicht noch ein Kommentar dazu, fertig.

Vergibt jemand allein Sterne, wird die Bewertung in die Gesamtzahl der Sterne anonym einbezogen, der eigene Name taucht nicht in den Rezensionen auf. Bei Eintrag eines Bewertungskommentars kann man in den Einstellungen festlegen, welchen Grad an Öffentlichkeit dieser haben soll. Unter Umständen möchte man die Rezension nur im Freundeskreis sichtbar machen.

▪ ▪ **Vorteile der Bewertung**

Was zählt mehr als eine offene, ehrliche Empfehlung? Viele blaue Sterne, viele Bewertungen und noch gute Rezensionen sind als „Verkaufsargument" unschlagbar. Jeder, der bewertet, also aktiv wird, erscheint in der Newsleiste, und dessen „Freunde" sehen es ebenso.

▪ ▪ **Nachteile der Bewertung**

Da Bewertungen nicht obligatorisch öffentlich abgegeben werden müssen, kann die Rezensionsmöglichkeit leicht missbraucht werden. So könnte (und kann) ein konkurrierendes Krankenhaus oder eine verärgerte Praxis bei Ihnen eine schlechte Bewertung abgeben, und „verrückte" Patienten gibt es auch in jeder Stadt. Zudem können Facebookseitenadmins weder auf positive noch auf negative Rezensionen antworten oder einzelne Bewertung löschen.

Literatur

Hutter T (2013) Facebook: Alles Wichtige zu Rezensionen auf einen Blick. http://www.thomashutter.com/index.php/2013/10/facebook-alles-wichtige-zu-rezensionen-auf-einen-blick. Zugegriffen: 01. Mai 2016

Redaktion deutsche-startups.de (2014) Bei schlechtem Wetter steigt die Interaktion auf Facebook immer. http://www.deutsche-startups.de/2013/12/23/wetter-facebook-interaktion. Zugegriffen: 01. Mai 2016

Redaktion t3n Online (2013) Die besten Posting-Zeiten auf Facebook [Infografik]. http://t3n.de/news/posten-zeiten-455989. Zugegriffen: 01. Mai 2016

Redaktion unternehmer.de (2013) Mehr Likes: Was und wann Sie auf Facebook posten sollten [Infografik]. http://www.unternehmer.de/marketing-vertrieb/152048-mehr-likes-und-wann-sie-auf-facebook-posten-sollten-infografik. Zugegriffen: 01. Mai 2016

Zigahn B (2013) Wann ist der beste Zeitpunkt um in Sozialen Netzwerken zu posten? http://www.soschl.de/2013/06/11/wann-ist-der-beste-zeitpunkt-um-in-sozialen-netzwerken-zu-posten. Zugegriffen: 01. Mai 2016

Google My Business, Google+ und YouTube

3.1	Google My Business: Was ist das? – 78	
3.2	Google My Business einrichten – 78	
3.2.1	Anmeldung – 79	
3.2.2	Einpflegen der Krankenhausdaten und wichtige Einstellungen – 81	
3.3	Google+ – 86	
3.3.1	Nutzen von Google+ – 86	
3.3.2	Google+: Wo finde ich was? – 87	
3.3.3	Ihr erster Beitrag auf Google+ – 91	
3.3.4	Beitragsmöglichkeiten auf Google+ – 92	
3.3.5	Möglichkeiten der Interaktion – 96	
3.3.6	Möglichkeiten der Kontrolle – 99	
3.4	YouTube – 100	
3.4.1	Anmeldung – 101	
3.4.2	Kanal einrichten – 101	
3.4.3	Fotos und Daten für Ihren YouTube-Kanal – 102	
3.4.4	Video hochladen – 104	
3.4.5	Video-Manager – 105	
3.4.6	Kanaltrailer – 107	
3.4.7	YouTube-Studio – 107	
3.4.8	Pflege – 111	
3.4.9	Pflege delegieren? – 113	
3.5	Andere Google-Dienste – 113	
3.5.1	Google Analytics – 113	
3.5.2	Hangouts – 114	
3.5.3	Google Maps – 114	
	Literatur – 114	

© Springer-Verlag Berlin Heidelberg 2017
M. Däumler, M.M. Hotze, *Social Media für das erfolgreiche Krankenhaus*,
Erfolgskonzepte Praxis- & Krankenhaus-Management, DOI 10.1007/978-3-642-45055-6_3

Die normale Googlesuche kennt jeder Internetnutzer, Google Maps als Routenplaner und auch zur lokalen Orientierung sowie Platzierung des eigenen Unternehmens ist den meisten auch geläufig, und Google+ als Konkurrenz zu Facebook ist zumindest namentlich vielen bekannt. Google bietet viele Dienste an, zum Beispiel auch YouTube, und entschied sich zur Vereinfachung der Nutzung, diese für Unternehmen sinnvollen Dienste zu einem zusammenzufassen: Google My Business war geboren. Offiziell heißt es, die Nutzung wird so einfacher, und das stimmt auch. Andere behaupten, es ist ein Schritt, um Google+, das noch immer hinter den Erwartungen liegt, mehr zu pushen.

Fakt ist, dass die Krankenhäuser, die Google My Business nutzen, gleich mehrere Vorteile haben. Denn Google ist und bleibt eine Suchmaschine, und die ist heute im Marketing für jedes Krankenhaus ein entscheidender Aspekt zur Kunden- und Patientengewinnung. Die Dienste in Google My Business haben tatsächlich spürbare Auswirkungen auf die Google-Ergebnisse. Somit ist Google+, im Rahmen von Google My Business, also deutlich mehr als einfach eine weitere soziale Medienplattform neben Facebook.

3.1 Google My Business: Was ist das?

Zur Anmeldung benötigen Sie eine E-Mail-Adresse. Ob Sie diese bei dem Google-Dienst Gmail haben oder bei einem anderen Anbieter, bleibt Ihnen überlassen; bis vor kurzem benötigten Sie dafür noch zwingend eine Gmail-Adresse. Mit dieser E-Mail-Adresse registrieren Sie sich unter www.google.com/business. Dann eröffnet Google automatisch Ihr privates Google-Konto mit einer Google+-Seite, die korrekt Google+-Profil heißt. Das geht alles automatisch. Über dieses Google-Konto können Sie nun viele Dienste von Google auswählen und nutzen, und Sie wählen von diesen vielen Diensten mit nur einem Klick das Google My Business aus. Dort, bei Google My Business, melden Sie sich für Ihr Krankenhaus an und erhalten, wieder ganz automatisch, eine Google+-Seite für Ihr Krankenhaus sowie einen Eintrag bei Google Maps für Ihr Krankenhaus. Wenn Sie dies getan haben, und das geschieht kostenlos und überwiegend automatisch, sind Sie schon jetzt vielen anderen Krankenhäusern weit voraus. Nun folgt die Einpflege von Daten für Ihre Krankenhaus-Google+-Seite mit Fotos und Texten, und das war's – Sie sind dann exzellent bei Google auffindbar und bieten Ihren Patienten einen hervorragenden Zusatznutzen.

Im Mittelpunkt steht weiterhin die Google-Suche, bzw. das Suchergebnis, und hier bieten sich durch Google My Business große Vorteile für jedes Krankenhaus, um von Patienten nicht nur besser gefunden zu werden, sondern auch, sich deutlich effektiver darzustellen. Von sichtbaren Patienten-Bewertungen über Routenplaner bis hin zur hervorgehobenen Darstellung bei den Treffern und ergänzenden Zusatzinformationen bietet Google My Business noch einen großen Vorteil: Nur wenige Krankenhäuser nutzen diesen kostenlosen Dienst bisher professionell.

Wer also Google+ für das Krankenhaus nutzen möchte, muss bei Google My Business ein Business-Konto erstellen, und um das zu erstellen, benötigen Sie Ihr privates Google-Konto, und mit dem privaten Google-Konto erhalten Sie automatisch auch ein privates Google+-Profil. Sie haben also automatisch ein privates Google+ und ein geschäftliches Google+, werden aber nur mit dem geschäftlichen arbeiten.

> **Tipp des PR-Beraters**
>
> Ganz gleich, was Sie schon haben oder was Sie gerne hätten: Richten Sie immer zuerst ein Google-My-Business-Konto ein, selbst dann, wenn Sie eigentlich nur eine Google+-Seite wollen, denn die Pflege ist anschließend erheblich leichter.

3.2 Google My Business einrichten

Google My Business ist Ihre zentrale Verwaltung für Google+, lokale Einträge wie Google Maps und zahlreiche weitere Google-Dienste.

Durch die Einbindung Ihres Krankenhauses auf Google My Business sorgen Sie dafür, dass Informationen zu Ihrem Krankenhaus in der Google-Suche,

3.2 · Google My Business einrichten

in Google Maps und auf anderen Google-Internetseiten erscheinen.

Bevor Sie mit der Anmeldung loslegen, sollten Sie unbedingt prüfen, ob Ihr Krankenhaus bereits einen Google-Maps-Eintrag besitzt. Tun Sie dies nicht, so kann es passieren, dass Sie am Ende zwei Einträge für Ihr Krankenhaus bei Google Maps haben. In diesem Fall kann Google den Eintrag (gekennzeichnet durch einen Pin) nicht mehr eindeutig zuordnen – und Sie möchten doch sicherlich eindeutig gefunden werden!

Folgendermaßen gehen Sie bei der Überprüfung vor:

Geben Sie auf www.google.de/maps in die Suchmaske den Namen Ihres Krankenhauses ein. Erscheint dort ein Pin, dann werden Sie entweder gefragt,

- ob Sie der „Geschäftsinhaber" sind. Sie können die Inhaberschaft übernehmen, indem Sie sich anmelden. (Fahren Sie dazu mit ▶ Abschn. 3.2.1 fort.) (Variante 1)
- oder es erscheint lediglich der Eintrag ohne diese Frage, dann bedeutet das, dass zu diesem Unternehmen bereits eine Google+-Seite existiert. Hier ist eine gesonderte Verifizierung Ihres Unternehmens erforderlich. Darauf wird in ▶ Abschn. 3.2.1.2 näher eingegangen. Melden Sie sich trotzdem regulär an. (Fahren Sie dazu mit ▶ Abschn. 3.2.1 fort.) (Variante 2)

Erscheint dort kein Eintrag, bedeutet das, dass Sie diesen nun vornehmen können. Dies geschieht, indem Sie von Google Maps gefragt werden, ob Sie Ihr Krankenhaus zu Google Maps hinzufügen möchten (Variante 3). Sie stimmen dem zu und erhalten eine automatische Verifizierung. Dazu melden Sie sich bitte mit einer E-Mail-Adresse an.

Wir gehen im Buch davon aus, dass Sie noch keinen Eintrag haben, da eine Handlungserläuterung für die Varianten 1 und 2 jeweils mehrere Untervarianten hätte, die in ihrer Individualität nicht mehr präzise zu beschreiben wären.

3.2.1 Anmeldung

Bei unserem Beispiel gehen wir davon aus, dass Sie wie in Variante 3 weder über einen Google-Maps-Eintrag noch über ein Google-Konto verfügen.

Verfügen Sie bereits über ein Google-Konto, dann können Sie mit Ihren Login-Daten auch Ihr Google-My-Business-Konto erstellen.

Tipp des PR-Beraters

Im Idealfall legen Sie sich ein neutrales Google-Konto an, das Sie ohne Weiteres auch an beispielsweise Pressesprecher, Marketingbeauftragte etc. weitergeben können, ohne dass diese Zugriff auf Ihr privates Google-Konto haben.

Zur Anmeldung rufen Sie nun bitte die Seite www.google.com/business auf.

Google-Konto einrichten

Haben Sie bereits ein Google-Konto, dann klicken Sie bitte auf „Anmelden".

Sie besitzen kein Google-Konto: Dann klicken Sie dazu auf „Unternehmen eintragen":

Geben Sie hier nun Ihre E-Mail-Adresse ein, wählen Sie ein Passwort und klicken Sie dann auf „Konto erstellen". MEMO: Füllen Sie nun das Formular aus. Unter „Aktuelle E-Mail-Adresse" bietet Ihnen Google hier an, eine @gmail-Adresse anzulegen. Wir empfehlen, dass Sie entweder Ihre eigene E-Mail-Adresse (nicht zwangsläufig eine Gmail-Adresse) verwenden oder sich eine neue neutrale anlegen.

Ihre Telefonnummer müssen Sie nicht angeben und wir empfehlen die Nennung auch nicht.

Nach Anmeldung und/oder Registrierung des Google-My-Business-Accounts für Ihr Krankenhaus besteht zudem die Möglichkeit, anderen (bspw. Ihrem Pressesprecher) die Administrator-Rechte an Ihrem Google-My-Business-Account zu übertragen. Dies wird in ▶ Abschn. 3.3.2.5 genau erklärt.

Der Anwalt rät

Auch bei Google gilt: Die von Google für die einzelnen Services gestellten Nutzungsbedingungen bilden Ihre (teilweise einem ausländischen Recht unterfallende)

Geschäftsgrundlage mit Google. Auch wenn diese Bedingungen der Nutzung von Google zu Zwecken der Krankenhauswerbung im Regelfall nicht entgegenstehen, sollten Sie diese Spielregeln vorher gelesen haben. Erst dann wissen Sie, ob die Plattform wirklich zu Ihnen passt.
Die Nutzungsbedingungen von Google sind neuerdings nutzerfreundlicher strukturiert. Das macht das Lesen und Verstehen etwas einfacher. Trotzdem wird auch hier auf zusätzliche Bedingungen verwiesen – schauen Sie also, welche Regelungen für Sie wirklich im Einzelfall relevant sind.

Es öffnet sich nun ein neues Fenster, in dem Sie darauf hingewiesen werden, dass Google Ihnen eine Bestätigungs-E-Mail geschickt hat, die Sie nun bestätigen können.

Die E-Mail hat den Betreff „Google-E-Mail-Bestätigung". Öffnen Sie nun diese E-Mail in Ihrem E-Mail-Fach und klicken Sie auf den ersten Link, um Ihre Registrierung zu bestätigen.

Mit der Erstellung eines Google-Kontos haben Sie nun automatisch auch ein privates Google+-Profil erstellt.

Sie benötigen für die Nutzung einer Google+-Seite für Ihr Krankenhaus administrativ zwar ein Google-Konto, für Ihre weitere Erstellung und Pflege der Google+-Seite Ihres Krankenhauses ist Ihr Konto aber nicht weiter notwendig. Deshalb empfehlen wir Ihnen an dieser Stelle die Speed-Lösung.

- **Speed**
Überspringen. (0 Sekunden)

- **Perfekt**
Hier können Sie, wenn Sie möchten, für Ihr Google+-Profil ein Bild von Ihrer Festplatte hochladen und den optimalen Ausschnitt auswählen. Sind Sie zufrieden? Dann einfach auf „Als Profilbild festlegen" klicken. (6 Minuten)

Jetzt sind Sie bei Google angemeldet. Das heißt, dass mit dem neu erstellten Konto alle Google-Dienste genutzt werden können: Google My Business, Google+, Analytics, AdWords, Webmaster Tools, YouTube, Google Maps usw. Mit einem Klick auf „Ihr Profil" öffnet sich genau Ihr Profil.

Unternehmen in Google My Business eintragen

Klicken Sie nun auf „Mit Google starten" und es öffnet sich eine Weltkarte, in die Sie Ihr Unternehmen, also den Namen Ihres Krankenhauses eintragen. Damit legen Sie den Eintrag neu an. Bestätigen Sie diesen mit „Weiter" und füllen Sie bitte alles aus. Am Ende klicken Sie bitte auf „Senden".

Google will absolut sicher sein, dass die Unternehmen, die hier eingetragen werden, auch tatsächlich existieren.

> **Tipp des PR-Beraters**
>
> Bei Facebook können Sie über Ihr Facebookprofil viele Unternehmensseiten erstellen, also auch Mottoseiten. Das ist bei Google nicht möglich.

Um sicherzustellen, dass es sich bei Ihrem Unternehmen auch um ein reales Krankenhaus handelt, überprüft Google dies; und für diese Überprüfung bietet Google zwei Möglichkeiten der Verifizierung:

1. Postalisch. Hierbei sendet Google Ihnen innerhalb der folgenden 1–2 Wochen via Postkarte einen Code zu, mittels diesem Sie Ihr Unternehmen auf Google My Business verifizieren können (eintragen online).
2. Telefonisch. Bei einigen ausgewählten Unternehmen (wie in Variante 2 vorgestellt) ist es auch möglich, den Code durch einen Anruf auf Ihrer Geschäftstelefonnummer persönlich entgegen zu nehmen. Klicken Sie hierzu auf „Bestätigung per Telefon" und der Code wird in einer automatisierten Nachricht an Ihr Telefon gesendet.

Tipp: Der Anruf geschieht nur einmal; stellen Sie sicher, dass Sie erreichbar sind, und die Person am Telefon auch instruiert ist, den Code aufzuschreiben.

Erst durch Eingabe dieses Codes ist Ihr Krankenhaus als Unternehmen bestätigt.

3.2 · Google My Business einrichten

> **Tipp des PR-Beraters**
>
> Alles ist aber ab dem Moment der Erstellung des Google-My-Business-Kontos im Internet auffindbar und sichtbar.

Da Ihnen zum Zeitpunkt der Anmeldung der Code noch nicht vorliegt, klicken Sie hier bitte zunächst auf „Fortfahren und später bestätigen".

Herzlichen Glückwunsch, Ihr Unternehmen ist nun auf Google My Business!

Es ist am Anfang nicht so leicht, sich mit Google My Business zurecht zu finden. Schauen Sie auf die linke obere Ecke: Steht da „Google My Business", dann sind Sie auf Ihrer Google-My-Business-Seite. Steht dort ein Google+, dann sind Sie auf Ihrer Google+-Seite. Oben ganz rechts sehen Sie ein Logo oder Bild, entweder das von Ihnen privat oder das von Ihrem Krankenhaus – das, was Sie sehen, damit sind Sie eingeloggt, also auch ganz einfach. Sie möchten von Ihrem privaten Google-Konto wechseln auf das Google+-Konto Ihres Krankenhauses oder umgekehrt? Oben rechts auf Ihr Logo oder Bild klicken und das Google-Konto darunter anklicken, wohin Sie wechseln möchten. Fertig.

3.2.2 Einpflegen der Krankenhausdaten und wichtige Einstellungen

Bitte melden Sie sich unter www.google.de/business auf Ihrem Google-My-Business-Profil mit Ihrer E-Mail-Adresse und Ihrem Passwort an.

Nun sehen Sie links oben folgende fünf Kategorien:
- Startseite (auf der befinden Sie sich gerade)
- Informationen bearbeiten
- Statistiken
- Bewertungen
- Fotos

In der Bildmitte sollten Sie nun Ihre (noch unbearbeitete) Google-My-Business-Seite für Ihr Krankenhaus sehen (hier: unser Krankenhaus Beispiel), gefolgt von einer Übersicht über Ihre Statistiken sowie Bewertungen und ganz unten schließlich zwei Links, einerseits zu Ihrem (bei der Google-Anmeldung automatisch erstellten) Google+-Profil und andererseits zu Google Analytics.

Basis-Informationen

Klicken Sie nun oben bitte auf den Button „Informationen bearbeiten". Das was Sie hier einpflegen an Daten erscheint automatisch auch teilweise auf Ihrer Google+-Seite mit Inhalt (z. B. Kontaktdaten, allgemeine Informationen, Impressum).

Bitte tragen Sie hier die wichtigsten Basis-Informationen über Ihr Krankenhaus ein:

- **Name des Unternehmens**

Stellen Sie Ihr Krankenhaus genau so dar, wie es außerhalb des Internets auftritt. In unserem Fall: Krankenhaus Beispiel

- **Adresse**

Geben Sie die genaue Adresse Ihres Krankenhauses ein.

- **Kontaktdaten**

Hier können Sie die Telefonnummer und die Website-Adresse Ihres Krankenhauses hinterlegen sowie Ihr Impressum per URL einbinden (▶ Abschn. 3.2.2.2 Impressum).

- **Kategorie**

Für jedes Unternehmen muss eine Unternehmenskategorie ausgewählt werden. In Ihrem Fall ist es ganz einfach, denn Sie wählen „Krankenhaus" aus. Sie können bis zu neun zusätzliche Kategorien auswählen.

- **Öffnungszeiten**

Hier können Sie sowohl den Wochentag als auch die Uhrzeit hinterlegen. Wenn Sie die Öffnungszeiten hinterlegt haben, wird für Ihre Patienten bei der Google-Suche bereits angezeigt, ob Sie gerade geöffnet oder geschlossen haben. Wählen Sie einen Wochentag aus dem ersten Drop-down-Menü aus. Wählen Sie dann unter den Optionen im zweiten Feld die Uhrzeit aus, zu der Ihr Unternehmen an diesem Tag öffnet. Im dritten Feld geben Sie an, wann Ihr Unternehmen an diesem Tag schließt. Um einen weiteren Wochentag hinzuzufügen, klicken Sie einfach auf „Öffnungszeiten hinzufügen". Als Krankenhaus tragen Sie hier täglich 24 Stunden geöffnet ein. Am Ende bitte speichern!

- **Einführung**

Hier können Sie eine kurze Beschreibung Ihres Krankenhauses hinzufügen. An dieser Stelle können Sie sich Ihren Patienten vorstellen und diese über Ihr Krankenhaus informieren. Beispiel:

» Willkommen in unserem Krankenhaus auf Google

» Unser Krankenhaus Beispiel steht seit 1952 für medizinische Kompetenz und höchste Qualität. In Kreuzberg gelegen, verfügen wir nicht nur über eine hervorragende Verkehrsanbindung, sondern bieten unseren Patienten auch eine umfassende, medizinische Versorgung.

» Durch unsere vielfältigen medizinischen Fachbereiche wie Innere Medizin, Chirurgie, Orthopädie und Anästhesie bieten wir unseren Patienten ein umfangreiches Versorgungsangebot auf höchstem Niveau, was wir durch internationale Zusammenarbeit stets weiterentwickeln. Wir arbeiten mit modernsten Diagnose-, Therapie- und Operationsverfahren, um Ihnen die bestmögliche Betreuung und Versorgung zu gewährleisten.

» Unser höchstes Ziel ist stets Ihre Zufriedenheit. Wir nehmen uns Zeit für Sie und bieten Ihnen durch unser fachkundiges Pflegepersonal eine umfangreiche Versorgung und Betreuung, bei der Ihre Wünsche im Mittelpunkt stehen.

» Ihre Gesundheit liegt uns am Herzen!

Impressum

Wichtig ist an dieser Stelle das Einfügen eines Impressums, denn: Für Ihr Auftreten im World Wide Web ist ein Impressum Pflicht. Das gilt nicht nur für Ihre Internetseite, sondern auch für die Darstellung Ihres Krankenhauses in den sozialen Netzwerken wie Google+. Deshalb müssen Sie auch in Google My Business bzw. auf Ihrer Google+-Seite ein Impressum angeben.

Der Anwalt rät
Die Impressumspflicht gilt für alle werblichen Auftritte von Krankenhäusern in Telemedien, also auch für solche auf Google-Services wie etwa Google+ oder YouTube. Das bedeutet, dass ein den formalen und inhaltlichen Anforderungen des § 5 TMG genügendes Impressum vorgehalten werden muss. Nutzen Sie die von Google angebotenen Reiter, um das Impressum ordnungsgemäß einzupflegen und vorzuhalten. Ist die Impressumsfunktion bei einem Service nicht vorgesehen, behelfen Sie sich mit einem als „Impressum" gekennzeichneten Link, der auf das Impressum Ihrer Website verweist; dieser Link kann auch verkürzt werden, sollte aber hin und wieder auf seine Funktionsfähigkeit überprüft werden.
Für die Darstellung des Krankenhauses und der Ärzte gelten auch bei den Google-Diensten die allgemeinen Grundsätze des ärztlichen Berufsrechts sowie des HWG. Unproblematisch sind natürlich alle Angaben, die ein Arzt auch auf dem Praxisschild wiedergeben dürfte. Ansonsten gilt: Bleiben Sie bei der Wahrheit und beschränken Sie sich auf sachliche Informationen, etwa über Qualifikationen und Tätigkeitsschwerpunkte Ihrer Berufsträger. Vermeiden Sie es, den Eindruck tatsächlich nicht bestehender Facharztqualifikationen („Fachärzte für Orthopädie") entstehen zu lassen und vermeiden Sie reißerische oder nichtssagende Anpreisungen ohne objektiv nachprüfbare Inhalte. „Die beste HNO-Adresse in Berlin" sollte ebenso wenig für die Selbstdarstellung verwendet werden wie „ … ist die Nummer 1 in der Schönheitschirurgie".

Das Impressum für Ihr Krankenhaus-Profil legen Sie in Google My Business folgendermaßen an:
Klicken Sie auf „Informationen bearbeiten" (◨ Abb. 3.1) und dann tragen Sie es in das Feld „Einführung" ein: Unter dem oben angegebenen Einführungstext können Sie ebenfalls Ihr Impressum

Abb. 3.1 Google My Business – Impressum eintragen

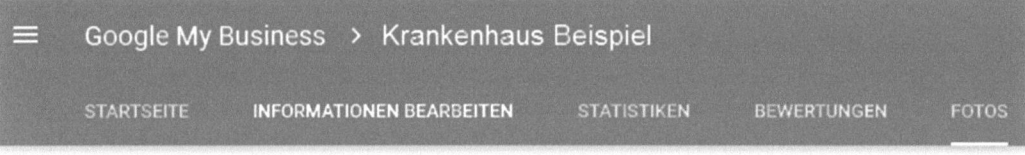

Abb. 3.2 Google My Business – Fotos hochladen

angeben, hier nicht nur den Link zum Impressum Ihrer Internetseite, sondern den gesamten Impressumstext (einfach kopieren, allerdings ohne den „Disclaimer").

Auf den blauen Button „Fertig" klicken.

- - **Warum erscheinen (nachträglich ausgeführte) Änderungen im Reiter „Informationen bearbeiten" nicht bei Google Maps?**

Kein Grund zur Panik! Die Änderungen, die Sie nachträglich vornehmen, werden bisweilen von Google auf Richtigkeit geprüft, was unter Umständen mehrere Werktage in Anspruch nehmen kann. Wurde alles für korrekt befunden, sollten Ihre Informationen sehr bald in aktualisierter Form auf der Online-Präsenz von Google My Business, Google+ und auch Google Maps zu sehen sein.

Fotos

Um Ihrem Google-My-Business-Auftritt Individualität zu verleihen, benötigen Sie nun Fotos Ihres Krankenhauses. Klicken Sie dazu auf den gleichnamigen Button „Fotos" (links oben) (◘ Abb. 3.2).

Unter „Fotos zu Ihrer Identität" benötigen Sie nun jeweils ein Profilbild, ein Logo und ein Hintergrundbild.

Dazu klicken Sie einfach auf die drei (noch) leeren Kästchen, woraufhin sich Ihre Festplatte öffnet und Sie nun jeweils ein Foto auswählen können.

Das Profilbild muss eine Größe von mindestens 250 × 250 Pixel besitzen. Das Hintergrundbild hingegen bedarf eine Größe von mindestens 1080 × 608 Pixel.

Es gelten hier die gleichen Bildvoraussetzungen wie bei all Ihren Social-Media-Auftritten. Sie können auch stets das gleiche Profilbild bei Facebook, Xing oder Google+ verwenden, damit ein Wiedererkennungseffekt genutzt werden kann. Im Idealfall ist das: Ihr Logo!

- - **Weitere Fotos**
- **Speed**

Überspringen. (0 Sekunden)

Es geht in diesem Buch um Ihren Google-My-Business-Auftritt für Ihr Krankenhaus und das, was Sie hier an Fotos hochladen können, erscheint später bei den Suchergebnissen auf Google im sogenannten „Knowledge Graph" (dem Infokasten, der in der Google-Suche auf der rechten Seite erscheint).

- **Perfekt**

Investieren Sie die 10 Minuten und nutzen Sie diese Chance, sich mit guten (wirklich sehr guten) Fotos darzustellen, denn jedes Mal, wenn jemand Sie bei Google sucht und findet, erscheinen automatisch Fotos im „Knowledge Graph", rechts von Ihrem Eintrag bei der Google-Suche, eben genau diese Fotos, deshalb wählen Sie Ihre besten Fotos aus dem Krankenhaus aus und stellen Sie diese hier ein.

Empfehlenswert ist es, mindestens zwei Fotos von jeder Kategorie hochzuladen. (10 Minuten)
Folgende Kategorien können Sie ausfüllen:
- Innenaufnahmen
- Außenaufnahmen
- Fotos bei der Arbeit
- Fotos von den Mitarbeitern
- Zusätzliche Fotos

- **Virtuellen Rundgang hinzufügen**

Auf der Startseite Ihres Google My Business-Kontos wird Ihnen zusätzlich diese Option angeboten und wenn Sie hier klicken, wird schnell klar, worum es geht: Es ist technisch möglich, tatsächlich einen virtuellen Gang für den Patienten am PC durch Teile Ihres Krankenhauses zu ermöglichen.

- **Speed**

Nicht nutzen. (0 Sekunden)

- **Perfekt**

Wenn Sie beeindruckende Räumlichkeiten haben, dann nutzen Sie diesen externen Service, der allerdings nicht kostenlos ist, aber Sie können sich ein kostenloses Angebot erstellen lassen.

Einstellungen

Den Bereich „Einstellungen" finden Sie, wenn Sie oben links in der Ecke auf die drei waagerechten Balken klicken (markiert durch ein kleines Zahnrad). Hier nehmen Sie wichtige Grundeinstellungen für Google My Business und damit auch für Ihre Google+-Seite vor.

- **Wer kann mit mir und meinen Beiträgen interagieren?**

Hier aktivieren Sie in beiden Feldern „Alle", damit Ihre Reichweite möglichst groß ist.

- **Wer kann mit mir einen Hangout starten**

Hier können Sie die Einstellungen bezüglich Ihrer „Hangouts" ändern und anpassen.

- **Soziale Empfehlungen**

Wenn Sie diese Funktion aktivieren, erlauben Sie Google+, den Namen und das Bild Ihres Krankenhauses dafür zu nutzen, anderen Google+-Nutzern Informationen zugänglich zu machen, die Ihre Google+-Seite empfiehlt, also ggf. als Werbeplattform. Wenn Sie das tun, werden Ihr für die Google+-Seite ausgewählter öffentlicher Profilname und das Profilbild als soziale Empfehlungen für andere angezeigt.

- **Benachrichtigungen**

Mit Google+-Benachrichtigungen werden Sie über Aktionen bezüglich Ihres Profils und Ihrer Beiträge informiert, wenn
- man zu einem Kreis hinzugefügt wird,
- man in einem Beitrag oder Kommentar erwähnt wird,
- man auf einen Foto getaggt (markiert) wird,
- ein Kommentar unter dem eigenen Beitrag erstellt wird,
- ein weiterer Kommentar unter einem Beitrag erfasst wurde, den man selbst auch schon kommentiert hat,
- man zu einem Hangout eingeladen oder per Messenger eingeladen wird,
- eigene Fotos und Fotos, auf denen man getaggt wurde, kommentiert werden,
- Fotos kommentiert werden, die man selbst getaggt hat,
- ein Foto kommentiert wird, welches man selbst schon kommentiert hat.

Ihre Benachrichtigungen können Sie auch stets ganz oben auf Ihrer Seite über das Symbol mit der Glocke einsehen.

Klicken Sie bitte alles an, dann behalten Sie den Überblick.

- **Meine Kreise**

Hier bitte alles anklicken außer „nur folgen".

- **Fotos und Videos**

Hier aktivieren Sie bitte nur „Betrachter dürfen meine Fotos und Videos herunterladen", damit Sie nicht unnötig viele Daten von sich preisgeben.

- **Profil**

Hier aktivieren Sie bitte alles, außer „Kontaktaufnahme über mein Profil erlauben", da die Kommunikation möglichst nur über Ihre Seite des Krankenhauses geschehen soll.

Hinzufügen und Entfernen von Administratoren

Gegebenenfalls wollen Sie sich nicht selbst um die weitere Betreuung der Social-Media-Präsenz Ihres Krankenhauses kümmern und die Verantwortung bspw. an Ihren Pressesprecher oder einen Vertrauten abgeben. Diesen können Sie Ihrem Google-My-Business-Konto als Administrator hinzufügen. Und so machen Sie das:

- Klicken Sie in Ihrem Google-My-Business-Account oben links auf das Menüsymbol mit den drei Balken und wählen Sie dann „Administratoren".
- Klicken Sie in das Feld „Namen oder E-Mail-Adressen hinzufügen", geben Sie die E-Mail-Adresse der Person ein, die Sie zum Administrator machen möchten und klicken Sie auf „Einladen". Die eingeladene Person hat die Möglichkeit (und muss es auch tun), die Einladung anzunehmen und wird damit umgehend zum Administrator.

> **Tipp des PR-Beraters**
>
> Jedem Google-My-Business-Account können neben dem Inhaber (also Ihnen) bis zu 50 Administratoren zugewiesen werden. Aber behalten Sie den Überblick! (MEMO!)

Verklickt oder die falsche E-Mail-Adresse eingegeben? Kein Problem! Um eine ausstehende Einladung rückgängig zu machen, klicken Sie in der entsprechenden Zeile auf das „X".

▪▪ Administratoren wieder entfernen

Auf diese Weise können Sie auch einen bereits bestätigten Administrator wieder entfernen. Klicken Sie dazu einfach auf das „X" in der Zeile der Person, die Sie als Administrator entfernen möchten.

Falls Sie das X in der Zeile einer Person nicht anklicken können, sollten Sie sicherstellen, dass Sie als Inhaber bei Google My Business angemeldet sind, denn nur der kann andere Administratoren wieder von der Seite löschen. Sowohl der ehemalige Administrator als auch Sie als Profil-Inhaber erhalten im Anschluss eine Benachrichtigung via E-Mail. Der entfernte Administrator kann Ihr Profil nun nicht

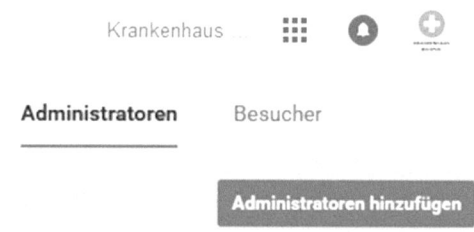

◘ Abb. 3.3 Google My Business – Administrator hinzufügen

mehr verwalten (oder vertreten), allerdings bleiben alle vorher verfassten Beiträge, Kommentare und anderen Aktionen davon unberührt.

Im hektischen Krankenhausalltag kommen Sie vielleicht nicht regelmäßig dazu, Ihre Google+-Seite zu pflegen. Dann kann es hilfreich sein, wenn sich noch ein oder zwei Personen mit um die Pflege der Seite kümmern, regelmäßig interessante Beiträge posten und die Einstellungen verwalten.

Bei Google+ gibt es nur einen Seiteninhaber, das sind in diesem Fall Sie. Der Seiteninhaber besitzt alle Rechte und kann diesen Inhaberstatus ändern und die Seite löschen. Und er kann Administratoren hinzufügen, die bis auf die eben genannten Aktionen alle Funktionen der Seite ausführen können.

▪▪ Admininstrator hinzufügen

Dieses Feld finden Sie unter Einstellungen oben in der Leiste. Es öffnet sich daraufhin ein Fenster, in dem Sie den aktuellen Seiteninhaber sehen, da müssten Sie selbst jetzt zu sehen sein, und zudem ein blauer Button mit dem Namen „Administratoren hinzufügen". An der Menüleiste links erkennen Sie, dass Sie diese Funktion über die „Einstellungen" erreichen (◘ Abb. 3.3).

Klicken Sie nun auf „Administratoren hinzufügen". Über das nächste Feld können Sie zukünftige Administratoren per E-Mail einladen. Wichtig: Die entsprechende Person muss ein eigenes Google-Konto haben, sprich: ein Profil auf Google+.

Sie können der jeweiligen Person zudem einen Status verleihen:

- Administrator: Hat alle Rechte des Seiteninhabers, mit Ausnahme von Hinzufügen/Entfernen von Administratoren und dem Löschen der Seite

– Kommunikations-Administrator: Hat die gleichen Rechte wie Administratoren. Davon ausgenommen sind jedoch das Bearbeiten von Profilen, das Starten eines Hangout on Air oder das Verwalten von Videos auf YouTube (▶ Abschn. 3.4).

Klicken Sie anschließend auf „Einladen". Der zukünftige Administrator erhält dann eine E-Mail, in der er den neuen Adminstrator-Status bestätigen muss.

Übertragen der Inhaberschaft

Möglicherweise möchten Sie die Inhaberschaft Ihrer Seite einer anderen Person übertragen – vielleicht, weil Sie in Rente gehen oder auch vorhaben, das Unternehmen zu verlassen. Nur Sie als Inhaber können jedoch einen anderen Inhaber Ihres Google-My-Business-Kontos (und damit auch Ihrer Google+-Seite) festlegen.

Dazu müssen Sie zunächst (wie oben beschrieben) die jeweilige Person als Administrator einladen und diese muss Ihre Einladung akzeptieren. Die Person, an die Sie die Inhaberschaft übertragen wollen, muss seit mindestens einem Tag Administrator Ihres Profils sein.

Und so machen Sie das:
1. Melden Sie sich mit dem Google-My-Business-Konto Ihres Krankenhauses an.
2. Wählen Sie in der linken Navigationsleiste (oben mit den drei Balken) „Einstellungen" aus.
3. Klicken Sie im Navigationsmenü oben auf den Tab „Administratoren".
4. Wählen Sie den gewünschten Administrator aus. Klicken Sie auf den Abwärtspfeil und wählen Sie „Neuer Inhaber: Name des Administrators" aus. Wichtig: Der Pfeil wird nur angezeigt, wenn Sie als Inhaber der Seite angemeldet sind.

Wenn der Inhaber einer Seite wechselt, wird der vorherige Inhaber automatisch zu einem der Administratoren. Der Wechsel ist augenblicklich vollzogen und es wird keine Bestätigung vom neuen Inhaber benötigt.

3.3 Google+

3.3.1 Nutzen von Google+

Braucht man noch ein weiteres Netzwerk neben Facebook?

Facebook und Google+ bieten grob dasselbe, aber eben nur grob. Vielen Unternehmen ist Facebook zu persönlich und zu privat, LinkedIn und Xing zu statisch und zu gering besucht, und manche möchten eine präzisere Ansprache der Zielgruppen und kein Gießkannenprinzip, und genau für die ist Google+ gut geeignet. Tatsächlich gibt es Branchen, die sich eher bei Google+ darstellen und deutlich weniger bei Facebook. Andererseits ist Facebook deutlich populärer, und die Marktdurchdringung ist derzeit unschlagbar. Es kommt also darauf an, welche Ziele verfolgt werden.

■■ **Crossposting**

Der Begriff sagt Folgendes nach dem Motto: „Ich bin überall dabei und versende aus Zeitgründen auch überall genau dasselbe". Einmal geschrieben, gleichzeitig bei Facebook und Google+, am besten auch noch bei Twitter, veröffentlicht. Das ist nicht Social Media! Machen Sie den Test: Würden Sie zwei identische Zeitungen lesen?

Worin liegt der Vorteil von Google+?

Google+ gehört zu Google, und wo suchen Sie meistens etwas im Internet? Bei Google! Und nun ist die Frage in der Überschrift schnell beantwortet, denn Ihre Beiträge bei Google+ wirken sich sehr positiv auf die Platzierung bei den Google-Suchergebnissen aus. Und noch mehr: Google lässt Informationen – zum Beispiel aus Ihren YouTube-Video und Ihren Google+-Beiträgen – in die Auswahl der Google-Suchergebnise Ihrer Patienten einfließen, wenn nach Ihnen als Krankenhaus gesucht wird.

Wie wichtig ist Google+ für ein Krankenhaus?

Was ist Ihr Ziel? Sie wollen Ihren Patienten News aus dem Krankenhaus mitteilen und sich positiv, kompetent und sympathisch darstellen, auch gegenüber Kollegen, Zuweisern, Mitarbeitern und Dienstleistern. Wahrscheinlich findet sich diese Zielgruppe eher bei Facebook als bei Google+, weil die Zahl der Nutzer dort erheblich größer ist als bei Google+. Aber was ist in einem Monat oder in einem Jahr? Kaum eine Branche verändert sich so rasant. Derzeit liegt in Deutschland die Zahl der registrierten Google+-User bei etwa 9 Mio. und die Zahl der tatsächlich aktiven bei etwas über 3 Mio. aktiven Google+-Nutzern. Einerseits ist das im Vergleich zu Facebook nicht viel, aber absolut sprechen wir hier dennoch von einem Personenkreis in Millionenhöhe.

> **Tipp des PR-Beraters**
>
> Alleine die deutlich attraktivere Darstellung bei den Google-Treffern auf der rechten Seite, inkl. Öffnungszeiten, Bewertungen, Fotos, Routenplaner und einigem mehr, unterstreicht die hohe Bedeutung: Das ist heute Standard!

■ ■ **Was sind Kreise?**

Google+ bietet die Möglichkeit, eine sehr individuelle und zielgruppenspezifische Ansprache zu erreichen. Sie haben viele Patientinnen? Dann ist das eine eigene Gruppe, also ein Kreis. Sie haben viele männliche Patienten? Dann ist das auch ein Kreis. Sie haben junge Patienten? Ältere Patienten? Privatzahler oder Kassenpatienten? Das sind alles eigene Kreise! Und nun können Sie sehr genau jedem „Kreis" Informationen zukommen lassen, oder mehreren Kreisen die gleichen Informationen, also Informationen (Beiträge) auf Ihrer Google+-Seite veröffentlichen, die nur die ausgewählten Kreise sehen. Jede Zielgruppe bekommt also individuelle Informationen auf Ihrer Google+-Seite.

Google+ führt, wenn es gepflegt wird und Interaktionen auf die Beiträge folgen, zu einem besseren Suchergebnis. Wer die Möglichkeit hat, intern oder delegiert, den Google+-Auftritt professionell aufzubauen und genauso zu pflegen, hat Vorteile gegenüber all denen, die es nicht tun. Das Bilden von Kreisen kann hervorragend genutzt werden, wenn es um spezifische Themen geht, zum Beispiel Gynäkologie, Urologie, Kleinkinder, ästhetisch-plastische Chirurgie.

■ ■ **Lieber weniger, aber das richtig**

Keine Zeit? Dann entscheiden Sie sich: Entweder Facebook oder Google+, Sie sollten aber nicht halbherzig beides parallel pflegen, denn Sie behandeln ja einen Patienten auch mit voller Aufmerksamkeit und nicht zwei Patienten parallel.

Unterschied zwischen Google+ und Facebook

Google+ ist eine Sparte des Unternehmens Google. Wenn diese Sparte nicht funktioniert, dann kann sie geschlossen werden, und das Unternehmen Google besteht dennoch weiter. Wenn Facebook geschlossen wird, wird das gesamte Unternehmen Facebook geschlossen.

Facebook ist populärer: Wann haben Sie das letzte Mal in den Medien etwas über Facebook wahrgenommen, und wann etwas über Google+? Google+ muss strategisch genutzt werden, wobei hier eine passive Handhabe unter bestimmten Bedingungen möglich ist, bei Facebook ist passives Verhalten schädigend.

Und noch etwas „Wichtiges": Bei Facebook heißt es „Liken", bei Google+ „Plussen"! Die Funktion ist dieselbe, und obwohl sich „Liken" auch bei Google+ als Begriff durchgesetzt hat (Plussen klingt einfach merkwürdig), verwenden manche hartnäckig den Begriff „Plussen". Lassen Sie sich nicht irritieren.

3.3.2 Google+: Wo finde ich was?

Google bietet verschiedene Wege, um zu Ihrer automatisch mitgenerierten Google+-Seite, also dem Google-Äquivalent zu Facebook, zu gelangen, es gibt also nicht nur die hier beschriebene Möglichkeit über den quadratischen Button oben rechts. Klicken Sie in jedem Fall auf das Google+-Symbol und Sie werden zu Ihrer Google+-Seite weitergeleitet (◘ Abb. 3.4).

Wir gehen an dieser Stelle davon aus, dass Ihre Google+-Seite bereits mindestens über ein Profilbild sowie ein Hintergrundbild verfügt, da Sie diese bereits bei der Erstellung Ihres Google-My-Business-Accounts hinzugefügt haben (▶ Abschn. 3.2). Sollten Sie sich nun doch nochmal anders entscheiden wollen, können Sie dies gerne tun. Änderungen auf der Google+-Seite Ihres Krankenhauses wirken

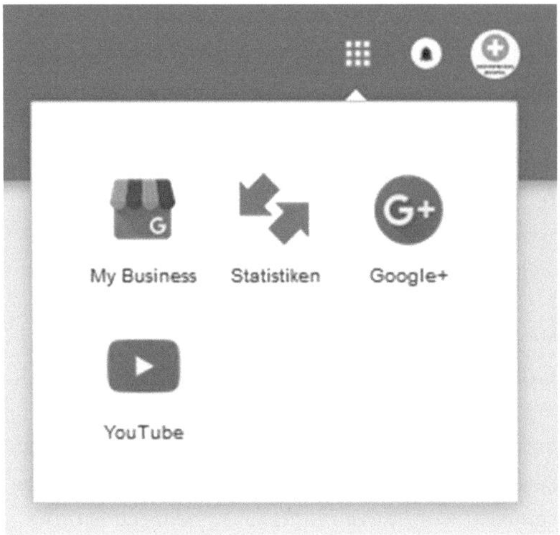

Abb. 3.4 Google My Business – Google+ finden

sich jedoch stets automatisch auf Ihre Google-My-Business-Präsenz aus.

Die Reiter unterhalb des großen Hintergrundfotos geben dem Besucher Ihrer Google+-Seite einen schnellen Überblick über Ihr Krankenhaus. Also das, was Sie hier an Informationen bieten, ist genau das, was Sie den interessierten Patienten an Informationen über Ihr Krankenhaus präsentieren wollen (◘ Abb. 3.5).

Diese sechs Reiter stehen grundlegend immer (in genau dieser Reihenfolge) auf Ihrer Google+-Seite – unter Ihrem Profil- und Hintergrundbild. Zwar haben Sie über die Reihenfolge keine Kontrolle, jedoch ist es möglich, die Reiter „Foto", „YouTube/Videos" sowie „Bewertungen" unter „Einstellungen" auszublenden (◘ Abb. 3.6).

Sie können in Ihren Einstellungen selbst auswählen, welche Informationen Sie auf Ihrem Google+-Seite teilen möchten. Sie legen fest, welche Informationen bestimmte andere Personen sehen. Sie können beispielsweise auswählen, dass der Abschnitt „Allgemeine Informationen" auf Ihrer Seite öffentlich sichtbar ist, Ihre Kontaktinformationen jedoch nur Ihrem Freundeskreis angezeigt werden.

Die einzigen Informationen, die Sie nicht ausblenden können, sind Ihr Name, Ihr Profilbild und Ihr Hintergrundbild. Falls Sie eine Kurzbeschreibung hinzugefügt haben, ist auch diese öffentlich sichtbar, genau wie Ihr YouTube-Kanal, wenn er mit Ihrem Konto verknüpft ist.

Info

Hier sehen Sie bzw. sieht der Patient die Informationen über das Krankenhaus, die Sie ggf. bereits bei der Google-My-Business-Anmeldung angegeben haben. Sie können so leicht feststellen, ob alles passt mit der Formatierung oder Lesbarkeit und ggf. Änderungen vornehmen. Wenn Sie also Ihre Unternehmensdaten hier eintragen (oder bearbeiten) wollen, drücken Sie auf „Unternehmensdaten bearbeiten" unter „Kontaktinformationen". Nun werden Sie automatisch zu Google My Business weitergeleitet, folgen Sie also den Anweisungen oben (▶ Abschn. 3.2).

Neben dem Link zu Ihrer Website sehen Sie den Button „Website verknüpfen". Diese Verknüpfung erhöht die Auffindbarkeit der genannten Website bei Google.

- **Speed**

Tragen Sie Ihre Internetadresse ein, fertig. (1 Minute)

- **Perfekt**

Sprechen Sie Ihren Webmaster oder Ihre Internetagentur an, oder führen Sie die angegebenen Schritte selber durch. Anmerkung: Sie benötigen tiefergehendes Know-how, um das selber durchführen zu können. (5 Minuten)

Wenn Sie auf den Button klicken, öffnet sich ein Fenster, in dem Google Sie auffordert, die Website über die Google Webmaster Tools zu bestätigen. Folgen Sie einfach diesen Schritten:
1. Bitte auf „Anmelden" klicken.
2. Sie werden nun zur Google-Webmaster-Zentrale weitergeleitet
3. Hier werden Ihnen zwei Methoden vorgeschlagen: „Empfohlene Methode" und „Alternative Methode". An dieser Stelle muss ein Code auf Ihrer Website eingebunden werden. Falls Sie den Code nicht selbst einbinden können, bitten Sie Ihren Webmaster, den Code einzubinden.

Beiträge

Hier sehen Ihre Besucher/Patienten mit einem Klick alle Ihre Beiträge, in chronologischer Reihenfolge. Sie selber können auf anderen Seiten in diesem Bereich Kommentieren, Teilen und Plussen, und andere können das Gleiche auf Ihrer Seite tun. Sie

Info   Beiträge   Sammlungen   Foto   Videos   **Bewertungen**

Dieser Tab ist für Besucher sichtbar. Du kannst die Sichtbarkeit der Tabs in den Google+ Einstellungen ändern.

◻ **Abb. 3.5** Google My Business – Überblick über Ihr Krankenhaus auf Google+

Profil

☑ Meine Beiträge in Google+ Communities auf dem Tab "Beiträge" in meinem Google+ Profil anzeigen. Weitere Informationen
Profil-Tabs für Besucher anzeigen (für dich immer sichtbar): Weitere Informationen
✓ Foto
✓ YouTube/Videos
✓ Bewertungen
✓ Andere sollen mein Profil in Suchergebnissen finden können Weitere Informationen
✓ Anzeigen, wie oft mein Profil und dessen Inhalte aufgerufen wurden

◻ **Abb. 3.6** Google My Business – Google+ Tabs ein- und ausblenden

selber können natürlich zudem eigene Posts hier veröffentlichen (siehe unten).

Sammlungen

Sammlungen sind wie Ordner, bei denen Beiträge/Posts, die das gleiche Thema behandeln, zusammengefasst werden können, was den Überblick für alle erleichtert. Sobald Sie Ihre erste Sammlung erstellen, wird auf Ihrem Profil ein neuer Tab angezeigt werden, und Ihre Besucher können Ihre Sammlungen sehen. Jedes Mal, wenn Sie nun einen Post verfassen, können Sie unter „Beitrag in Sammlung verschieben" diesen direkt Ihrer erstellten Sammlung zuordnen. Das Gute daran ist: Personen, die sich vielleicht nicht für all Ihre Beiträge interessieren, aber durchaus dieser Themensammlung folgen möchten, können das nun tun.

Foto

Unter „Foto" sehen Sie alle Fotos, die Sie bereits zu Ihrem Google-My-Business-Account hinzugefügt haben, geordnet nach „Profilfotos" und „Business photos". Sobald Sie ein Foto in einem Beitrag veröffentlicht haben, finden Sie dieses in einem neu erstellten Ordner „Fotos von Posts" hier wieder.

Unter „Business photos" ordnet Google+ all jene Fotos ein, die Sie auf Ihrem Google-My-Business-Profil etwa unter „Innenaufnahmen" oder „Fotos von der Arbeit" hinzugefügt haben.

Wenn Sie nun auf einen Ordner, bspw. „Business photos", klicken, haben Sie mehrere Möglichkeiten, mit den Bildern zu arbeiten:

- **„Personen taggen"**

Sie haben auf dem Foto Personen, die gut erkennbar sind? Und die Personen sind auch mit der Veröffentlichung einverstanden (wenn nicht, dann sollten Sie dieses Foto auch schnell wieder löschen)? Dann klicken Sie hier auf Taggen, und das Programm sucht automatisch Gesichter von Personen, die Sie dann benennen oder bestätigen können.

Möchten Sie, dass Ihre Kontakte Sie auf Fotos markieren können (was wir empfehlen), müssen Sie diese Funktion in den Einstellungen aktivieren. Dafür setzen Sie in den Einstellungen den Haken unter „Fotos und Videos" bei „Mich in Fotos und Videos finden und meinen Kontakten anbieten, mich zu taggen". Haben Sie diese Funktion aktiviert, können Sie auch in nicht von Ihnen selbst hochgeladenen Fotos markiert werden. Um hier die Kontrolle darüber zu behalten, wer Sie taggen möchte, können

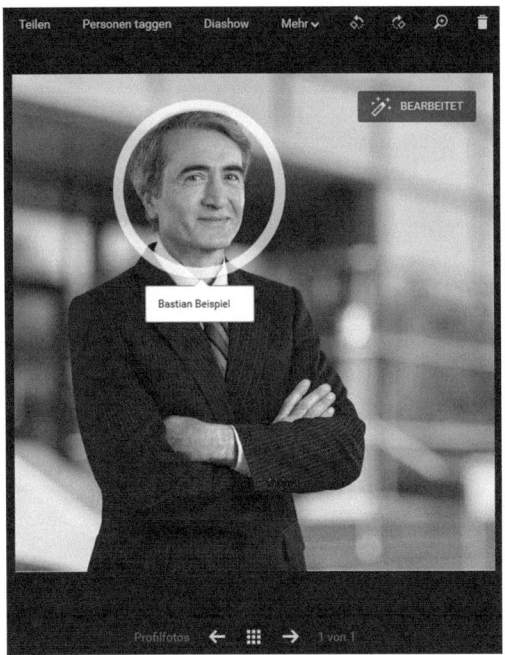

◘ Abb. 3.7 Google My Business – Google+ Gesichtserkennung – Finde my Face!

Sie in den Einstellungen festlegen, dass Sie Benachrichtigungen erhalten, was wir empfehlen.

Nachdem Sie die Funktion „Find My Face" aktiviert haben, müssen Sie noch festlegen, mit welchem Bild Google+ Sie während der Gesichtserkennung vergleichen soll. Dafür suchen Sie sich ein Bild in Ihrem Fotoalbum aus und klicken es an. Werden von Google+ Gesichter erkannt, werden sie eingekreist und darunter ein Eingabefeld angezeigt. Geben Sie unter Ihrem Gesicht dann Ihren Namen ein und bestätigen Sie diesen. Ihr Gesicht ist nun mit Ihrem Namen getaggt und Ihrer Google+-Seite verknüpft (◘ Abb. 3.7).

Werden jetzt neue Fotos hochgeladen, vergleicht die Gesichtserkennung von Google+ Sie mit dem von Ihnen angelegten Vergleichsbild. Stimmt es überein, werden Sie gefragt, ob Sie die abgebildete Person auf dem Bild sind. So können Sie dann entscheiden, ob Sie dem Tag zustimmen oder ablehnen möchten.

- „Teilen"

Sie möchten dieses Foto als Beitrag veröffentlichen? Dann einfach auf „Teilen" klicken, Text verfassen, Kreis auswählen und fertig!

- „Fotos hinzufügen"

Hier können Sie Ihrem „Foto-Ordner" Fotos von Ihrer Festplatte hinzufügen, welche Sie dann einfach und unkompliziert später griffbereit für Beiträge und als Hintergrundbild verwenden können.

- „Diashow"

Damit starten Sie automatisch eine Diashow auf Ihrem Monitor, die Sie jederzeit abbrechen können.

- „Herunterladen"

Hier können Sie Ihre Google+-Fotos auf Ihre Festplatte herunterladen.

- „Zur Veranstaltung hinzufügen"

Wenn Sie eine Veranstaltung erstellt haben, dann können Sie dieser Veranstaltung hierüber Fotos hinzufügen.

- „Automatische Optimierung anwenden"

Hier können Sie entscheiden, ob Google Ihre Bilder automatisch optimiert. Das ist ein angenehmer Service, um Bilder für die Webansicht automatisch von Google bearbeiten zu lassen.

- „Nicht in Highlights anzeigen"

Google erstellt nur für Sie sichtbar die besten Fotos, zusammengefasst unter Highlights, ausgewählt zum Beispiel nach Schärfe. Hier können Sie Bilder, die Sie nicht dort haben wollen, im Highlight-Ordner entsprechend aussortieren.

- - Unter „Mehr" haben Sie weitere Optionen
- „Zu Album hinzufügen"

Hier können Sie das jeweilige Bild entweder einem neu erstellten oder einem bereits vorhandenen Album hinzufügen.

- „Als Hintergrundbild festlegen"

Hier können Sie das Foto auch direkt als Hintergrundbild für Ihr Google+ und Google-My-Business-Profil einstellen.

- „Originalversion wiederherstellen"

Sollten Sie mit Ihrer Bearbeitung nicht zufrieden sein, können Sie hier wieder zum Status quo zurückkehren.

- „Highlight"

Hier können Sie das Foto dem sogenannten „Highlight"-Ordner hinzufügen – oder es von dort direkt wieder entfernen.

Mit den Optionen weiter rechts können Sie das Foto auch noch drehen, vergrößern, zuschneiden oder löschen.

Video/YouTube

Haben Sie bereits Videos in Ihren Beiträgen hochgeladen, werden diese hier angezeigt. Sollten Sie bereits Ihren YouTube-Account (der ja ebenfalls zu Google gehört) mit Ihrem Google My Business-Account verbunden haben, steht hier im Anschluss „YouTube" statt „Videos".

Hier können Sie eigene Videos hochladen und verwalten. Anklicken, auswählen, fertig. Allerdings sollten diese Videos kurz sein, denn Social Media ist ein schnelles Geschäft. Filme unter 100 Sekunden sind sicherlich perfekt; und achten Sie auf die Qualität, nicht nur Bildqualität, sondern auch Tonqualität. Selbstgedrehte Videos mit dem Smartphone gehören nicht hier hin, denn die sind nicht professionell, und genau das wollen Sie transportieren: Professionalität. Weiteres zum Thema YouTube haben wir in ▶ Abschn. 3.4 für Sie zusammengestellt.

Bewertungen

User können Ihr Krankenhaus bei Google bewerten. Diese Bewertungen sehen Sie hier.

Kann man Google+ an- und abschalten?

Wo ist der On-Off-Schalter? Den gibt es nicht bei Google+! Entweder Sie haben Ihre Google+-Seite online oder Sie löschen sie, etwas dazwischen gibt es nicht. Anders als bei Facebook ist es nicht möglich, Google+-Seiten vorübergehend zu deaktivieren (Quelle: https://support.google.com/plus/answer/1044503?hl=de). Google+-Seiten können also nicht versteckt werden, um ggf. das Aussehen von Titelbildern oder anderer Änderungen zu prüfen. Jede Änderung wird an der öffentlich sichtbaren Google+-Seite vorgenommen.

3.3.3 Ihr erster Beitrag auf Google+

Am besten ist es, wenn Sie jetzt gleich Ihren ersten Beitrag posten! Dazu klicken Sie links in das Fenster „Was gibt´s Neues?". In Ihrem ersten Beitrag sollten Sie darauf aufmerksam machen, dass Ihr Krankenhaus nun auch bei Google+ ist und Sie sich darauf freuen, Ihre Patienten von nun an mit interessanten Neuigkeiten aus Ihrem Krankenhaus und der Medizinbranche zu versorgen.

In unserem Beispiel lautet das so aus:

» Herzlich Willkommen auf der Google+-Seite vom Krankenhaus Beispiel! Wir freuen uns sehr über viele Follower und Kommentare und wünschen einen schönen Tag.

Wie lang darf ein Beitrag sein?

Was die Zeichenanzahl betrifft, so brauchen Sie sich bei Google+ theoretisch nicht zurückzuhalten, denn tatsächlich besteht die Möglichkeit, einen Beitrag mit bis zu 100.000 Zeichen zu schreiben. Wir raten Ihnen trotzdem, sich möglichst kurz zu fassen. Lange Beiträge schrecken im Social-Media-Bereich ab. Ihr Follower möchte hier möglichst schnell und präzise informiert werden. Grundregel: Maximal zwei Sätze!

Fügen Sie dem Beitrag am besten auch ein Foto dazu:

- Speed

Kein Foto. (0 Sekunden)

- Perfekt

Foto einsetzen. (1 Minute)

Kann ich Beiträge zeitlich planen?

Eine Funktion, Beiträge zeitlich zu planen, wie es in Facebook möglich ist, gibt es für Google+ bisher nicht.

Es gibt verschiedene Tools wie z. B. Buffer, das Chrome Plug-in Do Share oder das für Unternehmen kostenpflichtige Programm Hootsuite, die diese Funktion übernehmen. Achten Sie bei der Auswahl Ihres Tools darauf, dass die Veröffentlichung der geplanten Posts auch ohne geöffneten Browser oder eingeloggte Google+-Seite möglich ist.

Foto einfügen

Sie können Ihren Beitrag noch interessanter gestalten, indem Sie ein Foto einfügen. Dazu klicken Sie unter dem Textfeld auf „Foto" mit der kleinen blauen Kamera. Wenn Sie weiter oben beim Einrichten Ihres Google-My-Business-Accounts bereits Fotos hinzugefügt haben, können Sie auf diese nun zurückgreifen oder auch völlig neue Bilder (etwa von tagesaktuellen Ereignissen) hinzufügen.

Unter dem Foto, welches Sie hochgeladen haben, befindet sich eine Menüleiste. Folgende Funktionen stehen Ihnen zur Verfügung: „Automatische Optimierung aktivieren/deaktivieren", „Text hinzufügen", „Nach rechts drehen" und „Foto löschen". Außerdem findet sich auf der rechten Unterseite des Bildes ein Drop-Down-Menü „Zum Album hinzufügen". Hier können Sie, sofern Sie bereits ein Album erstellt haben, das Foto einem bestimmten Album hinzufügen, das könnte perspektivisch zum Beispiel eine Patientenveranstaltung sein oder die Vorstellung Ihres Teams.

Darunter legen Sie fest, wer Ihre Beiträge sehen kann:

- **Speed:**
Immer öffentlich wählen (0 Sekunden), denn „öffentlich" heißt: Jeder kann diese Information sehen.

- **Perfekt**
Immer gezielt für Ihre Zielgruppen die richtigen Posts senden/veröffentlichen durch Einsatz folgender Auswahlmöglichkeiten (4 Minuten):
    - „Meine Kreise": Das sind Ihre Kontakte, die Sie in bestimmte Gruppen eingeteilt haben.
    - „Erweiterte Kreise": Alle Personen in Ihren Kreisen und alle in deren Kreisen sehen die Beiträge.
    - „Following": Das eignet sich für Profile, die zum Beispiel als gute Informationsquelle für eigenen Beiträge gelten. Es könnte also sein, das diese Profile stets gute Informationen haben, die Sie wiederum gut für Ihre Beiträge verwenden können.
    - „Customers": Das sind Ihre Patienten.
    - „VIPs": Es gibt immer Personen (Profile), die wir gerne verfolgen, also deren Beiträge uns stets interessieren und die wir plussen oder kommentieren. Genau diese finden sich hier.

- „Team members": Sie haben Mitarbeiter in die Google+-Pflege involviert? Dann gehören die hierhin.
- „Personen auswählen": Hier können Sie direkt Personen einsetzen mit Mailadresse.

> **Tipp des PR-Beraters**
>
> Wir empfehlen, dass Sie Ihre Beiträge stets „öffentlich" teilen.

3.3.4 Beitragsmöglichkeiten auf Google+

Alles ist erstellt und nun geht es darum, Ihre Google+-Seite mit Leben zu füllen. Dieses Google+-Leben besteht aus Ihren Beiträgen.

Text

„Was gibt´s Neues". Mit der Maus in das Feld klicken und Text verfassen, fertig. Die Länge sollte zwei Sätze nicht übersteigen, und denken Sie immer an Ihre Zielgruppe: Keine Fremdwörter!

Mögliche Themen zum Posten können Sie dem Kapitel Facebook entnehmen.

■■ **Wie ist die Ansprache? Du oder Sie?**

Zwar wird bei Facebook und Google+ „offiziell" das „Du" verwendet, aber hier geht es um mehr, nämlich um die Kommunikation zwischen Arzt und Patient. Und wenn Sie in Ihrem Krankenhaus die Patienten mit „Sie" ansprechen, dann hier natürlich auch.

Foto

Grundregel: Möglichst kein Beitrag ohne Foto; Sie können sogar einen Beitrag veröffentlichen ohne Text, also nur mit Foto.

- **Speed**
Einfach auf das Fotosymbol klicken, Foto auswählen, klicken und fertig. (10 Sekunden)

- **Perfekt**
Klicken Sie unten links auf „Automatische Optimierung", nun bearbeitet Google automatisch Ihr

Foto zum Beispiel in der Helligkeit. Danach klicken Sie daneben auf „Text hinzufügen". Nun können Sie sehr einfach das Foto beschriften; Sie können also dem Bild eine Überschrift geben oder einen Untertitel. Aber denken Sie daran: Nicht der Text steht hier im Vordergrund, sondern noch immer das Foto. (3 Minuten)

Link

Mit einem Klick öffnet sich hier ein Fenster, in das Sie einen Link hineinkopieren können. Das kann zum Beispiel ein interessanter Beitrag aus der Medizin sein, den Sie im Internet gefunden haben. Sie können aber auch einen entsprechenden Link Ihrer Website einfügen, sofern sich dort etwas geändert hat. Das Schöne ist, dass der Link automatisch grafisch dargestellt wird – probieren Sie es einfach mal aus! Schreiben Sie oben einen Satz, um den Lesern zu erklären, warum Sie den Link anklicken sollten.

> **Der Anwalt rät**
> Auch hier gilt das Gleiche wie bei Facebook & Co.: Der Account-Inhaber ist voll verantwortlich für eigene Inhalte und solche Inhalte, die er sich zu eigen macht. Werden Links gesetzt, ist dies urheberrechtlich zunächst einmal unproblematisch; der eigentliche (schutzfähige) Inhalt wird hierbei nicht kopiert oder zum Abruf bereitgestellt. Tatsächlich wird nur der Zugang hierzu öffentlich gemacht. Im Hinblick auf die inhaltliche Haftung für solche Links gilt, was schon zuvor bei Facebook (▶ Kap. 2) gesagt wurde: Macht sich der Nutzer, etwa durch eine zustimmende oder unterstützende Kommentierung oder durch Drücken des „+1"-Buttons den verlinkten Inhalt ohne jede Distanzierung zu eigen, kann er unter Umständen wegen der Verbreitung rechtswidriger Inhalte auch selbst haften. Obwohl das Thema „Haftung für Links" eines der am meisten diskutierten Themen ist, ist die praktische Relevanz eher gering. Zögern Sie also nicht, Links zu teilen – wenn Ihnen nicht schon auf den ersten Blick eine offensichtliche Rechtswidrigkeit des Inhalts auffällt.

Video

Wenn Sie hier klicken, öffnet sich ein Fenster, in dem Sie ein YouTube-Video teilen können. Das liegt daran, dass der Dienst „YouTube" zu Google gehört. Sie melden sich übrigens auch bei YouTube über Ihr Google-Konto an.

Sie können nach einem bestimmten Video bei YouTube suchen (geben Sie einen Suchbegriff ein, und YouTube bietet Ihnen dazu die Treffer) oder direkt eine URL eingeben. Falls Sie an Ihrem PC eine Kamera angeschlossen haben, können Sie hier sogar direkt ein Video aufnehmen und posten. Allerdings sollten Sie die Produktion eines Videos grundsätzlich in professionelle Hände legen. Oder Sie laden ein fertiges, professionelles Video von Ihrem PC hoch.

Auch hier gelten die gleichen Richtlinien wie bei den Videos für Facebook (▶ Kap. 2.7.8.2).

Grundsätzlich gilt: Bei Google+ müssen die Videos noch mehr als bei Facebook einem absolut professionellen Anspruch genügen. Dies ist die offizielle Google+-Seite Ihres Krankenhauses, und in Ihrem Krankenhaus wird natürlich absolut professionell gearbeitet, also ist es selbstverständlich, dass auch Ihre Internetseite sowie Ihr Google+-Auftritt so professionell sind, wie man es als Patient von einem Krankenhaus erwartet.

Selbstgedrehte Videos gehören hier nicht hin, so schön die Aufnahmen mit Ihrem Smartphone auch sind, denn hier geht es nur um das Transportieren einer Botschaft: Sympathie und Professionalität.

> **Der Anwalt rät**
> Achten Sie sowohl auf die Rechte am verwendeten Material als auch auf die Rechte der auf den Bewegtbildern abgebildeten Personen. Bestenfalls regeln Sie die Einräumung von Nutzungsrechten und die Gestattung von Bildnisverwendungen in schriftlichen Vereinbarungen. Für Details verweisen wir auf unsere Ausführungen zur Einbindung von Bewegtbildern im Facebook- und im YouTube-Kapitel.

Veranstaltung

Sie haben einen Tag der offenen Tür oder eine Patientenveranstaltung? Nutzen Sie dafür Google+, um es anzukündigen! Klicken Sie dazu auf das Symbol, und es öffnet sich ein Fenster, in dem Sie die Daten Ihrer Veranstaltung eintragen können.

Über „Design ändern" können Sie ein passendes Motiv für Ihre Veranstaltung wählen.

- **Speed**

Google+ bietet Ihnen hierfür verschiedene Motive an, sortiert nach bestimmten Anlässen. Wählen Sie eins aus. (10 Sekunden)

- **Perfekt**

Eine individuelle Veranstaltung braucht auch eine individuelle Einladung mit einem „eigenen" Bild, schließlich ist Ihre Veranstaltung ja keine Veranstaltung von der Stange. Nutzen Sie dazu ein Bild von Ihrer Festplatte. (1–2 Minuten)

Darunter tragen Sie unter „Veranstaltungstitel" den Namen Ihrer Veranstaltung ein; hier muss es kurz und knapp stehen, damit gleich klar ist, worum es geht.

Bei „Veranstaltungsoptionen" können Sie zwischen a) „Standard" und b) „Erweitert" wählen.

- - **Standard**

Hier können Sie zwischen drei Optionen wählen:

- **„Gäste dürfen andere einladen"**

Das bedeutet, dass Ihre Gäste (die Sie mit der Veranstaltung eingeladen haben) ihre Kontakte ebenfalls zu der Veranstaltung einladen können. Da Sie aktuell noch keine Kontakte haben und es sich hier um eine öffentliche Veranstaltung handelt, fällt diese Option hier noch weg, aber sollte grundsätzlich aktiviert sein.

- **„Gäste können Fotos hinzufügen"**

Fotos und Videos, die Sie für eine Veranstaltung hochladen, werden in einer gemeinsamen Sammlung mit den anderen Gästen geteilt. Entstehen diese Aufnahmen bei einer öffentlichen oder einer On-Air-Veranstaltung, kann jeder sie ansehen. Standardmäßig können alle Veranstaltungsgäste zur Fotosammlung der Veranstaltung beitragen. Bei öffentlichen Veranstaltungen kann jeder Fotos hochladen.

Wir empfehlen Ihnen, diese Option nicht zu wählen, da Sie mit Ihrer Seite und der Veranstaltung Ihr Krankenhaus repräsentieren, also seriös und professionell erscheinen wollen, und Sie hier keinen Einfluss auf Bilder hätten, die andere unüberlegt hochladen.

- **„Gästeliste ausblenden"**

Die Gästeliste ist für Ihre eingeladenen Gäste interessant, wenn Sie gezielt Personen aus Ihrem Freundes- und Bekanntenkreis einladen. Da Sie eine „öffentliche" Veranstaltung erstellen, fällt diese Option weg und würde nur unnötig einschränken.

- **Speed**

Stellen Sie einmal diese Optionen so ein und belassen Sie diese so für die Zukunft. (5 Sekunden)

- **Perfekt**

Wählen Sie den Bereich „Erweitert". (8 Minuten)

- - **Erweitert**

Über diese Funktion haben Sie die Möglichkeit, Ihrer Veranstaltung einen Link zu einer Website zuzufügen. Idealerweise ist das die Website Ihres Krankenhauses, auf der Sie ebenfalls auf die Veranstaltung hinweisen und Ihre Gäste hier entsprechende Informationen zu den Themen und zum Verlauf erhalten.

Außerdem gibt es hier die Möglichkeit, die URL einer Vorverkaufsstelle oder eines YouTube-Links zu posten. Beides trifft hier in unserem Beispiel nicht zu und ist bei einer Veranstaltung eines Krankenhauses generell nicht passend. Als Nächstes können Sie Informationen zu öffentlichen Verkehrsmitteln und Parkmöglichkeiten eintragen. Dies ist ein guter Service, den Sie bieten sollten, denn es drückt aus, dass Sie sich darüber Gedanken machen, wie Ihre Gäste am besten zu Ihrer Veranstaltung kommen können (Wertschätzung!).

Wenn Sie alles eingetragen haben, dann klicken Sie unten links auf „Einladen".

Ihre Veranstaltung ist nun erstellt und in der „Übersicht" Ihrer Seite sichtbar.

Abstimmung

Dieses beliebte Tool gab es mal bei Facebook, nun ist es bei Google+ verwendbar: die Abstimmung. PR-Berater nennen so etwas „Call-to-Action", also eine „Aufforderung", aktiv zu werden. Das kann man nicht erzwingen, aber man kann es erleichtern: technisch und psychologisch. Technisch bietet Google hier ein sehr einfaches Tool. Psychologisch müssen

Sie die richtigen Themen bieten. Sie können so herausfinden, wie Ihre Nutzer zu bestimmten Themen stehen, also, ob sie zum Beispiel Angst vor Spritzen haben (das Ergebnis ist allerdings vorhersehbar), oder auch fragen, welche Themen vielleicht zukünftig gewünscht werden.

▪▪ Eine Abstimmung erstellen

Sie haben die Möglichkeit, 2, 3, 4 oder 5 Antworten zu Ihrer Frage anzubieten, und: Sie können dazu auch passende Fotos hinzufügen, um auch optisch die Antworten zu präsentieren.

Je kürzer die Frage, desto höher ihr Erfolg der Wahrnehmung. Das gleiche gilt für die Antworten zum Anklicken. Beachten Sie allerdings, dass eine Umfrage, die Sie eröffnet haben, also anbieten, nun da steht, und die können Sie nie mehr „schließen", also beenden. Auch die Auswahlmöglichkeiten können Sie im Laufe der Zeit nicht „anpassen". Es gibt dann nur zwei Möglichkeiten: Weiterlaufen lassen oder komplett löschen (oder verbergen).

Tipp des PR-Beraters

Die Regel ist einfach: Kommt die Umfrage gut an? Dann lassen Sie diese weiter online; kommt sie nicht gut an? Dann löschen Sie diese. Und vergessen Sie nicht die Umfrage stets oben fest zu positionieren (anpinnen, siehe unten).

▪▪ Checkliste: 10 Themen für eine Abstimmung

1. Sie haben eine neue Statue im Eingangsbereich oder im Krankenhausgarten? Hat die einen Namen? Dann lassen Sie doch mal abstimmen, welchen Namen sie bekommen soll!
2. Sie möchten wissen, welche Themen Ihre Patienten auf Google+ interessieren? Dann fragen Sie sie! Beispiel: „Worüber möchten Sie zukünftig mehr informiert werden?" Und dann bieten Sie die Themen an, wie „Schmerztherapie", „Darmkrebs", „Impfung".
3. Wie finden Sie das Kantinenessen?
4. Wie empfinden Sie die Parkplatzsituation am Krankenhaus?
5. Die Formel1 hat Ihr letztes, entscheidendes Rennen? Oder es ist Fußball-WM? Dann lassen Sie abstimmen vor der WM: „Wer wird Weltmeister?" (Ganz gleich, wie gut die deutsche Mannschaft gerade in Verfassung ist: Deutschland müssen Sie hier nennen, sonst steht ein Shitstorm vor der Tür.)
6. Sie haben eine neue Internetseite? Dann lassen Sie diese „bewerten"! Aber vermeiden Sie hier Noten, denn eine Note 5 ist nicht angenehm, sollte es die geben. Vielmehr nutzen Sie Beschreibungen wie „Die neue Seite gefällt mir super", „Ich finde diese besser als die vorherige", „Mir gefiel die vorherige genauso gut", „Die alte Website fand ich irgendwie besser". Auch wenn es Sie stört, aber eine Umfrage geht nicht nur mit positiven Eigenschaften, Sie müssen auch Kritik zulassen.
7. Seien Sie doch mal mutig: „Wie finden Sie die Freundlichkeit unserer Ärzte?" „Absolut super", „Geht so" oder „Eher unfreundlich". Das ist eine Frage, die Sie vielleicht wirklich interessiert.
8. Fragen Sie doch mal, wie gut Ihre Patienten eigentlich Ihren Google+-Auftritt finden, und auch hier keine Noten, sondern „Wie gefällt Ihnen unsere Google+-Seite?", „Finde ich sehr informativ und unterhaltsam", „Finde ich informativ und unterhaltsam", „Finde ich informativ, aber nicht unterhaltsam", „Finde ich unterhaltsam, aber zu wenig informativ", „Finde ich weder unterhaltsam, noch informativ".
9. Auf keinen Fall sollten Sie abstimmen lassen, welche Mitarbeiterin besonders nett ist oder kompetent.
10. Lassen Sie politische Themen aus, auch die Themen rund um Abrechnung und Krankenkassen!

Der Anwalt rät

Beachten Sie natürlich auch bei allen Google-Einträgen die rechtlichen Rahmenbedingungen, also insbesondere das Berufsrecht und das HWG. Hierzu hatten wir bereits in ▶ Kap. 2 einige Ausführungen vorgenommen. Zusammengefasst: Im Mittelpunkt der Einträge muss stets die sachliche, berufsbezogene Information stehen. Verzichten Sie bei aller Kürze auf anpreisende, irreführende, herabsetzende oder vergleichende Werbeaussagen.

Einen fertigen Beitrag bearbeiten

Sie haben einen Beitrag veröffentlicht, nun können Sie diesen Beitrag bearbeiten, optimieren oder löschen. Dazu gehen Sie bitte nach dem Veröffentlichen mit der Maus nun auf die rechte obere Ecke und es erscheint ein kleiner Pfeil. Wenn Sie diesen anklicken, erhalten Sie verschiedene Beitragsoptionen:

- „Beitrag anpinnen"

Dies bedeutet, dass dieser Beitrag immer ganz oben als erster Beitrag angezeigt wird. Sobald Sie einen Beitrag oben angepinnt haben, erscheint oben rechts eine grüne Pinnnadel. Wenn Sie den Post nicht mehr an oberster Stelle gepinnt haben möchten, gehen Sie einfach wieder auf den Pfeil oben rechts und klicken „Beitrag loslösen" an. Das macht dann Sinn, wenn Sie zum Beispiel auf eine Patientenveranstaltung hinweisen wollen.

- „Beitrag bearbeiten"

Hier können Sie Ihren Beitrag korrigieren bzw. ändern oder durch ein Foto vervollständigen.

- „Beitrag löschen"

Hiermit löschen Sie Ihren Beitrag.

- „Link zum Beitrag"

Hier erhalten Sie einen Link, mittels diesem Sie oder Andere, denen Sie diesen Link zur Verfügung stellen, zu dem entsprechenden Beitrag gelangen. Wenn Sie einen interessanten Beitrag haben, dann können Sie natürlich andere gezielt darauf aufmerksam machen. Dazu einfach eine E-Mail an Ihre Kontakte zum Beispiel über Ihr Outlook senden und diesen Link einsetzen, und mit einem Klick gelangen die E-Mail-Empfänger auf genau diesen Beitrag. Sie können übrigens auch per Facebook oder Twitter diesen Link veröffentlichen.

- „Beitrag einbetten"

Hier erhalten Sie einen HTML-Code, mit dem Sie oder Ihr Webmaster den Link auf Ihrer Website „einbetten" können.

- „Beitrag ignorieren"

Der Beitrag wird für Seitenbesucher nicht mehr sichtbar sein, ist aber nicht gelöscht. Diese Funktion können Sie auch wieder rückgängig machen, mit einem erneuten Klick. Das macht dann Sinn, wenn Sie Kommentare erhalten, die Ihnen nicht gefallen, aber Sie möchten nicht durch ein sichtbares Löschen die Aufmerksamkeit bei dem Verfasser weiter erhöhen oder erst wecken.

- „Kommentare deaktivieren"

Wenn Sie diese Funktion auswählen, können Seitenbesucher keine Kommentare unter dem Beitrag veröffentlichen. Auch diese Funktion können Sie wieder rückgängig machen, mit einem erneuten Klick. Das ist zu empfehlen, wenn Sie einen Beitrag haben, bei dem Sie ganz bewusst keine Kommentare wünschen; das kann zum Beispiel sein, wenn Sie ein Teammitglied haben, das verstorben ist, und Sie auch über Google Ihr Beileid im Namen des Teams ausdrücken möchten. Ihre Google+-Seite ist eine interessante, positive Seite, und kein Kondolenzbuch voller Trauer.

- „Erneutes Teilen deaktivieren"

Wenn Sie einen Beitrag von einer andere Seite „geteilt" haben und dieser auf Ihrer Seite erscheint, dann können Sie hier einstellen, dass der Beitrag von Ihrer Seite nicht von anderen geteilt wird. Auch diese Funktion ist umkehrbar.

- „Beitrag in Sammlung verschieben"

Wenn Sie eine Sammlung haben, also einen Ordner angelegt haben, in dem die Beiträge zu einem bestimmten Thema gesammelt werden, können Sie mit einem Klick auf diese Funktion den betreffenden Post in genau die ausgewählte Sammlung verschieben.

3.3.5 Möglichkeiten der Interaktion

Personen

Jetzt kommen wir endlich zu den sogenannten „Kreisen", für die Google+ bekannt ist. Mit Google+-Kreisen können Sie Ihre Online-Kontakte in Gruppen zusammenfassen, die den sozialen Gruppen aus Ihrem richtigen Leben entsprechen. Sie könnten beispielsweise die vier „Kreise" Patienten, Kollegen, Mitarbeiter sowie Privat anlegen und in diese Kreise Ihre entsprechenden Kontakte einordnen. Mit Kreisen sorgen Sie also dafür, dass Ihre Follower genau die Inhalte sehen, die sie sehen sollen.

3.3 · Google+

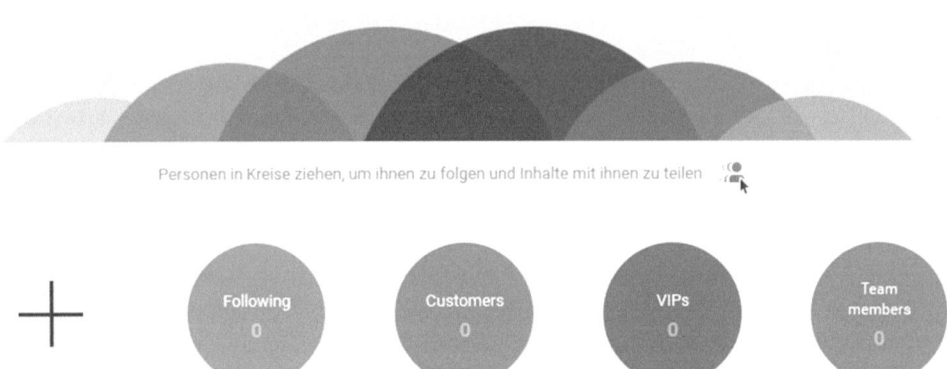

Abb. 3.8 Google My Business – Google+ Kreise erstellen

Tipp des PR-Beraters

Ihre Follower können Sie nun nach Alter und Geschlecht oder vielen anderen Dingen differenzieren – und somit sehr passgenau thematisch ansprechen. Und nicht nur das: Sie können, je nachdem wie das Alter ist, somit auch die Art der Ansprache verändern.

Ihre Beiträge teilen Sie dann ganz leicht mit Ihren Kreisen. So veröffentlichen Sie beispielsweise die Bilder des Klinikausfluges oder eine Fortbildung nur im Angestelltenkreis.

Google+ bietet Ihnen bereits vier Kreise an:
- „Following": Für allgemeine Profile, die Ihrer Seite folgen
- „Customers": In Ihrem Fall Patienten
- „VIPs": Für besonders wichtige Kontakte (Das könnten tatsächlich Privatpatienten sein oder auch Ihre „guten" Patienten.)
- „Team Members": Dort können Sie zum Beispiel Ihre Angestellten einordnen

Kreise erstellen

Sie haben die Möglichkeit, eigene individuelle Kreise zu erstellen und diese so zu betiteln, dass diese besser zu Ihrem Krankenhaus passen.

Klicken Sie dazu einfach auf den grauen Kreis ganz links mit dem +. In dem Fenster, welches sich nun öffnet, können Sie Ihrem Kreis einen Namen geben, etwa „Berufliche Kontakte" oder „Redakteure" oder „Kinder" oder „Zuweiser". Dann klicken Sie unten auf „Leeren Kreis erstellen" (◘ Abb. 3.8).

Sie haben nun einen individuellen Kreis, namens „Berufliche Kontakte", der natürlich noch leer ist.

Kontakte hinzufügen

Um Personen zu finden, die Sie Ihrem Kreise zuordnen können, klicken Sie einfach oben auf „Personen suchen". In dem entsprechenden Suchfeld links können Sie dann direkt einen Namen eingeben oder über eine Stadt, Schule, Arbeitgeber oder E-Mail-Adresse nach Kontakten suchen. Google+ zeigt Ihnen dann die entsprechenden Treffer an.

Klicken Sie dann auf den entsprechenden Namen. Es öffnet sich daraufhin das Profil der Person, in dem Sie über den roten Button „zu Kreisen hinzufügen" fahren.

Sie sehen nun, dass Google+ Sie „fragt", zu welchem Kreis das Profil hinzugefügt werden soll.

Ihre Profilinformationen für einzelne Kreise anpassen

Sie entscheiden selbst, wer welche Angaben aus Ihrem Profil sieht. Ihre Kontaktdaten und Ihr

Beziehungsstatus gehen vielleicht nur Ihren Freundeskreis etwas an, während Sie Ihren beruflichen Werdegang und Informationen zu Ihrer Ausbildung auch für den Kreis mit Ihren Studienfreunden sichtbar machen könnten.

▪▪ **Kontakte aus Kreisen entfernen**
Haben Sie einen Kontakt versehentlich einem Kreis hinzugefügt? Dann können Sie das ganz einfach wieder rückgängig machen. Suchen Sie beispielsweise unter „Meine Kreise" über das Suchfenster nach dem entsprechenden Kontakt. Haben Sie ihn gefunden, klicken Sie den Kontakt mit der linken Maustaste an. Es öffnet sich ein kleines Fenster, in dem Sie sehen, in wie vielen Kreisen sich der Kontakt befindet. Fahren Sie mit dem Mauszeiger über die grüne Fläche, dann sehen Sie sofort, in welchen Kreisen sich der Kontakt befindet. Entfernen Sie das Häkchen aus dem versehentlich zugeordneten Kreis, und schon ist die Sache erledigt.

▪▪ **Kreise löschen**
Um ganze Kreise wieder zu löschen, gehen Sie wieder zurück zur Ansicht „Meine Kreise". Dort klicken Sie den entsprechenden Kreis an. Der Kreis wird grau, und Sie haben nun zwei Möglichkeiten. Über einen Klick auf den kleinen Stift können Sie den Namen des Kreises ändern. Um ihn komplett zu löschen, klicken Sie auf das Mülleimer-Symbol. Zur Sicherheit werden Sie gefragt, ob Sie den Kreis wirklich löschen möchten. Bestätigen Sie die Abfrage mit einem Klick auf „Kreis löschen".

▪▪ **Ich in den Kreisen von anderen**
Hier sehen Sie, wer Sie in seinen Kreisen aufgenommen hat.

Relevanz

Dieses Feld sehen Sie oben links, wobei „Relevanz" eine Grundeinstellung ist. Google+ bietet Ihnen hier die Möglichkeit, Ihre Kreise nach unterschiedlichen Kriterien zu sortieren. In Branchen, in denen eher das Du als das Sie verwendet wird, kann es zum Beispiel Sinn machen, nach Vornamen zu sortieren.

Entdecken

Sie sind auf der Suche nach Personen, die „ungewöhnlich" oder gerade „angesagt" sind? Klicken Sie hier auf Entdecken, und Google bietet Ihnen automatisch eine riesige Vielzahl von Google+-Seiten.

Communities

Der Grundgedanke von Social Media ist, dass sich Personen, die sich nicht kennen, aber ein gleiches Interesse haben, suchen und finden können, um sich dann auszutauschen. Genau das steckt in dem Punkt „Communities". Dies kann zum Beispiel eine Gruppe von Chefärzten für Chirurgie sein.

- Speed

Überspringen. (0 Sekunden)

- Perfekt

Suchen Sie oben rechts nach Communities und schließen Sie sich denen an, das schafft neue weitere Kontakte. (20 Minuten)

Aktiv sein auf anderen Seiten

Um die Bekanntheit und Reichweite Ihrer Google+-Seite zu erhöhen, können Sie natürlich auch auf anderen Seiten aktiv sein. Unter jedem Post sehen Sie „+1", einen „Pfeil" sowie das Feld „Einen Kommentar hinzufügen".

Es gibt grundsätzlich drei Möglichkeiten, aktiv außerhalb Ihrer eigenen Google+-Seite bei Google+ aktiv zu sein: Plussen, Teilen und Kommentieren. Alle drei Aktionen sind ein gutes Mittel, um auf sich aufmerksam zu machen.

- Speed

Wenn Sie auf anderen Google+-Seiten sind und Sie entdecken Beiträge, die Ihnen gefallen, dann klicken Sie einfach auf das „+1"; damit zeigen Sie anderen und vor allem auch dem Google+-Seiteninhaber, dass Sie dort aktiv waren, und animieren ihn und andere vielleicht, auch auf Ihrer Seite aktiv zu werden, zumindest diese zu besuchen. Mit einem Klick auf Teilen machen Sie sich einen anderen guten Beitrag schnell zum eigenen. Keine Sorge, das ist nicht unethisch, ganz im Gegenteil es ist gewünscht und freut den meistens besonders, bei dem Sie teilen. (2 Sekunden)

- „+1"

Es heißt nicht „Liken" (das ist bei Facebook), sondern „Plussen". Aber Liken klingt leichter und hat sich als Begriff etabliert, sogar bei Google+. Das ist im Prinzip die gleiche Funktion wie das „Liken" mit dem Daumen bei Facebook. Wenn jemandem Ihr Beitrag gefällt, zeigt er das, indem er einfach hier draufklickt.

- **„Teilen"**

Auch diese Funktion dürfte Ihnen schon von Facebook bekannt sein. Wenn jemand Ihren Beitrag „teilt", erscheint dieser auf der Seite oder dem Profil der Person. Ein Klick, und fertig.

- **Perfekt**

Nutzen Sie das Plussen und Teilen, aber kommentieren Sie auch. Ein geschriebener Beitrag (Kommentar) ist zeitaufwendig und erfordert mehr Arbeit, aber genau deswegen erhält er auch deutlich mehr Aufmerksamkeit, nicht nur bei dem Seiteninhaber, sondern auch bei den „Lesern". (2 Minuten)

- **„Kommentar hinzufügen"**

Hier können Sie selbst und Ihre Follower bzw. jeder, der diesen Beitrag sieht, einen Kommentar zu dem Beitrag schreiben.

Ein Kommentar auf einen Post von Ihnen kann auch eine Frage sein oder ein Lob, natürlich auch eine Kritik. Egal was davon, Sie müssen reagieren. Der Einfachheit verweisen wir hier auf das Kapitel bei Facebook.

3.3.6 Möglichkeiten der Kontrolle

Statistiken

Mit Hilfe der Statistiken in Google My Business können Sie genau sehen, wie gut Ihre Google+-Seite angenommen wird, und erfahren zudem auch noch statistische Daten über Ihre Besucher wie Alter oder Geschlecht.

- **Speed**

Überspringen. (0 Sekunden)

- **Perfekt**

Mit einem Blick in die Statistik wissen Sie, welche Themen gut ankamen, zu welchen Zeiten Ihre Beiträge gut ankamen und ob Ihre Themen eher Männer oder Frauen ansprechen, und wenn Sie wollen, können Sie sogar hier die Statistiken zu Ihrer Website und über Ihren YouTube-Kanal einsehen. Einmal im Monat sollten Sie hier hineinschauen, um Ihre

Beiträge noch besser auf Ihre Ziele ausrichten zu können. (9 Minuten)

Hier können Sie folgende Bereiche auswählen:

- **Sichtbarkeit**: Hier sehen Sie Ihre für die letzten 7 oder 30 Tage oder 90 Tage oder den gesamten Zeitraum Beitragsaufrufe, Profilaufrufe und Fotoaufrufe.
- **Beiträge**: Hier wird chronologisch angezeigt, welche Beiträge wie angenommen wurden, also gab es zum Beispiel Kommentare oder wie oft haben Leute Ihre Beiträge geteilt.
- **Zielgruppe**: Gibt es neue Follower, welches Geschlecht haben die, wo kommen sie her und wie alt sind diese? Hier steht es. Allerdings geht dies erst ab 200 Followern!

Bewertungen

Sie kennen Krankenhausbewertungsportale, und die sind aus einem Grund sehr beliebt: Dort stehen Bewertungen in Form von Noten oder Sternchen, und jeder Patient weiß quasi schon vorher, was ihn erwartet. Das ist sehr anschaulich und (bei Patienten) sehr beliebt, und deswegen bietet das auch Google an. Der Service ist für den Google-Suchenden nach einem Krankenhaus perfekt: Es wird auf einen Blick gleich angezeigt, neben Öffnungszeiten und Fotos und anderen Informationen, wie andere das Krankenhaus bewertet haben.

Ihre Bewertungen erscheinen parallel dazu für jeden Googlenutzer, der Ihr Krankenhaus bei Google eingibt und die Treffer ansieht auf der rechten Seite.

■■ **Ich will nicht bewertet werden.**

Keine Chance! Sie können nicht verhindern, dass man Sie bewertet, da Google diesen Dienst permanent anbietet. Sie können aber dennoch einen Trick anwenden. Wenn Sie etwa auf Ihrer Google+-Seite unter Einstellungen unten bei „Profil" den Haken bei „Bewertungen" entfernen, wird dieser Reiter nicht auf Ihrer Google+-Seite gezeigt. Dennoch können Patienten Sie weiter bewerten über Google Maps.

> **Tipp des PR-Beraters**
>
> Sprechen Sie gezielt Patienten an, die Sie bewerten können, um nicht zu sagen: Sprechen Sie die Patienten an, bei denen Sie

wissen, dass diese auch eine gute Bewertung abgeben. Wenn Sie fünf Bewertungen haben, die jeweils mit kurzem Kommentar auch (ehrliche) fünf Sterne vergeben, hat das eine enorm gute Außenwirkung, und: Jeder Google-Suchende sieht dies sofort! Haben Sie gute Bewertungen, dann aktivieren Sie diesen Reiter unter Einstellungen, damit auch wirklich jeder Besucher Ihrer Google+-Seite sofort sieht, wie zufrieden Ihre Patienten sind.

3.4 YouTube

YouTube ist mehr als nur einer der populärsten Social-Media-Kanäle. Nach Google zählt YouTube zur zweitgrößten Suchmaschine der Welt. Der Name setzt sich zusammen aus „tube", also eine Röhre (TV-Gerät), und „you", also „Du", was zusammen so viel bedeutet wie „Du sendest". 2005 wurde es von drei jungen Kollegen in den USA gegründet und im darauf folgenden Jahr für mehr als 1 Mrd. Dollar an Google verkauft.

Nach eigenen Angaben besuchen mehr als 1 Mrd. einzelner Nutzer jeden Monat dieses Portal, und das Durchschnittsalter der YouTube-Nutzer liegt bei deutlich über 30 Jahren, und mehr als 50% liegen im Alter bei über 35 Jahren (Quelle: http://meedia.de/2014/09/03/ueber-30-und-mit-gutem-einkommen-das-sind-die-deutschen-youtube-nutzer/). In Deutschland nutzen etwa 40 Mio. Menschen YouTube, vor allem zum Anschauen von Videos. Die tatsächliche Anzahl von Videos insgesamt bei YouTube ist nicht offiziell bekannt, wobei grobe Schätzungen von deutlich über einer viertel Mrd. Videos ausgehen.

▪▪ Wie funktioniert YouTube?

Sie kennen YouTube noch nicht oder kaum? Dann machen Sie den Test! Rufen Sie die Internetseite www.youtube.com auf, und oben sehen Sie ein Eingabefeld, rechts daneben das Symbol einer Lupe. Jetzt geben Sie einen Begriff dort oben ein, der Sie interessiert, ganz gleich, ob Ihr Lieblingsfußballverein oder der Name Ihrer Geburtsstadt oder eine medizinische Behandlungsmethode, und klicken auf die Lupe. Mit hoher Wahrscheinlichkeit findet YouTube Videos zu diesen Themen.

> **Tipp des PR-Beraters**
>
> Da YouTube von der Sprache Englisch geprägt ist, kann es sein, dass sich Ihre Trefferquote bei bestimmten Themen deutlich verbessert, wenn Sie den „englischen" Begriff wählen.

Der Vorteil für ein Krankenhaus ist evident: Durch das Hochladen von Filmen lassen sich Botschaften leichter, unterhaltsamer und attraktiver senden. Dass Sie freundliches Personal beschäftigen, ist nun nicht nur sichtbar, sondern sogar hörbar, und wie bei Ihnen der Chefarzt ein Beratungsgespräch durchführt, ist so genau zu sehen und zu hören, als wäre man als Patient dabei. Die gesamte Vorstellung des Krankenhauses ist so deutlich lebendiger als über Fotos auf Ihrer Website oder über Broschüren.

YouTube ist grundsätzlich kostenlos, auch wenn es dort schon Dienste gibt, die wie beim Pay-TV kostenpflichtig sind. Die Idee war, selbst gedrehte Videos hier hineinzustellen, aber natürlich finden sich hier mittlerweile auch genauso professionelle Videos, wie Musikclips zum Beispiel. Sollten Sie einen Imagefilm für Ihr Krankenhaus produziert haben, dann stellen Sie ihn hier hinein – kostenlos und für alle sichtbar! Das Thema Medizin jedenfalls ist bereits bei YouTube angekommen.

Es sind beispielsweise beim Suchbegriff „Patientengespräch" zwar zurzeit „nur" etwa 1.400 Videos mit exakt diesem Titel zu finden, aber manche dieser Videos haben mehrere Tausend Klicks: Mehrere Tausend Personen haben sich dieses Video also angesehen!

Falls Sie sich fragen, wer wohl bei YouTube Filme zum Thema „Seniorenheim" oder „Pflegeheim" anklickt, stellen Sie sich einfach die Frage, wer die Heime für die Angehörigen aussucht! Es sind nicht die Betroffenen, sondern die Kinder oder Enkel, und die nutzen Social Media selbstverständlich, in diesem Fall YouTube. Die gleiche Frage stellt sich, wer die Fachklinik oder das Krankenhaus aussucht,

3.4 · YouTube

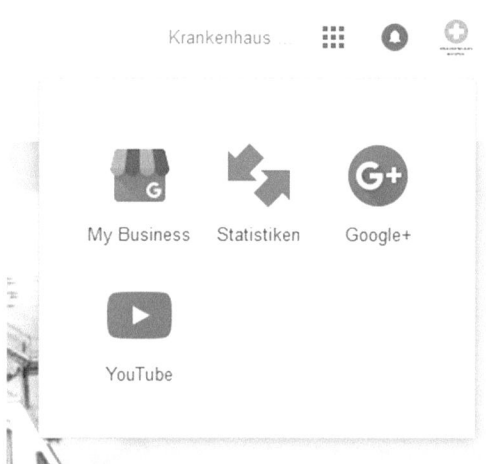

☐ Abb. 3.9 YouTube – Anmeldung

das sich auf Kinderbehandlung spezialisiert hat: Es sind die Eltern, und die nutzen sehr wahrscheinlich auch YouTube.

3.4.1 Anmeldung

Um einen YouTube-Account für Ihr Krankenhaus nutzen zu können, müssen Sie zuerst Google My Business eingerichtet haben (▶ Abschn. 3.2). Dann wurde auch automatisch ein YouTube-Account erstellt, auf den Sie nun zugreifen können, indem Sie von Ihrem Google My Business-Account dorthin „springen" (☐ Abb. 3.9).

Wenn Sie dies zum ersten Mal tun, erhalten Sie die Nachricht „Du bist jetzt bei YouTube registriert" (☐ Abb. 3.10).

Erst wenn dies geschehen ist, können Sie sich später auch direkt über www.youtube.com anmelden. Geben Sie dazu die gleichen Daten ein, die Sie für die Anmeldung bei Google My Business verwendet haben.

> **Der Anwalt rät**
> Mit der Registrierung erklären Sie sich mit den Nutzungsbedingungen von Google und auch mit denen von YouTube einverstanden.

Diese Nutzungsbedingungen, die Sie über den angegebenen Link einsehen können, stellen Ihre Geschäftsgrundlage für alle Aktivitäten auf YouTube dar und sollten daher von Ihnen durchgelesen werden. Nehmen Sie zur Kenntnis, dass sich das Rechtsverhältnis nach ausländischem Recht bestimmt – und schauen Sie, ob die Regelungen der Nutzungsbedingungen mit der von Ihnen vorgesehenen Verwendung kompatibel sind. Nur wer die Spielregeln der Plattform kennt, kann prüfen, ob diese zu ihm passt. In der Regel bestehen hier für Krankenhäuser aber keine Bedenken. Insbesondere bei YouTube liegt auf der Hand, dass das Thema „Urheberrecht" eine besondere Bedeutung hat. Stellen Sie sicher, dass Sie alle für die Nutzung von Videos (neudeutsch: „Bewegtbild-Content") auf YouTube erforderlichen Rechte erworben haben (nicht zuletzt, weil auch Sie YouTube eine weltweite, unentgeltliche und nichtexklusive Lizenz an den eingestellten Inhalten einräumen) und von Ihnen eingestellter Content Rechte Dritter nicht verletzt.

3.4.2 Kanal einrichten

Bevor Sie ein Video hochladen können, müssen Sie einen Kanal einrichten. Vergleichen Sie das mit einem TV-Sender, den brauchen Sie auch, bevor darüber ein Film läuft.

Ihr YouTube-Kanal ist quasi Ihre Website bei YouTube. Hier finden sich alle Ihre veröffentlichten Videos, und jeder sieht Ihre persönlichen Angaben (Name, Alter, Beitrittsdatum). Darüber hinaus können Sie Ihren Kanal individuell gestalten und beispielsweise das Titelbild ändern, den Titel des Kanals ändern und Module wie Playlists hinzufügen und löschen. Eine Playlist ist eine Sammlung von eigenen und fremden Videos, die automatisch in einer Reihenfolge nacheinander abspielen (Playlists werden gerne verwendet, wenn jemand einen bestimmten Lieblingsinterpreten hat; dann „sammelt" dieser die auffindbaren YouTube-Videos zu diesem Interpreten in einer

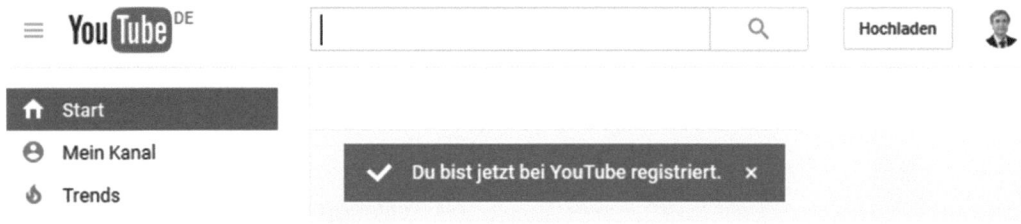

☐ Abb. 3.10 YouTube – Du bist registriert!

Playlist, und beim Abspielen dieser Playlist sieht der User eben genau diese Videos, die er ausgewählt hat, die automatisch hintereinander abgespielt werden).

Nochmal zur Vereinfachung:

Wenn Sie YouTube als Krankenhaus nutzen wollen, um dort Videos hochzuladen und Ihren Patienten anzubieten, müssen Sie Google My Business eingerichtet haben. Sehen Sie dazu ▶ Abschn. 3.2.

Sie rufen also nun die YouTube-Seite im Internet auf, melden sich an und nach dem Login erscheint oben rechts Ihr Google-Profilbild. Bitte klicken Sie nun darauf und wählen Sie Ihr Krankenhaus aus, denn Sie wollen den Kanal ja für Ihr Krankenhaus erstellen. Sie handeln nun also im Namen Ihres Krankenhauses und nicht als Person.

Das bedeutet: Sie nutzen Google My Business, Ihre Google+-Seite und den YouTube-Kanal unter demselben Namen und demselben Profilbild. Auf Ihrem Google-My-Business-Profil und damit auch auf Ihrer Google+-Seite wird automatisch Ihr YouTube-Kanal eingebunden und Ihre Google-Administrationsrechte gelten nun auch für YouTube.

Herzlichen Glückwunsch, Sie haben nun einen YouTube-Kanal!

3.4.3 Fotos und Daten für Ihren YouTube-Kanal

Sie haben bei YouTube die Möglichkeit, Ihr Krankenhaus-Profil visuell zu bearbeiten: das „Kanalsymbol" und das „Kanalbild".

■■ Kanalsymbol

Das Kanalsymbol ist nichts anderes als Ihr bei Google My Business hochgeladenes Profilbild. Da Ihr YouTube-Kanal mit Google My Business verknüpft wurde, wird Ihnen Ihr Profilbild hier automatisch als Kanalsymbol angezeigt. Tauschen Sie das Kanalsymbol hier aus, geschieht dies synchron auch auf Google My Business und Google+.

■■ Kanalbild

Das Kanalbild hingegen ist das Hintergrundbild auf YouTube. Klicken Sie hierzu auf den blauen Button „Kanalbild hinzufügen". Unter „Meine Fotos" finden Sie nun die Bilder, die Sie Ihrem Google-Account bei Google My Business schon zugefügt oder auf Ihrem Google+-Profil schon veröffentlicht hatten. Die Anforderung der Pixel an ein Hintergrundbild ist bei YouTube allerdings eine andere (2560 × 1440 Pixel, bei maximal 4 MB). Klicken Sie in dem Fall auf „Fotos hochladen", um ein Bild von Ihrer Festplatte zu nehmen (☐ Abb. 3.11).

> **Tipp des PR-Beraters**
>
> YouTube fordert eine vergleichsweise hohe Auflösung, um das Kanalbild auch für den Fernseher (in der Komplettansicht) nutzen zu können.

Das Kanalsymbol auf YouTube muss nicht wie bei Facebook regelmäßig ausgewechselt werden und das ist auch nicht zu empfehlen, denn jedes Mal, wenn Sie es hier austauschen, ändert es sich auch auf Ihrer Google+-Seite. Es reicht, wenn Sie dort ein gutes Foto präsentieren, das das Krankenhaus zeigt. Wichtig ist, dass es ein professionelles Foto (im Idealfall das Krankenhaus-Logo) ist.

Das Kanalbild können Sie allerdings regelmäßig verändern, ohne dass gleichzeitig auch andere Bilder in Google My Business parallel und automatisch geändert werden.

3.4 · YouTube

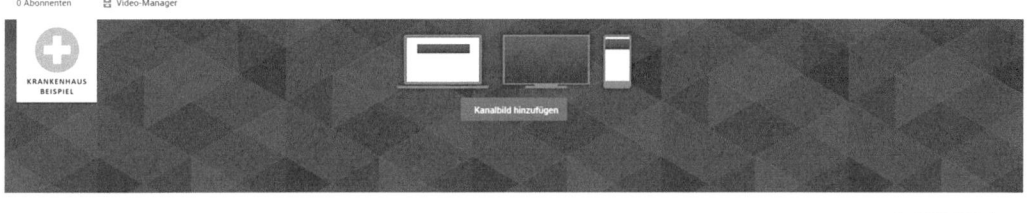

Abb. 3.11 YouTube – Kanalbild hinzufügen

Checkliste: Das passende Kanalbild

- Panoramabild auf das Krankenhaus
- Eingangsbereich
- Typische Wahrzeichen Ihrer Stadt
- Keine Operationsszenen
- Keine medizinischen Geräte
- Gruppenbild mit den Angestellten des Krankenhauses
- Komposition aus mehreren Einzelbildern
- Sympathische Situation zwischen einem Patienten und einem Arzt oder einer Krankenschwester
- Kein Bild der Geschäftsführung, denn hier steht die medizinische Leistung oder das Krankenhaus als Institution im Vordergrund

Im Reiter „Kanalinfo" können Sie Ihren Kanal nun genauer beschreiben.

Jetzt sehen Sie „Kanalbeschreibung und erforderliche Anbieterinformationen", auf das Sie klicken.

- **Speed**

Überspringen. (0 Sekunden)

- **Perfekt**

Nehmen Sie sich die Zeit, denn es dauert nicht lange, und Sie stellen sich somit professionell dar. Hier beschreiben Sie Ihr Krankenhaus, und auch, was für Videos Sie auf YouTube zeigen wollen. Nutzen Sie dazu auch passende Keywords. (10 Minuten)

Ihnen stehen dabei maximal 1.000 Zeichen zur Verfügung und denken Sie daran, dass Sie auch Links einfügen können. In unserem Beispiel sieht das so aus:

„Unser Krankenhaus Beispiel steht seit 1952 für medizinische Kompetenz und höchste Qualität. In Kreuzberg gelegen, verfügen wir nicht nur über eine hervorragende Verkehrsanbindung, sondern bieten unseren Patienten auch eine umfassende medizinische Versorgung. Hier auf unserem YouTube-Kanal bieten wir Ihnen aktuelle Informationen über Vortragsreihen und Patienteninformationsabende zur Inneren Medizin, Chirurgie, Anästhesie und Orthopädie."

> **Tipp des PR-Beraters**
>
> Hier müssen die für Sie wichtigen Keywords fallen, also Krankenhausname und Schwerpunkte (Kliniken), denn vergessen Sie nicht: YouTube gehört zu Google, und auch diese Keywords hier haben Einfluss auf die Google-Suche.

Darunter tragen Sie die E-Mail-Adresse für Ihr Krankenhaus ein.

Impressum und weitere Verlinkungen

Wenn Sie mit der Maus in das Feld unter „Links" fahren, erscheint rechts ein Stiftsymbol. Mit einem Klick darauf öffnet sich ein Fenster, indem Sie bis zu fünf Links zu anderen sozialen Netzwerken eintragen können. Wenn Sie beispielsweise bei Twitter aktiv sind, dann tragen Sie dies hier ein (Abb. 3.12).

Mit einem Klick auf „Hinzufügen" öffnet sich die entsprechende neue Zeile. In die erste Zeile tragen Sie bitte Ihr Impressum ein und zwar an erster Stelle den Linktitel „Impressum" und dann die URL, die zu Ihrem Impressum auf Ihrer Website/Internetseite führt.

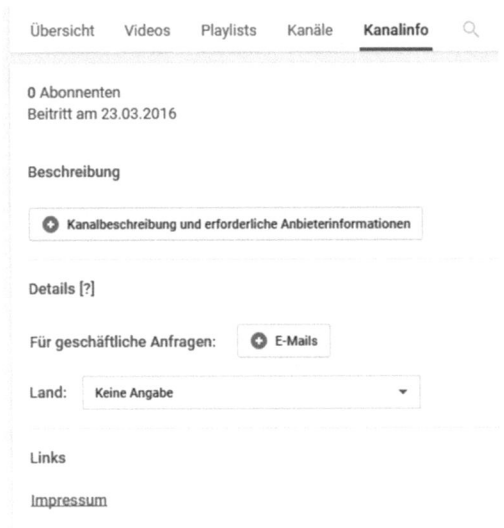

· Abb. 3.12 YouTube – Links zu sozialen Netzwerken

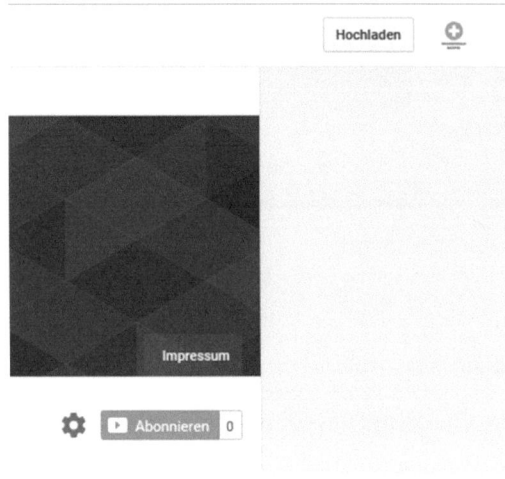

· Abb. 3.14 YouTube – Video hochladen Schritt 1

· Abb. 3.13 YouTube – Impressum und Links eintragen

Darunter klicken Sie nun erneut auf „Hinzufügen" und geben den Link zu Ihrer Facebookseite an. Gemeint ist hier Ihre Facebook-Seite, nicht Ihr Facebook-Profil. Genau wie oben wieder erst den Linknamen und dann die URL einfügen. Für den Linktitel haben Sie dabei maximal 30 Zeichen (· Abb. 3.13).

> **Der Anwalt rät**
> Wenn Sie jetzt Ihr Titelbild ansehen, sehen Sie die entsprechenden Links und nun wird auch klar, warum wir Ihnen empfohlen haben, beim ersten Link das Impressum auszuwählen. Denn nur beim ersten Link wird der Linkname übernommen. Die Impressumspflicht nach § 5 Telemediengesetz besteht bei YouTube genauso wie bei anderen Telemedienangeboten. Das bedeutet, dass ein den formalen und inhaltlichen Anforderungen genügendes Impressum auch bei YouTube vorgehalten werden muss.

Unter Ihrem Kanal sehen Sie verschiedene Einstellungsoptionen:

„Sprache" und „Land": Hier lassen Sie natürlich „Deutsch" und „Deutschland" stehen, denn Sie wollen YouTube auf „Deutsch" nutzen, und Ihr Standort ist Deutschland.

Dahinter folgt die Funktion „Eingeschränkter Modus". Wir empfehlen Ihnen, diese mit „An" zu aktivieren. Das bedeutet, dass Videos mit unangemessenen Inhalten, die von Nutzern gemeldet oder vom System erkannt wurden, ausgeblendet werden.

3.4.4 Video hochladen

Nachdem Sie nun Ihren Kanal eingerichtet haben, können Sie Ihr erstes Video hochladen. Eventuell gibt es bereits einen Imagefilm über Ihr Krankenhaus. Ein Video bei YouTube hochzuladen, ist ganz einfach. Dazu klicken Sie ganz oben rechts auf „Hochladen".

Nun öffnet sich folgendes Fenster (· Abb. 3.14):

3.4 · YouTube

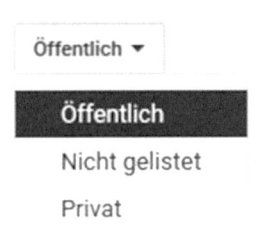

○ Abb. 3.15   YouTube – Video hochladen Schritt 2

Dann öffnet sich dieses Fenster (○ Abb. 3.15): Sie können hier auswählen, ob Ihr Video
- „Öffentlich" ist, also von jedem gesehen werden kann,
- „Nicht gelistet" ist, also nur von Nutzern angesehen werden kann, die den Link zu dem Video von Ihnen erhalten haben, oder
- „Privat" ist, also nur für Sie und die von Ihnen ausgewählten Benutzer sichtbar ist. Das Video erscheint dann nicht auf Ihrem Kanal oder in den Suchergebnissen und ist für andere Benutzer unsichtbar. Wer Ihr „privates" Video sehen will, braucht – anders als bei einem „gelisteten Video" – ein Google-Konto.

Klicken Sie auf „Öffentlich", denn Sie verfolgen ausschließlich nur ein Ziel: Menschen auf sich aufmerksam zu machen, ohne jegliche Einschränkung.

Tipp des PR-Beraters

Eine Ausnahme kann sein, wenn Sie detaillierte Operationsszenen für Kollegen hochladen, dann schalten Sie auf „Privat", denn die möchte nun wirklich kein Patient sehen.

Wenn Sie eine der Einstellungen ausgewählt haben, klicken Sie auf den großen Pfeil. Darüber gelangen Sie auf Ihre Festplatte.

- **Speed**

Doppelklick auf das Video, fertig. (Je nach Länge des Videos dauert das 1 bis 60 Minuten)

- **Perfekt**

Geben Sie Ihrem Video einen richtigen Namen. Dazu ändern Sie vor dem Hochladen den Namen mit einem Klick in den Namen des Videos. Dieser Name soll das kurz beschreiben, was zu sehen ist, also zum Beispiel:
– Beratungsgespräch Bandscheibenoperation
– Impressionen unseres Krankenhauses
– Die Chefärzte stellen sich vor

Das Video wird nun hochgeladen (○ Abb. 3.16). Wenn der Vorgang abgeschlossen ist, können Sie dem Video eine Beschreibung zufügen, etwa: „Hier sehen Sie einen Imagefilm von unserem Krankenhaus Beispiel. Unser Krankenhaus Beispiel steht seit 1952 für medizinische Kompetenz und höchste Qualität. In Kreuzberg gelegen, verfügen wir nicht nur über eine hervorragende Verkehrsanbindung, sondern bieten unseren Patienten auch eine umfassende medizinische Versorgung."

Unter „Tags" können Sie kurze Schlagwörter eingeben, mit denen User Ihr Video besser finden können, in unserem Fall „Krankenhaus", „Orthopädie" und „Berlin-Kreuzberg". (2 Minuten)

Tipp des PR-Beraters

Schreiben Sie ruhig einen ausführlichen Text, denn dies wird von Google erkannt. Zudem können Sie hier Links einfügen, wie ein Link zu der Internetseite Ihres Krankenhauses, was sicherlich auch strategisch sinnvoll ist.

3.4.5 Video-Manager

Über Ihrem Hintergrundbild und neben „Abonnenten" finden Sie den Button „Video-Manager" (○ Abb. 3.17). Hier können Sie jetzt Ihr Video

1 % HOCHGELADEN

Dein Video wird noch hochgeladen. Schließe diese Seite erst, wenn der Upload beendet wurde.

Allgemeine Informationen   Übersetzungen   Erweiterte Einstellungen

Imagefilm Krankenhaus Beispiel | Öffen

Abb. 3.16   YouTube – Video lädt hoch

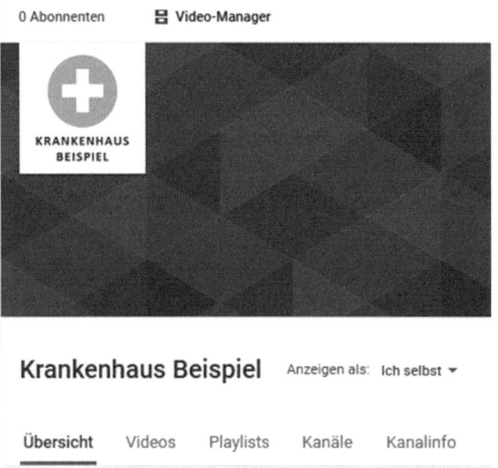

Abb. 3.17   YouTube – Video-Manager

bearbeiten und zum Beispiel entscheiden, dass es „öffentlich" sein soll oder doch wieder gelöscht wird.

Wenn Sie nun bei dem entsprechenden Video im „Video-Manager" auf „Bearbeiten" klicken, können Sie das Video noch bearbeiten.

Tipp des PR-Beraters

Videos können nur dann Ihr professionelles Krankenhaus auch professionell darstellen, wenn das Video selber auch professionell ist. Natürlich können Sie nun Musik einspielen, Slowmotion einstellen, Helligkeit einarbeiten oder Untertitel einsetzen, aber das ist eher etwas für den privaten Gebrauch.

■ ■ **Erweiterte Einstellungen**

■ **Kommentare zulassen**

Hier „Alle" auswählen, ebenso darunter bei den Bewertungen ein Häkchen setzen, denn Sie wollen Interaktion ermöglichen. Lassen Sie die neuesten Kommentare oben erscheinen, den die interessieren, und selbstverständlich dürfen auch alle User die Bewertungen sehen, denn gute Bewertungen animieren noch eher zum Anklicken.

■ **Lizenzen und Eigentumsrechte**

Hier bitte die Voreinstellung lassen (Standard-YouTube-Lizenz).

Der Anwalt rät

Prüfen Sie bei allen Videoinhalten, die Dritte für Sie erstellt haben, ob diese Ihnen auch die erforderlichen Rechte für eine entsprechende Nutzung auf YouTube eingeräumt haben. Greifen Sie auf vorgefertigtes Agenturmaterial oder Bewegtbildinhalte zurück, an denen man Ihnen nur ein einfaches Nutzungsrechte eingeräumt hat oder deren Verwendung in sozialen Medien nicht ausdrücklich gestattet wurde, sollten Sie noch einmal genau prüfen, ob eine Lizenzierung dieser Inhalte an YouTube und damit eine Ausspielung über die Plattform erlaubt ist.

■ **Syndikation**

Hier auf „Überall" einstellen.

Der Anwalt rät

Prüfen Sie vor einer Nutzung, ob Sie wirklich über weltweite und auch sonst unbeschränkte Nutzungsrechte an den Videoinhalten verfügen, die Sie bei YouTube einstellen wollen.

- **Untertitelzertifikat**

Hier brauchen Sie nichts zu tun. Die Funktion bezieht sich auf Inhalte, die im US-amerikanischen Fernsehen ausgestrahlt wurden. Wir gehen jetzt mal davon aus, dass das bei Ihrem Imagefilm nicht zutrifft.

- **Verbreitungsoptionen**

Hier bitte die Einstellungen übernehmen, damit Ihr Video eine möglichst große Reichweite erfährt:

- **Einbetten zulassen**

Abonnenten benachrichtigen

- **Altersbeschränkung**

Hier sollten Sie keine Einschränkung vornehmen.

Tipp des PR-Beraters

Sie zeigen einen OP-Eingriff oder eine Situation, die im Bereich der ästhetischen Chirurgie liegt? Dann ist das zu empfehlen.

- **Kategorie**

Hier wählen Sie eine Kategorie aus, die zu Ihrem Video passt. Wir empfehlen „Menschen & Blogs", da dies am geringsten Zielgruppen ausschließt.

- **Aufnahmeort**

Wo wurde das Video aufgenommen? Fügen Sie den Ort hinzu.

- **Aufnahmedatum**

Wann wurde das Video aufgenommen? Fügen Sie ein Datum hinzu.

- **3D-Videos**

Dieses Häkchen nur wählen, wenn Sie auch tatsächlich ein 3D-Video hochladen.

- **Videostatistik**

Auch hier können Sie die Voreinstellung übernehmen. Dann sehen Sie sofort die Statistik Ihres Videos.

Nun klicken Sie ganz oben rechts auf den blauen „Fertig"-Button, und Ihr Video wird hochgeladen.

YouTube zeigt Ihnen nun die URL-Adresse, unter der Ihr Video zu sehen ist. Klicken Sie doch einmal drauf! Nun öffnet sich die YouTube-Ansicht mit Ihrem ersten Video! Herzlichen Glückwunsch. Unter „Mein Kanal" und „Videos" ist Ihr Video nun gespeichert.

3.4.6 Kanaltrailer

Der sogenannte Kanaltrailer ist das erste „Video", das potenzielle Patienten sehen, wenn diese auf Ihrem Kanal landen. Hier bietet sich bspw. eine verkürzte Version Ihres Imagefilms an.

- **Speed**

Überspringen. (0 Sekunden)

- **Perfekt**

Kanaltrailer bestimmen. (3 Minuten)
1. Klicken Sie oben links auf die drei „Einstellungs"-Balken, dann auf „Mein Kanal" und schließlich auf „Für neue Besucher" (◘ Abb. 3.18).
2. Klicken Sie oben rechts auf das Bearbeitungs-Symbol mit dem Stift und schließlich auf „Trailer ändern" und wählen Sie unter Ihren bisher hochgeladenen Videos das richtige aus.
3. Bestätigen Sie mit einem Klick auf den blauen Button „Speichern".

3.4.7 YouTube-Studio

Für diese erweiterten Möglichkeiten klicken Sie bitte oben rechts auf Ihren Namen und dort auf „YouTube Studio", dann öffnet sich links ein Menü.

Ihr Kanal erhält Ihren Namen

Wenn Sie einen eigenen Krankenhaus-YouTube-Kanal anbieten, dann soll dieser natürlich auch Ihren Namen tragen. Klicken Sie dazu oben rechts

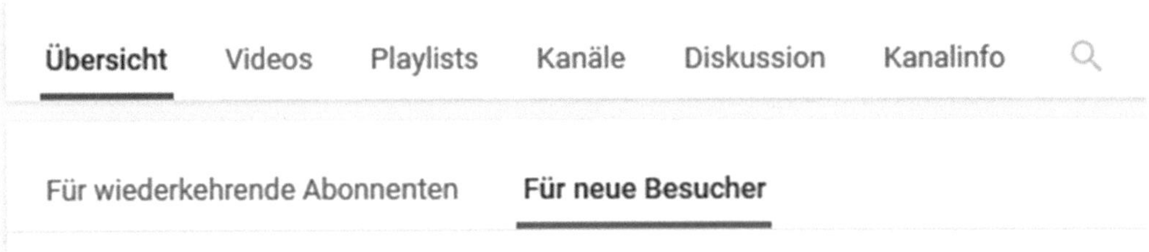

Abb. 3.18 YouTube – Kanaltrailer bestimmen

auf Ihren Namen, dann auf „YouTube Studio", dann links auf „Kanal", im Anschluss auf „Erweitert" und schließlich (hinter Ihrem Namen unter Kontoinformationen) auf „Ändern" (Abb. 3.19).

Sie gelangen nun zu Ihrem Google+-Konto und können darüber einen neuen Namen eingeben, der auch mit Ihrem YouTube-Kanal verbunden ist. In unserem Fall: „Krankenhaus Beispiel". So können Patienten Sie noch leichter finden.

Haben Sie Geduld! Es kann einige Minuten dauern, bis YouTube diese Einstellung von Google+ übernimmt.

Kanaleinstellungen

Auf der linken Seite unter „Kanal" klicken Sie auf „Erweitert".

▪▪ Werbung

Hier haben Sie die Möglichkeit, Einfluss auf von YouTube geschaltete Anzeigen in Ihren Videos zu nehmen. Je nachdem, welche Häkchen Sie bei folgenden Punkten setzen, hat dies Auswirkungen darauf, wie mögliche Patienten Ihres Krankenhauses Ihre Videos sehen.
- Anzeigen neben meinen Videos zulassen
- Interessenbezogene Werbung deaktivieren

Tipp des PR-Beraters

Hier bitte keine Häkchen setzen.

Der Anwalt rät

Beachten Sie, dass auch im Bereich der Telemedien das sog. Trennungsgebot gilt – also die rechtliche Vorgabe, dass zur Vermeidung von Schleichwerbung redaktionelle Inhalte von Werbung zu trennen sind und die kommerzielle Kommunikation als solche erkennbar sein muss. Bei offiziell gekennzeichneten Videos Ihres Krankenhauses und bei Ihrer Kommunikation über die offiziellen Kanäle stellt das kein besonderes Problem dar – aber bitte achten Sie darauf, dass von Ihnen nicht systematisch Privat-Accounts dazu genutzt werden, auf verdeckte Weise werbliche Botschaften zu verbreiten. Hiergegen wird zwar im Bereich der sozialen Medien häufig verstoßen, ohne dass dies erkennbare Konsequenzen hat – erlaubt ist es trotzdem nicht.

▪▪ AdWords-Kontoverknüpfung

Durch die Verknüpfung Ihres YouTube-Kanals mit einem AdWords-Konto können Sie Werbung für Ihre Videos einrichten, also kostenpflichtige Werbung schalten für Ihre Videos. AdWords ist ein weiterer Google-Dienst, der sich auf Keyword-basierte Anzeigenschaltung konzentriert und dabei für einen möglichst geringen Streuverlust sorgt.

Tipp des PR-Beraters

Für eine Privatklinik ist das sicherlich sehr interessant. Bei einem Krankenhaus kann es schon Meinungen geben, die das als zu kommerziell und damit negativ ansehen. Aus PR-Sicht ist das für ein Krankenhaus nicht sehr zu empfehlen.

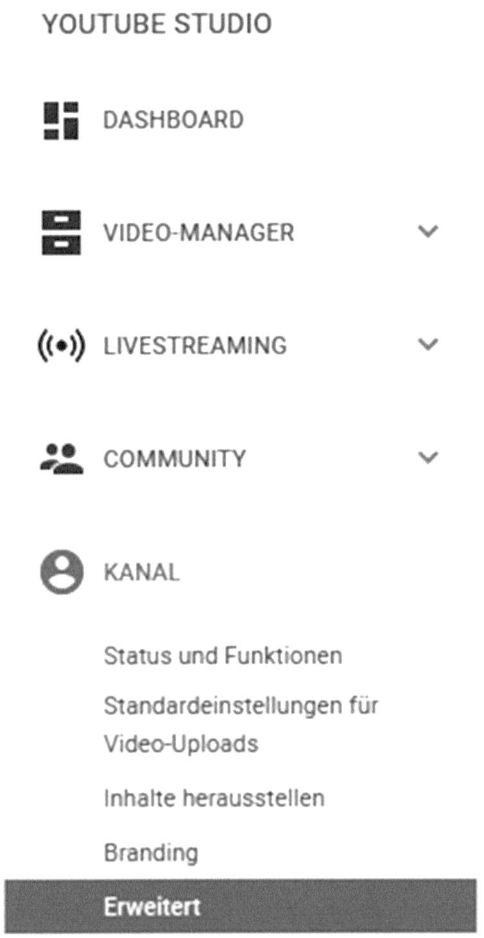

Marke deren Herkunftsfunktion nicht verletzt wird. Ist aus der AdWords-Anzeige für einen normal informierten und angemessen aufmerksamen Internetnutzer nicht oder nur schwer zu erkennen, ob die mit der Anzeige beworbenen Dienstleistungen von dem Markeninhaber oder von einem unabhängigen Dritten stammen, kann eine Beeinträchtigung vorliegen.

■■ **Verknüpfte Website**

Hier können Sie Ihren YouTube-Kanal mit Ihrer Krankenhaus-Website verknüpfen. Dies wird von YouTube überprüft und erst nach Verifizierung freigeschalten. Dies ist nützlich, um den sogenannten PageRank Ihrer Krankenhaus-Seite auf www.google.com in den YouTube-Suchalgorithmus einzubeziehen. Mit anderen Worten: Sie erhöhen hierdurch die Auffindbarkeit Ihrer Krankenhaus-Website bei der Google-Suche.

Tipp des PR-Beraters

Das ist zu empfehlen, gehört aber in die Hände des Entwicklers oder Administrators Ihrer Internetseite.

■■ **Kanalempfehlungen**

Hier können Sie einstellen, ob Videos Ihres Krankenhaus-Kanals auf anderen Kanälen empfohlen werden dürfen. Dies bietet sich an, um einerseits die Reichweite Ihrer Videos generell zu erhöhen und andererseits, um auf diese Weise mögliche Patienten zu gewinnen, die sich auch auf anderen Krankenhaus-Kanälen umsehen und vielleicht Ihre Videos als moderner, frischer, vertrauensvoller empfinden. Wählen Sie: „Mein Kanal darf in Empfehlungen angezeigt werden".

Tipp des PR-Beraters

Auf jeden Fall aktivieren, denn so haben Sie die Chance, den Patienten, die sich das Video Ihres Konkurrenzkrankenhauses ansehen, quasi auf Ihre Videos zu locken. Perfekt!

◘ Abb. 3.19 YouTube-Studio

Der Anwalt rät
Soweit es sich bei dem als AdWord hinterlegten Begriff um eine beschreibende Bezeichnung („Blinddarm-OP", „Schönheitschirurgie", „Diabetes" o. ä.) handelt, liegt keine Verletzung von fremden Rechten vor. Vorsicht ist allerdings bei der Nutzung von Marken Dritter (also etwa von mit Ihnen im Wettbewerb stehenden Kliniken o.ä.) als AdWords geboten. Grundsätzlich ist das nach der Rechtsprechung des Bundesgerichtshofs zulässig, wenn durch die Nutzung der fremden

■ ■ **Abonnentenzahl**

Hier können Sie entscheiden, ob andere sehen können, wer Ihren Krankenhaus-Kanal abonniert hat. Grundsätzlich spricht hier nichts dagegen.

> **Tipp des PR-Beraters**
>
> Möglicherweise möchte der eine oder andere Patient allerdings nicht, dass für andere ersichtlich wird, welche Kanäle er abonniert. Drücken Sie daher besser auf: „Keine Anzeige der Anzahl an Personen, die meinen Kanal abonniert haben."

■ ■ **Property-Tracking-ID von Google Analytics**

Falls Sie Google Analytics nutzen, können Sie hier Ihre Tracking-ID einfügen, um auch YouTube in Ihre Profil-Analyse einzubinden. Der Dienst untersucht u. a. die Herkunft der Besucher Ihres Kanals, deren Verweildauer auf einzelnen Seiten (bzw. Videos) und lohnt sich insbesondere zur besseren Nutzung von Werbekampagnen.

■ ■ **Checkliste: Themen für ein Video bei YouTube**
- Krankenhausvorstellung
- Vorstellung der einzelnen Kliniken
- Ablauf, was bei einer Einweisung passiert
- Beratungsgespräch
- Aufklärung/Information zu einem aktuellem Thema (zum Beispiel ein Hygieneskandal irgendwo in Deutschland, der die Öffentlichkeit verunsichert, weshalb nun Menschen nach Informationen suchen)
- Vorstellung von bestimmten Behandlungen oder medizinischen Geräten, dies freilich unter Beachtung der Vorgaben des ärztlichen Werberechts
- Tag der offenen Tür oder sonstige Patientenveranstaltungen

■ ■ **Checkliste: Eigenschaften eines professionellen Videos**
- Maximal 4 Minuten, ideal 2–3 Minuten
- Bei Themen, die länger als 4 Minuten dauern, mehrere Videos anbieten (Teil 1 und Teil 2, ideal als Playlist)
- Professionelle Qualität in Ton und Bild
- Bildauflösung: 1280 × 720 (Verhältnis 16:9 HD)
- Am Ende des Videos wird Ihre Internetadresse eingeblendet, idealerweise mit Logo
- … und niemals ein Handy-Selfmade-Video

Ein Video ist tatsächlich auch mit einem Smartphone schnell gemacht, aber ein Krankenhaus unterliegt der Erwartung, dass das, was Sie tun, stets absolut einwandfrei und absolut professionell ist. Ein selbst gedrehtes Video, auch mit einer Profikamera, sieht meistens unprofessionell aus, weil Aufbau, Ton, Licht, Perspektive und Schnitt in die Hände eines Profis gehören. Investieren Sie lieber in einen Imagefilm, der von Profis realisiert wird, das kostet etwa zwischen 4.000 und 15.000 €, aber überzeugt auch Patienten – und das ist Ihr Ziel; den Film können Sie dann auch auf Ihrer Internetseite sehr gut platzieren.

> **Der Anwalt rät**
>
> Bewegtbilder, also Videos, sind als Filmwerke oder Laufbilder eigentlich immer urheberrechtlich geschützt. Lediglich der Urheber oder die Person, die entsprechende Rechte übertragen bekommen hat, darf über die entsprechenden Videos verfügen. Haben Sie das Video selbst anfertigen lassen oder Dritte mit der Anfertigung beauftragt, ist in den Vereinbarungen mit Dritten dafür Sorge zu tragen, dass im Hinblick auf die von Ihnen beabsichtigte Nutzung alle erforderlichen Rechte auch tatsächlich an Sie übertragen werden. Achten Sie hier vor allem auf örtliche, zeitliche oder sachliche Einschränkungen, etwa im Hinblick auf die konkrete Verwendungsform. Sofern Sie das Material nicht nur für einen YouTube-Channel verwenden wollen, sondern zum Beispiel auch für das interne Krankenhaus-TV oder andere Nutzungen, sollte dies in der entsprechenden Vereinbarung mit Dritten ausdrücklich beschrieben werden. Ein Rechtsanwalt hilft Ihnen dabei, eine sachgerechte Lizenz- und Nutzungsvereinbarung zu formulieren, die Ihren Interessen im Einzelfall entspricht.

Von Personen, die im Video erscheinen, sollten Sie schriftliche Einwilligungserklärungen einholen. Dies dokumentiert, dass Ihnen die Bildnisverwendung von den Rechteinhabern gestattet wurde. Prüfen Sie im Vorfeld besonders sorgfältig, ob Sie durch das Video eventuell Patientendaten veröffentlichen oder gegen berufsrechtliche Werbeverbote verstoßen.

3.4.8 Pflege

YouTube ist einerseits ein gigantischer Social-Media-Kanal, und der muss natürlich kontinuierlich gepflegt werden. Andererseits gibt es bei YouTube tatsächlich deutlich weniger Interaktionen als beispielsweise bei Facebook, auf die Sie dann achten und reagieren müssen.

Tipp des PR-Beraters

Um es einmal platt zu formulieren: Das Video kommt gut an, Sie erhalten viele Klicks und viele gute Bewertungen? Toll, dann ändern Sie nichts, und viel tun müssen Sie nun auch nicht. Das Video wird nicht angeklickt? Dann ändern Sie die Keywords, daran kann es auch liegen, oder löschen Sie das Video, falls die Bewertungen überwiegend negativ sind. Das Video erhält viele negative Kommentare? Dann sollten Sie es auch wieder löschen (aber an den Kommentaren dazu herausfinden, warum es ein Flop war).

- **Speed**

Rufen Sie einfach regelmäßig Ihr Video auf (einmal im Monat) und beobachten Sie die Veränderungen, also Aufrufe, Bewertungen und Kommentare. (30 Sekunden)

Sollten Sie bei YouTube eine eher umstrittene medizinische Methode „thematisch behandeln", dann liegt die Wahrscheinlichkeit deutlich höher, einen Kommentar zu erhalten, als wenn Sie dort einen Imagefilm über Ihr Krankenhaus einstellen. Bei sensiblen Themen sollten Sie schon zweimal pro Woche schauen, was es dort für Reaktionen gibt.

- **Perfekt**

Gehen Sie oben rechts auf den runden Button und dann auf „YouTube Studio" klicken. Nun erscheint eine neue Ansicht. Klicken Sie nun links unter „YouTube Studio" auf „Analytics".

Jetzt sehen Sie auf der linken Seite eine ganze Reihe von Informationsangeboten zu Ihren Videos, beginnend bei „Berichte zur Wiedergabezeit", „Aufrufe" und „Demografie" über „Geräte" und „Abonnenten" bis hin zu „Teilen" und „Anmerkungen". Diese Punkte gehen Sie durch, im Idealfall mindestens einmal pro Woche, um auf Kommentare reagieren zu können. (5 Minuten)

Tipp des PR-Beraters

Um den zeitlichen Aufwand dennoch überschaubar zu halten, reicht es, wenn Sie sich die „Übersicht" regelmäßig ansehen, denn dort steht übersichtlich alles Wichtige.

Statistik (Analytics)

Ähnlich wie bei Facebook gibt es auch bei YouTube einen Statistikbereich, über den Sie regelmäßig Einblicke über den Erfolg Ihres Kanals und der eingestellten Videos erhalten.

Die Statistik hat nur eine bestimmte Aufgaben für Sie: Herauszufinden, ob die Videos „ankommen", und woran es liegt, dass Ihre Videos ankommen – oder warum sie eben nicht gut ankommen. Sie erhalten hier Informationen zu den Aufrufen Ihrer Videos, darüber, wie alt Ihre Zuschauer sind und wo sich diese befinden. Außerdem sehen Sie auf einen Blick, wie die Interaktion mit Ihren Zuschauern ist: Welche Videos werden wie oft kommentiert oder „geliked"?

Tipp des PR-Beraters

Sie haben ein Video eines Konkurrenten bei YouTube vor sich? Dann klicken Sie doch mal unter dem Video auf „Mehr", und auf Statistik". Manchmal ist dies nicht freigegeben, meistens aber schon. Und nun sehen Sie, wann dieses Video angeklickt wurde und wie es sich in der Beliebtheit entwickelt hat. Wenn Sie feststellen, dass dieses Video des Konkurrenten von der Zielgruppe oft angeklickt und gut bewertet wird, die Sie auch ansprechen wollen, zum Beispiel zum Thema „Darmkrebs", dann produzieren Sie doch ein ähnliches, denn sicher ist: Dieses Thema kommt gut an!

Die Bedeutung der einzelnen Analytics-Informationen variiert nun sehr von Krankenhaus zu Krankenhaus und auch bei den unterschiedlichen Videos. So ist es sicherlich interessant zu sehen, ob bei einem allgemeinen Thema, zum Beispiel einem Interview zu einem Skandal, dieses Video von Personen aufgerufen wird, die in Ihrer Nähe wohnen, oder ob Sie damit eher Personen in ganz Deutschland oder womöglich in der ganzen Welt ansprechen. Und wird vielleicht ein älteres Video plötzlich viel häufiger angeklickt? Woran liegt das? Ist das Thema gerade angesagt, oder wurde Ihr Video geteilt oder irgendwo, zum Beispiel bei Facebook, vorgestellt?

Abonnieren

Angenommen, es gibt bei YouTube einen Anbieter, also jemanden, der auch Videos einstellt, genau wie Sie. Und diese Videos interessieren Sie, vielleicht nur um zu wissen, was für neue Themen er über Videos gerade wieder einstellt? Dann abonnieren Sie diesen Kanal und erhalten stets Nachrichten, wenn dieser Teilnehmer wieder Videos hochlädt.

- **Checkliste: Erste Kriterien für ein erfolgreiches Video**
- Anzahl der Klicks (wie oft wurde das Video angeklickt?)
- Wie oft wurde es positiv mit „Mag ich" bewertet?
- Gibt es Kommentare und sind diese positiv?
- Wurde das Video geteilt? (Das sehen Sie unter „Analytics".)

Diese Kriterien haben zudem Einfluss auf das YouTube-Ranking; an welcher Stelle erscheint das Video, wenn ein Suchbegriff eingegeben wird, und gibt es mehrere Treffer (vergleichbar mit dem Google-Ranking). Dazu zählt des Weiteren: Jahre, seit wann der Video-Einsteller angemeldet ist bei YouTube sowie das Verhältnis zwischen „Mag ich" und Gesamtklicks.

Einbetten

Sie können Ihre Videos bei YouTube (bspw. den Imagefilm Ihres Krankenhauses) auch in Ihre Krankenhaus-Website einbauen. Dazu müssen Sie lediglich den HTML-Code kopieren und ihn dann entsprechend „einbetten". Dies ist aber eine Arbeit, die in die Hände des Administrators oder der Internetagentur gehört.

Teilen

Eine gute Möglichkeit ist das „Teilen" auf anderen sozialen Netzwerken (wie bspw. Facebook, Google+, Twitter oder auch LinkedIn). YouTube verkürzt dabei praktischerweise den jeweiligen Link.

- **Wie genau funktioniert das Teilen?**

Klicken Sie bei dem Video Ihrer Wahl auf den „Teilen"-Button. Dann haben Sie folgende Möglichkeiten (◘ Abb. 3.20):
1. Entweder Sie kopieren den (von YouTube verkürzten) Link direkt und fügen ihn dem sozialen Netzwerk Ihrer Wahl hinzu (bspw. Facebook) oder
2. Sie klicken auf das Symbol des sozialen Netzwerks Ihrer Wahl (bspw. das blau-weiße Facebook-Logo), woraufhin sich ein Pop-up-Fenster öffnet, in dem Sie sich mit Ihren jeweiligen Daten anmelden müssen. Im Anschluss können Sie das zu teilende Video noch mit einem kurzen Text (und auch #Hastags) versehen und drücken dann auf „Teilen".

Kreativ-Tools

Es gibt zahlreiche kostenlose Tools im Internet, die den Unterhaltungswert Ihrer Videos erhöhen sollen und können, wie zum Beispiel Schnittprogramme oder kostenlose Hintergrundmusik. Wenn Sie für das Krankenhaus Videos einstellen, dann können und sollten dies nur professionelle Videos sein, die eine Individualität besitzen. Aus einem kostenlosen Tool selbst eingespielte Hintergrundmusik

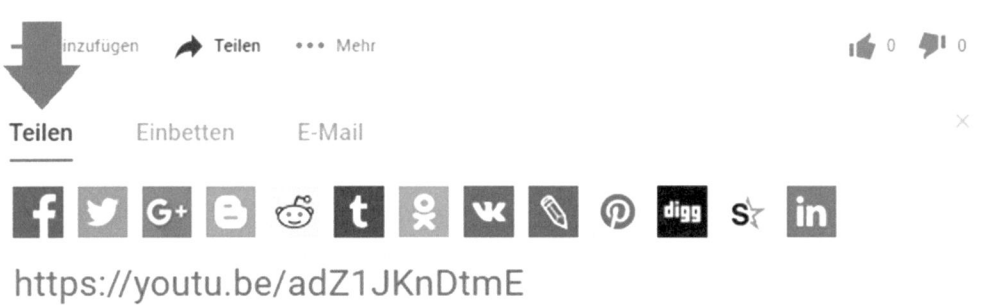

Abb. 3.20 YouTube – Video auf anderen sozialen Netzwerken teilen

verbessert sicherlich nicht die Videoqualität. Tun Sie es besser nicht.

SEO bei YouTube

YouTube arbeitet eigentlich wie eine Suchmaschine. Jemand gibt einen Suchbegriff ein, und ein Such-Algorithmus „findet" dann alle relevanten Videos dazu, ausgewählt anhand der Titel der Videos, der Beschreibung, der Tags sowie der Anzahl derer, die das Video ansahen oder Bewertungen dazu abgaben. Wie beim Googleranking spielt es eine Rolle, in der Liste „oben" zu stehen. Richtig umgesetzt, erscheinen dann bei der normalen Googlesuche nach bestimmten Begriffen auch diese Videos als Treffer, was natürlich besonders effektiv ist.

Geben Sie doch einmal relevante Suchbegriffe ein und schauen Sie, wo die Konkurrenz im Ranking steht, wie viele Klicks die haben und wie deren Beschreibung ist. Google kann das Video selber nicht inhaltlich analysieren, also ist gerade die Beschreibung dessen, was zu sehen ist, von tragender Bedeutung. Hier beschreiben Sie den Inhalt, und setzen mehrfach in dem Text die entscheidenden Keywords.

3.4.9 Pflege delegieren?

Nicht nur die Erstellung eines YouTube-Kanals kann delegiert werden, sondern natürlich auch die Pflege, also das Hochladen der Videos, das Antworten auf Kommentare, das Auswerten der Statistik oder die inhaltliche Aktualisierung der Krankenhausbeschreibung. Dann haben Sie folgende Optionen:
- Entweder überlassen Sie einer Person Ihres Vertrauens (etwa dem Pressesprecher) die Zugangsdaten zu Ihrem Google-My-Business-Accounts oder
- Sie vergeben auch hier Administrationsrechte (▶ Abschn. 3.2.2.5).

3.5 Andere Google-Dienste

Wenn Sie auf der rechten oberen Seite Ihrer Google-My-Business-Seite auf das Symbol mit den neun kleinen Kästchen klicken, wird Ihnen eine Übersicht der anderen mit Ihrem Profil verknüpften Google-Dienste angezeigt, neben dem Übersetzer und Ihrem Google-Mail-Konto auch YouTube, Google Maps oder Ihre bei der Anmeldung automatisch erstellte Google+-Seite.

3.5.1 Google Analytics

Mit diesem Dienst können Sie den Erfolg Ihrer Website überprüfen. Der Dienst untersucht u. a. die Herkunft der Besucher, ihre Verweildauer auf einzelnen Seiten sowie die Nutzung von Suchmaschinen und erlaubt damit eine bessere Erfolgskontrolle von Werbekampagnen.

Es gibt Seminare, Bücher und Experten, die ausschließlich dieses riesige Thema behandeln.

> **Der Anwalt rät**
> Wenn Sie Google Analytics auf Ihrer Website einsetzen wollen, achten Sie auf die Einhaltung der datenschutzrechtlichen Bestimmungen. Mittlerweile ist das Tool in Deutschland rechtskonform einsetzbar – Google klärt Sie hierzu in den Nutzungsbedingungen auf. Wählen Sie insbesondere die Version, in der die IP-Adressen anonymisiert werden, schließen Sie einen Auftragsdatenverarbeitungsvertrag mit Google und beschreiben Sie in Ihrer Datenschutzerklärung zutreffend den Einsatz von Google Analytics.

3.5.2 Hangouts

Das sind Videochatkonferenzen, die Sie mit mehreren Personen führen können, wobei die Teilnehmerzahl auf zehn Menschen begrenzt ist. Im Rahmen einer Veranstaltung funktioniert dies allerdings nur, wenn es sich um eine reine „Online-Veranstaltung" handelt. Wie wäre es zum Beispiel mit einer Online-Sprechstunde? Sie könnten dazu gezielt zehn Patienten einladen und über ein bestimmtes Thema informieren. Oder Sie tauschen sich mit Kollegen aus.

> **Der Anwalt rät**
> Seien Sie hier aber vorsichtig. Die Berufsordnung verbietet bekanntlich Ferndiagnosen und rein elektronische Beratungen. Möglich ist eine allgemeine Information über medizinische Themen, aber vermeiden Sie, über die individuellen Krankheitsbilder der Teilnehmer zu sprechen oder spezifische Therapievorschläge zu machen.

Um Google Hangouts zu nutzen, müssen Sie möglicherweise zunächst ein (kostenloses) Plug-in installieren.

3.5.3 Google Maps

Die Fotos, die Sie weiter oben Ihrem Google-My-Business-Account hinzugefügt haben (bspw. bei der Innenansicht Ihres Krankenhauses), werden von Google automatisch genutzt, um auch Ihren Google-Maps-Eintrag zu verbildlichen, also wählen Sie hier sorgfältig aus.

Literatur

Kroker M (2014) Google+ mit 359 Millionen aktiven Nutzern weltweit, aber nur 3,1 Millionen in Deutschland. http://blog.wiwo.de/look-at-it/2014/03/25/google-mit-359-millionen-aktiven-nutzern-weltweit-aber-nur-31-millionen-in-deutschland/. Zugegriffen: 01. Mai 2016

Redaktion HNA Online (2014) Beliebteste Netzwerke: Überraschung auf 4. Rang. http://www.hna.de/nachrichten/netzwelt/populaersten-sozialen-netzwerke-deutschland-alternativen-facebook-mehr-zr-3441481.html. Zugegriffen: 01. Mai 2016

Twitter

4.1	**Wer nutzt Twitter? – 117**	
4.2	**Anmeldung – 118**	
4.2.1	Profil bearbeiten – 120	
4.2.2	Impressum – 121	
4.3	**Einstellungen – 122**	
4.3.1	Account – 122	
4.3.2	Sicherheit und Datenschutz – 123	
4.3.3	Passwort – 125	
4.3.4	Karten und Versand – 125	
4.3.5	Bestellprotokoll – 125	
4.3.6	Handys – 125	
4.3.7	E-Mail-Mitteilungen – 125	
4.3.8	Web-Mitteilungen – 126	
4.3.9	Freunde finden – 126	
4.3.10	Stummgeschaltete Accounts – 126	
4.3.11	Blockierte Accounts – 126	
4.3.12	Design – 126	
4.3.13	Apps – 127	
4.3.14	Widgets – 127	
4.3.15	Deine Twitter-Daten – 128	
4.4	**Twittern – 128**	
4.4.1	Hashtag – 128	
4.4.2	Foto tweeten – 130	
4.4.3	Standort – 130	
4.4.4	GIF – 131	
4.4.5	Umfrage hinzufügen – 131	
4.4.6	Twitterwall – 131	

© Springer-Verlag Berlin Heidelberg 2017
M. Däumler, M.M. Hotze, *Social Media für das erfolgreiche Krankenhaus*,
Erfolgskonzepte Praxis- & Krankenhaus-Management, DOI 10.1007/978-3-642-45055-6_4

4.5 **Startseite, Mitteilungen, Nachrichten – 132**
4.5.1 Startseite – 132
4.5.2 Mitteilungen – 133
4.5.3 Nachrichten – 134

4.6 **Pflege – 134**
4.6.1 Tweeten – 135
4.6.2 Antworten – 135
4.6.3 Retweeten – 135
4.6.4 Favorisieren – 136
4.6.5 Per Direktnachricht teilen – 136
4.6.6 Link zum Tweet kopieren – 136
4.6.7 Tweet einbetten – 136
4.6.8 Stummschalten – 136
4.6.9 Blockieren – 136
4.6.10 Melden – 136
4.6.11 Konkurrenz ausspionieren – 137
4.6.12 Mehrere Twitter-Accounts für ein Krankenhaus? – 137
4.6.13 Redaktionsplan – 137
4.6.14 Wie den Überblick behalten? – 138
4.6.15 Listen – 138

4.7 **Twitterpflege delegieren – 139**
4.7.1 An wen delegieren? – 139
4.7.2 Wer sind geeignete Follower? – 140
4.7.3 Wie entferne ich einen Follower? – 140
4.7.4 Wem soll ich folgen? – 140
4.7.5 Suchfenster – 140

4.8 **Erhöhung der Follower-Anzahl – 141**
4.8.1 Wann soll man twittern? – 141
4.8.2 FollowFriday – 141
4.8.3 Zukunft – 141

Literatur – 142

Es ist mit Twitter schon kurios, denn wohl jeder hat diesen Begriff schon einmal gehört und weiß, dass man damit kurze Nachrichten versenden kann und dass viele Prominente, Stars und Sternchen twittern. Doch wie Twitter eigentlich funktioniert bzw. wo man diese Nachrichten lesen kann, das wissen wenige. Dabei hat Twitter auch deshalb diesen großen Erfolg, weil es so einfach ist. Begriffe wie „Mikroblogging" und „digitale Echtzeit-Kommunikation" beschreiben zwar tatsächlich, was Twitter ist, aber eigentlich verwirren diese Begriffe den Einsteiger nur unnötig.

Der Name stammt aus dem Englischen und bedeutet „Gezwitscher", was auch erklärt, warum das Twitterlogo ein Vogel ist. Mit Twitter versenden Sie kurze Nachrichten, quasi wie eine SMS oder wie ein Newsletter per Mail. So eine Nachricht heißt bei Twitter nicht einfach „Nachricht", sondern „Tweet". Und dieser Tweet darf auch nicht die Länge einer Doktorarbeit haben, sondern maximal 140 Zeichen. Noch Anfang 2016 kursierte das Gerücht, das Twitter die 140-Zeichen-Begrenzung aufhebt, aber nun bleibt es doch dabei. Diese Nachrichten können Sie nicht, wie bei einer Mail oder einer SMS, wahllos durch die weite Welt senden, auch wenn das im Ergebnis sicherlich geht; bei Twitter erhalten die Personen Ihren Tweet, die ihn quasi abonniert haben. Diese Personen, also Empfänger, heißen bei Twitter nicht „Empfänger" oder „Anhänger", sondern „Follower", denn sie „folgen" Ihren Tweets. Und wenn Sie gute Tweets schreiben, dann übernehmen Ihre Empfänger (Follower) Ihren Tweet, und deren Follower erhalten diesen Tweet, das nennt man „Retweeten". Damit ein Tweet zu einem bestimmten Thema gefunden werden kann, kann man einem Tweet ein Schlagwort geben, so etwas wie einen Suchbegriff. Wer also nach diesem Schlagwort sucht, erhält bei den Treffern dann die Tweets dazu, die eben dieses Schlagwort haben. Das Schlagwort wird mit dem Rautezeichen # kombiniert, welches davor gesetzt wird; das ist dann ein „Hashtag". Wer Twitter aktiv nutzt, der „twittert". Der Verfasser eines Tweets wird als „Twitterer", selten auch „Tweeps" bezeichnet. „Tweeps" wird eher im Englischen verwendet und stammt aus der Wortkombination „twitter" und „people". Das ist Twitter in Kurzform.

Twitter wurde im März 2006 gegründet, und nach firmeneigenen Angaben nutzten Ende 2011 schon rund 100 Mio. Personen und Unternehmen mindestens einmal im Monat Twitter zum Versenden einer Nachricht, Anfang 2015 waren es schon über 300 Mio., nun Anfang 2016 sind es 320 Mio. (Quelle: http://www.zeit.de/digital/2016-03/sozialemedien-twitter-nutzerzahlen-deutschland). Beim Twitter-Börsengang 2013 schätzten Experten den Wert von Twitter schon auf über 15 Mrd. Dollar ein. In Deutschland nutzen etwa 12 Mio. Menschen diesen Dienst. (Quelle: http://www.heise.de/newsticker/meldung/Twitter-nennt-erste-Zahlen-zur-Nutzung-in-Deutschland-3145228.html). Twitter unterliegt einem Phänomen: „Es gibt wenige Twitterer, die aber twittern ziemlich viel". Wie viele Social-Media-User twittern, ist nicht nur von Staat zu Staat unterschiedlich; Unterschiede gibt es sogar bei der Bevölkerung innerhalb Deutschlands. So steht 2015 auf Platz 1 bei den Twitter-Bundesländern Berlin und auf dem letzten Platz Brandenburg (Quelle: http://de.statista.com/statistik/daten/studie/243708/umfrage/nutzung-von-twitter-in-deutschland-nach-bundeslaendern).

Jeder kann einen Tweet lesen, jeder, also auch die Personen, die nicht bei Twitter angemeldet sind; Voraussetzung ist, es sind „öffentliche" Tweets, aber dazu später mehr.

Twitter bietet, obwohl es nicht so umfangreich ist wie beispielsweise Facebook, dennoch erstaunlich viele Möglichkeiten. Kommentare oder Diskussionen hingegen sind nur möglich, wenn jemand bei Twitter auch mit einem Account angemeldet ist.

4.1 Wer nutzt Twitter?

Das Alter des typischen Twitterers sinkt übrigens tendenziell, ist aber mit 41,3 Jahren noch relativ hoch (Redaktion FOCUS Online 2013), und etwa jeder zweite (55%) User nutzt dafür ein mobiles Endgerät.

Etwa jeder zweite Twitterer stammt übrigens aus der Medien- oder Marketingbranche, und jeder Vierte ist eine Führungskraft oder ein Unternehmer.

Vorteile von Twitter für ein Krankenhaus
- Die Kürze von 140 Zeichen, inkl. Freizeichen, spart Zeit beim Verfassen und Lesen, was in den engen Zeitplan eines Krankenhauses gut passt.

- Das Tempo, mit dem sich aktuelle News verbreiten, ist meist höher als sämtliche offiziellen Nachrichtenkanäle, was bei medizinischen Skandalen genutzt werden kann, die die Patienten interessieren, und bei denen das Krankenhaus sich informativ positionieren kann.
- Die einfache, reduzierte Bedienung ist ein sehr großer Vorteil bei der Nutzung.
- Durch das Twittern ergibt sich ein effektives Aufspringen bei medizinischen Trendthemen.
- Es gibt bisher nur ein relativ geringes Angebot an Krankenhäusern, die twittern, also ist die Konkurrenz auch gering. 180 Krankenhäuser betreiben in Deutschland (2015) einen Twitteraccount, und davon sind lediglich 65 wirklich aktiv (Quelle: https://gesundheitswirt.wordpress.com/2016/01/28/social-media-fuer-krankenhaeuser-die-besten-twitter-accounts-im-maerz-2015/).
- Durch die Retweet-Funktion können sehr bequem und leicht sehr viele Patienten angesprochen werden, die auf herkömmlichen Wege nicht oder kaum erreicht würden.
- Wer twittert, gilt als modern, sympathisch und gut informiert und unterstützt die allgemeinen Ansprüche an ein modernes Krankenhaus somit hervorragend.
- Twitter kann sogar bequem mit dem Smartphone aktiv genutzt werden, von unterwegs, zum Beispiel von medizinischen Kongressen, wenn Chefärzte hier aktiv sind.

Nachteile von Twitter für ein Krankenhaus
- Es ist eine anfangs schwierige Aufgabe, Tweets zu verfassen, die auch tatsächlich interessieren.
- Ist man kein Star, kann man erfahrungsgemäß von einer Lesequote von 1% ausgehen – nur jeder 100. Tweet wird also von den Followern gelesen.
- Hashtags bewirken nicht nur das Erhöhen der Erreichbarkeit der eigenen Tweets zu einem bestimmten Thema – sondern das aller Tweets, die diesen Hashtag gesetzt haben. Bei wirklichen Trendthemen ist das Angebot an Nachrichten oft zu groß, und man verschwindet in der Masse.
- Twitter ist männlich dominiert, das schränkt die medizinischen Themen (zum Beispiel Gynäkologie) leider ein, kann aber auch die strategische Chance in der Lücke sein.
- Oft werden sinnlose Tweets gesendet, wie „Mache nun Mittagspause".

4.2 Anmeldung

Die Anmeldung ist bei Twitter, wie alles bei Twitter an sich, sehr leicht: Gehen Sie auf www.twitter.com, klicken Sie bei „Neu bei Twitter?" auf den Button „Registrieren". Tragen Sie nun den Namen des Krankenhauses ein (hier gern auch ohne Rechtsformzusatz wie GmbH), in unserem Fall „Krankenhaus Beispiel", Ihre E-Mail-Adresse und Ihr Passwort. MEMO. Nehmen Sie im Idealfall eine zentrale, nicht personifizierte Mailadresse, wie zum Beispiel in unserem Fall: online@krankenhaus-Beispiel.de. Sollten Sie jetzt schon wissen, dass Sie Twitter nicht selbst nutzen werden, sondern delegieren, tragen Sie eine allgemeine Krankenhausmailadresse ein; werden Sie dies persönlich pflegen, nehmen Sie Ihre persönliche Krankenhausmailadresse.

Hinweis: Die Mailadresse, die hier angegeben wird, ist für alle anderen Twitteruser nicht sichtbar.

Hier sollte nun überall ein blauer Haken zu sehen sein, sonst ändern Sie an entsprechender Stelle einen Eintrag. Es kann zum Beispiel sein, dass Ihr gewähltes Passwort nicht sicher genug ist. Der Grad der

In großen Krankenhäusern oder Kliniken mit ungewöhnlicher Spezialisierung kann es sinnvoll sein, einen Presse-Twitteraccount einzurichten und damit gezielt Medien ansprechen. Die erhalten dann ausschließlich medizinische Neuigkeiten, wie neue medizinische Studien oder neue Diagnosegeräte oder neue operative Verfahren, zu denen (sonst macht es keinen Sinn) dieses Krankenhaus auch weitere Auskunft geben kann, zum Beispiel durch ein Interview.

Passwortsicherheit wird Ihnen sofort angezeigt. Jetzt bitte auf den blauen Button „Registrieren" klicken.

> **Der Anwalt rät**
> Mit dem Klicken dieses Buttons akzeptieren Sie die Allgemeinen Geschäftsbedingungen und die Datenschutzbestimmungen von Twitter. Da diese Ihr Verhältnis zu Twitter (übrigens nach ausländischem Recht) regeln, sollten Sie diese sorgfältig durchlesen. Beachten Sie insbesondere die gesondert abrufbaren „Twitter-Regeln", die inhaltliche Einschränkungen der Nutzung und Vorgaben etwa an die Profilerstellung, geteilte Inhalte und werbliche Nutzungen enthalten. Auch diese Regeln stellen verbindliche Vorgaben für die Nutzung von Twitter dar, die man kennen sollte.

Nun gibt es zwei Wege:

- ■ ■ **Sie kennen sich bereits etwas aus mit Twitter? Dann wählen Sie diesen Weg:**

Nun erhält diese angegebene Mailadresse eine Mail von Twitter, mit der Aufforderung, den Account zu bestätigen. Bitte bestätigen. Es öffnet sich eine 2. Twitterseite, die Ihnen Ihren Account bestätigt. Jetzt schließen Sie zur Übersichtlichkeit das vorherige, geöffnete Twitterfenster.

- ■ ■ **Sie kennen sich noch nicht aus mit Twitter? Dann wählen Sie diesen Weg:**

Ignorieren Sie die Mail zunächst. Nun können Sie optional Ihre Telefonnummer eingeben, um den Account zu schützen und sich mit Freunden zu verbinden. Unsere Empfehlung: Nutzen Sie diese Option nicht, und klicken Sie direkt auf „Überspringen". Tragen Sie den Benutzernamen ein.

> **Tipp des PR-Beraters**
> Dieser Benutzername ist der Name, mit dem Sie sichtbar für alle agieren, also Kommentieren oder Retweeten. Dieser Benutzername darf maximal 15 Zeichen haben, also überlegen Sie gut, wie dieser lautet. Hat Ihr Krankenhaus eine kurze, bekannte, griffige Abkürzung? Dann wählen Sie die hier! Twitter bietet Ihnen hier schon automatisch Hilfe an. Sie dürfen aber nur Buchstaben, Zahlen oder einen Unterstrich verwenden. Dann auf blauen Button „Weiter" klicken.

Nun sehen Sie das nächste Fenster und klicken auf „Los geht´s!"

Oben sehen Sie jetzt „Schritt 2 von 6", und in der Überschrift steht „Woran bist Du interessiert". Twitter fragt Sie nach Ihren Interessen.

- **Speed**

Klicken Sie einfach auf „Weiter". (2 Sekunden)

- **Perfekt**

Wählen Sie einige der Themen aus. Keine Sorge, diese können Sie später noch wechseln oder löschen. (2 Minuten)

Empfehlung: News, Fashion & Lifestyle, Unterhaltung.

> **Tipp des PR-Beraters**
> „Medizin" gibt es leider nicht. Aber Sie können später noch gezielt nach anderen Accounts mit medizinischem Bezug suchen, zum Beispiel kooperierende Fachkliniken.

Jetzt klicken Sie auf „Weiter".

Wenn Sie einige Themen ausgewählt haben, bietet Ihnen Twitter nun einige Accounts dazu an, die zu Ihrer bisherigen Auswahlentscheidung passen.

Sie können nun die Accounts auswählen. Entweder Sie wählen diese einzeln aus, oder Sie klicken einfach oben auf „40 folgen & fortfahren".

- **Speed**

Oben auf „40 folgen und fortfahren" klicken. (2 Sekunden)

- **Perfekt**

Klicken Sie einzelne Accounts an, die Sie interessieren oder thematisch zu Ihrem Krankenhaus passen könnten. (5 Minuten) Und klicken Sie dann oben auf „folgen & fortfahren".

> **Tipp des PR-Beraters**
>
> Wählen Sie Accounts aus, von denen Sie ausgehen können, dass die Accounts am ehesten Tweets tweeten, die etwas mit Medizin zu tun haben können, zum Beispiel Nachrichtenmagazine.

Jetzt erscheint „Füge ein Bild hinzu".

- **Speed**

Klicken Sie weiter auf „Diesen Schritt vorerst überspringen". (2 Sekunden)

- **Perfekt**

Bitte das Feld anklicken und „Foto hochladen" tippen. Jetzt öffnet sich Ihre Festplatte und Sie wählen am besten Ihr Logo aus! (2 Minuten)

Jetzt erscheint „Finde Leute, die Du kennst." Bitte klicken auf „Diesen Schritt überspringen"!

Oben sehen Sie nun einen gelben Kasten mit der Aufforderung, die E-Mail-Adresse zu bestätigen. Bitte bestätigen.

Ganz gleich, ob Sie Weg 1 oder Weg 2 gewählt haben, Sie gelangen jetzt hierhin.

4.2.1 Profil bearbeiten

Bitte loggen Sie sich mit Ihrem Passwort bei Twitter ein, falls Sie es noch nicht sind, und Sie landen auf Ihrer Startseite.

Klicken Sie oben rechts auf Ihr Profilbild (das kleine Kästchen mit vermutlich Ihrem Logo) und wählen Sie dann „Profil anzeigen", und nun sind Sie auf Ihrem Profil.

Unter „Profil bearbeiten" rechts können Sie nun weitere Einstellungen vornehmen, bitte anklicken.

- **Fotos**

Als erstes können Sie Ihrem Account nun ein Hintergrundbild (Header) hinzufügen. Klicken Sie dazu einfach auf den entsprechenden Bereich und laden Sie ein Bild hoch. Durch hoch- und runterschieben können Sie das Bild noch anpassen, und mit der

Skala können Sie den Ausschnitt vergrößern. Wenn Sie zufrieden sind, klicken Sie einfach auf „Anwenden" und dann auf Änderungen speichern. Nun das Profilbild: Anklicken, Foto auswählen, mit der Maus korrigieren, fertig.

- **Checkliste: Header-Bild**
- Eingangsbereich
- Außenansicht
- Komplettes Chefarztteam
- Foto mit allen Mitarbeitern des Krankenhauses
- Panoramabild der Stadt mit typischem Wahrzeichen
- Freundliches Bild von einem Patienten mit einem Arzt/einer Krankenschwester
- Gleiches Bild (Wiedererkennung) wie auf der Internetstartseite
- Ein Foto zur Jahreszeit (Weihnachtsbaum, Frühlingsanfang, Osterhase, Nikolaus …)
- Ein Foto zu einem aktuellen Anlass: Tag der offenen Tür, Tag des Kindes, Fußballweltmeister …)

- **Checkliste: Profilbild**
- Ideal ist ein Logo
- Bei einer kleinen Privatklinik das Bild des Chefarztes oder der Empfangstresen
- Wenn das Header-Bild nicht das Krankenhaus zeigt, dann hier das Krankenhaus

> **Tipp des PR-Beraters**
>
> - Bitte beim Header-Bild maximal 5 MB und beim Profilbild max. 2 MB.
>
> **Der Anwalt rät**
> Auch bei einer Verwendung von Fotos oder anderen Inhalten auf Twitter sind natürlich das Urheberrecht des Fotografen und die Persönlichkeitsrechte der Abgebildeten zu beachten. Sorgen Sie also insbesondere bei nicht selbst erstellten Fotografien dafür, über die erforderlichen Rechte zur Nutzung des Fotos in sozialen Medien zu verfügen, und prüfen Sie, ob Rechte abgebildeter Personen berührt sein könnten.

Kümmern Sie sich insbesondere bei der Abbildung von Patienten oder Mitarbeitern um die erforderlichen Einwilligungserklärungen – aus Dokumentations- und Nachweisgründen bestenfalls schriftlich.

Unter Ihrem Profilfoto sehen Sie nun „Bio", „Standort" und „Webseite".

▪▪ Bio

„Bio" ist eine kurze Vorstellung von 160 Zeichen, in denen Sie sich (also das Krankenhaus) vorstellen können. Dies ist wichtig, um bei Google gefunden zu werden, es sind also Keywords gefragt. Außerdem steht der Text, den Sie hier einfügen, unter Ihrem Foto in Ihrem Twitter-Account.
Beispiel: Medizin im Herzen Berlins. Offizieller Twitter-Account des Krankenhauses Beispiel. Impressum: www.krankenhaus-beispiel.de/Impressum

Der Anwalt rät
Bitte beachten Sie hierzu die Ausführungen im Kapitel „Impressum"!

Tipp des PR-Beraters

Wenn Sie einen wirklich kurzen Impressums-Link haben, und in dem Link auch deutlich der Begriff „Impressum" zu sehen ist, können Sie den Link zum Impressum auch in das Feld „Webseite" einfügen, und somit unter Bio eine ausführlichere Beschreibung des Krankenhauses einsetzen. Schreiben Sie darunter z. B. Ihre Ihnen wichtigen Dienstleistungen, wie zum Beispiel „interdisziplinäre Schmerztherapie". Ihr Vorteil: Google erkennt das bei der Suche.

▪▪ Standort und Webseite

Beim Standort und der Webseite tragen Sie bitte die entsprechenden Informationen ein. Wenn Sie in das Feld „Webseite" nicht das Impressum einsetzen, tragen Sie hier natürlich Ihre Internetadresse ein.

▪▪ Design-Farbe

Darunter können Sie sogar Ihre „Design-Farbe" wechseln. Sie haben die Wahl zwischen einem fertigen Farbton, den Twitter Ihnen anbietet, können aber auch die Nummer Ihrer eigenen Farbe angeben. Fragen Sie dazu bitte Ihren Grafiker/Webmaster. Wir empfehlen Ihnen nicht den Aufwand der eigene Farbcodierung, obwohl es somit wirklich perfekt wäre.
Fertig? Dann klicken Sie bitte oben rechts wieder auf „Änderungen speichern". Die Angaben stehen nun unter Ihrem Profilbild.

▪▪ Geburtstag

Tragen Sie hier das Gründungsjahr des Krankenhauses ein. Das Maximum sind 120 Jahre, weil es sich an einem normalen Menschenalter orientiert. Ist Ihr Krankenhaus noch älter, klicken Sie das Maximum dennoch an. Kenn Sie nicht den genauen Tag, wählen Sie den ersten Januar.

Tipp des PR-Beraters

Neben der Jahreszahl klicken Sie auf „Öffentlich". Das bedeutet, dass derjenige, der an diesem Tag auf Ihr Twitterprofil geht, tatsächlich Luftballons aufsteigen sieht!

4.2.2 Impressum

Auch bei Twitter benötigen Sie ein Impressum. Die schwierige Frage ist: Wohin gehört das Impressum? Hier bietet Ihnen Twitter zwei Möglichkeiten, wobei vor allem das Einsetzen in das Feld „Bio" als sicher gilt. Kopieren Sie den Link, der zu Ihrem Impressum auf Ihrer Website führt, und setzen Sie nun diesen Link hinter den verfassten Text in „Bio". Sie sollten davor immer das Wort „Impressum" setzen (◘ Abb. 4.1).

Der Anwalt rät
Die Impressumspflicht gilt für alle geschäftlichen Auftritte in Telemedien, also auch für solche auf Twitter. Das bedeutet, dass ein den formalen und inhaltlichen

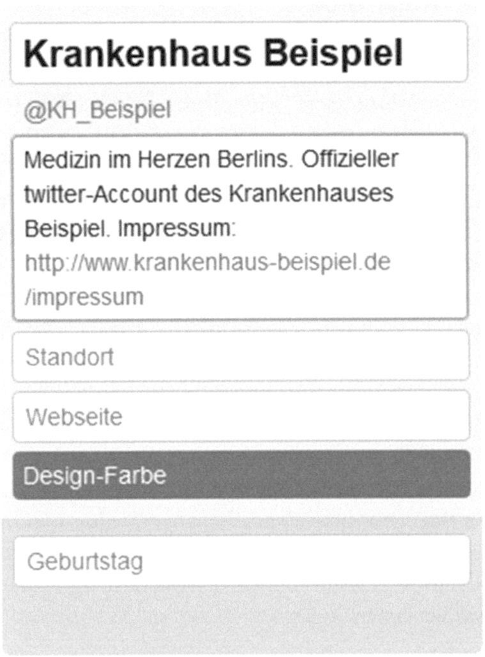

4.3.1 Account

- **„Nutzername"**
Hier sehen Sie den Namen, unter dem Sie Twitter benutzen. Darunter zeigt Twitter Ihnen auch gleich die URL, also Internetadresse, Ihres Accounts an.

- **„E-Mail"**
Hier steht Ihre E-Mail-Adresse, mit Sie sich angemeldet haben.

- **„Sprache":**
Wählen Sie aus, in welcher Sprache Sie Twitter nutzen, also in Deutsch.

- **„Zeitzone"**
Passend zur Sprache wählen Sie hier eine Zeitzone aus, in unserem Fall „(GMT + 02:00 oder GMT + 01:00) Berlin", das hängt davon ab, ob gerade Sommerzeit ist oder nicht.

■■ Inhalt
- **„Land"**
Hier müsste bereits korrekt „Deutschland" stehen.

- **„Tweets mit Medien"**
Hier können Sie zwei Dinge bestimmen:
— Keine Information vor dem Anzeigen von Medien, die sensible Inhalte beinhalten könnten.

Es gibt wohlmöglich Tweets, die Bilder oder Videos enthalten, die Sie nicht ohne „Vorwarnung" sehen wollen? Zum Beispiel schockt Sie der Anblick von nackten Menschen? Dann können Sie hier ein Häkchen setzen und werden bei „sensiblen Themen" wie zum Beispiel Nacktheit vorher auf den Inhalt hingewiesen.
Setzen Sie kein Häkchen.
— Meine Medien als Material, das sensible Inhalte beinhalten könnte, markieren.

Auch hier sollten Sie kein Häkchen setzen! Sie möchten andere Follower vor Ihren Bildern oder Videos in Ihren Tweets warnen? Dann setzen Sie hier natürlich ein Häkchen. Aber ehrlich: Wenn Sie als Krankenhaus andere vor Ihren Tweets warnen müssen, machen Sie hier etwas falsch. Also bitte kein Häkchen setzen!

Krankenhaus Beispiel
@KH_Beispiel

Medizin im Herzen Berlins. Offizieller twitter-Account des Krankenhauses Beispiel. Impressum:
http://www.krankenhaus-beispiel.de/impressum

Standort

Webseite

Design-Farbe

Geburtstag

□ **Abb. 4.1** Twitter Impressum

Anforderungen des § 5 TMG genügendes Impressum (wie in ► Kap. 2 beschrieben) vorgehalten werden muss. Da Twitter für die Pflichtangaben wenig Platz bietet, empfiehlt sich ein entsprechend gekennzeichneter Link auf das Impressum Ihrer Website; dieser Link kann auch verkürzt werden, sollte aber regelmäßig auf seine Funktionsfähigkeit hin überprüft werden. Und bitte achten Sie darauf, dass das Impressum auch in der mobilen Version abrufbar ist.
Haben Sie kein oder nur ein unzureichendes Impressum bei Twitter, drohen kostenpflichtige Abmahnungen.

4.3 Einstellungen

Mit einem Klick oben rechts auf Ihr Logobild erscheint ein kleines Menü, und hier bitte auf Einstellungen klicken; nun erscheint links eine Reihe von Punkten.

- „Video-Tweets"

Hier ist bereits ein Häkchen gesetzt und bitte lassen Sie dies auch so. Videos werden nämlich so automatisch abgespielt, wenn diese in Ihrer Timeline erscheinen.

- „Timeline"

Die Timeline ist der Bereich auf jedem Profil, in dem die Tweets von denen erscheinen, denen gefolgt wird. In Ihrer Timeline sehen Sie also die Tweets derer, denen Sie folgen, und die Personen, die Ihnen folgen, sehen Ihre Tweets. Lassen Sie hier die Voreinstellung mit dem aktivierten Häkchen, denn somit erscheinen vorsortiert die besten Tweets zuerst (gemessen an Ihren persönlichen Interessen).

- „Dein Twitter-Archiv"

Da Sie bisher noch nichts getwittert haben, gibt es hier derzeit noch nichts zu tun, daher:

- Speed

Es ist keine Aktivität notwendig, weil es noch keine Tweets gibt. (0 Sekunden)

- Perfekt

Klicken Sie es an, und Sie erhalten an Ihre Mail-Adresse eine Mail mit dem Link „Jetzt hingehen", dort klicken Sie, und es öffnet sich ein neues Fenster mit „Dein Twitter Archiv", in dem aber nun noch nichts zu sehen ist. Später, wenn dort einige Tweets zu sehen sind, bitte auf „Herunterladen" klicken. Nun öffnet sich eine externe Datei, und diese sofort speichern. Fertig. (30 Sekunden)

- „Meinen Account deaktivieren"

Hier können Sie Ihren Account löschen. Sie haben dann noch 30 Tage Zeit, das Löschen zu widerrufen.

Wenn Sie fertig sind, dann gehen Sie bitte auf „Änderungen Speichern". Hier müssen Sie zudem Ihr Passwort angeben.

4.3.2 Sicherheit und Datenschutz

Sicherheit

▪▪ Anmeldebestätigung

Klicken Sie nicht „Anmeldungsanfragen bestätigen" an. Die Anmeldebestätigung verfolgt das Ziel, für mehr Sicherheit zu sorgen, also in diesem Fall mit einer weiteren Kontrolle sicherzustellen, wer sich dort anmeldet. Die Anmeldebestätigung verlangt zusätzlich zu einem Passwort noch eine Mobiltelefonnummer zum Einloggen.

Tipp des PR-Beraters

In einem global tätigen Aktienunternehmen oder bei Regierungsinstitutionen kann es sicher nicht genug Sicherheitskontrollen geben, aber mal im Ernst: Bei einem Krankenhaus reicht eine Sicherheitsinstanz, nämlich das Passwort, aber das sollten Sie auch sicher verwalten.

Der Anwalt rät

Wie immer hat das Angebot derartiger Sicherheitstools durch Anbieter zwei Seiten: Zum einen ist es natürlich vorteilhaft, ein zusätzliches Sicherheitsfeature zu erhalten und selbst entscheiden zu können, mit welcher Lösung man durch den Twitter-Alltag geht. Zum anderen kann aber rechtlich Folgendes drohen: Haben Sie das Häkchen aktiviert und kommt es dann zu einem von Ihnen nicht veranlassten Tweet in Ihrem Namen, der rechtswidrig ist und Ihnen zugerechnet wird, könnte schlimmstenfalls in der unterbliebenen Nutzung des kostenlos angebotenen Sicherheitstools eine vermeidbare Pflichtverletzung gesehen werden. In der Praxis wird das für Sie aber eher nicht relevant werden. Bewerten Sie das individuelle Risiko und entscheiden Sie, welche Absicherung Sie benötigen.

▪▪ Passwort zurücksetzen

Hier kann nur dann ein Passwort geändert werden, wenn neben dem korrekten Einloggen auch eine korrekte Telefonnummer oder E-Mail-Adresse angegeben wird. Bitte Häkchen setzen bei „Persönliche Informationen zum Zurücksetzen meines Passwortes erforderlich".

Das ist schon wichtig, denn somit stellen Sie sicher, dass nicht jeder, der Zugang besitzt, plötzlich das Passwort ändert, und Sie die Twitter-Account-Hoheit komplett verlieren. Stellen Sie sich vor, Ihre Mitarbeiterin wird in Kenntnis des Passwortes gekündigt, will sich mal richtig bei Ihnen „revanchieren" und twittert übelste Beleidigungen – und Sie können nichts löschen. Klar, die Dame kann man wohl juristisch heranziehen, aber die Tweets sind dennoch gesendet.

> **Der Anwalt rät**
> Achten Sie immer darauf, dass es klare Vorgaben an Mitarbeiter und Dienstleister gibt, wie der unternehmerische Twitter-Account genutzt werden darf. Vereinbaren Sie schriftlich, dass Weisungen und Vetos zu beachten und Herausgabeverlangen betreffend die Passwörter und andere Zugangsdaten unverzüglich und ohne jedes Zurückbehaltungsrecht zu erfüllen sind. Ändern Sie bei Mitarbeitern, die aus Ihrem Krankenhaus ausscheiden, so schnell wie möglich das Passwort und sonstige Zugangsdaten – nur so vermeiden Sie faktisch, dass der Twitter-Account missbraucht oder von dem ausgeschiedenen Mitarbeiter blockiert werden kann. Handeln Sie schnell!

▪▪ Mit Code anmelden

Hier haben Sie zwei Möglichkeiten, „Erlaube meinem Account, sich entweder mit einem Passwort oder Anmeldecode anzumelden" sowie „Passwort zum Anmelden immer erforderlich"; wählen Sie die zweite Variante.

Datenschutz

▪▪ Foto-Markierungen

Wählen Sie hier bitte zunächst „Nur Leuten, denen ich folge, erlauben, mich in Fotos zu markieren". So haben Sie eine gewisse Kontrolle über diese Funktion.

▪▪ Tweet-Sicherheit

Hier können Sie festlegen, ob Ihre Tweets öffentlich sind, also jeder diese lesen kann, auch die Personen, die gar nicht bei Twitter sind. Setzen Sie hier kein Häkchen, denn Sie wollen schließlich, dass möglichst viele, also möglichst „alle" Ihre Tweets lesen können, ganz gleich, ob sie bei Twitter sind oder etwas über eine Suchmaschine wie Google suchen.

▪▪ Standort twittern

Wenn Sie hier aktivieren, dann setzt Twitter gleich den Standort dazu, von wo Sie gerade twittern. Da Twitter oft von Mobiltelefonen aus genutzt wird, ist dies prinzipiell zwar ein wichtiger Aspekt, vermutlich aber wird ein Krankenhaus nur aus dem Hause twittern. Bei jedem Tweet, den Sie senden, zum Beispiel von Ihrem Mobiltelefon von einem Kongress, wird jedes Mal der Ort mitgeteilt, wo Sie gerade sind bzw. wo sich dieses Handy gerade befindet. Da aber vermutlich die meisten Tweets direkt aus dem Krankenhaus kommen, brauchen Sie das nicht; keinen Haken setzen.

Bei einem Außenminister oder Popstar ist es sicherlich spannend, wo er gerade ist. Sollten Sie als Chefarzt auf vielen ausländischen medizinischen Kongressen sein, in manchen medizinischen Fachrichtungen kommt das vor, kann das tatsächlich Eindruck auf die Follower ausüben.

> **Der Anwalt rät**
> Bedenken Sie, dass Sie durch diese Form der selbst gewählten Offenlegung Ihres Aufenthaltsortes ein transparentes Bewegungsprofil hinterlassen. Jeder kann sehen, dass Sie sich nicht in der Klinik und auch nicht zu Hause befinden. Das kann sowohl die Finanzverwaltung als auch potenzielle Einbrecher durchaus interessieren. Hier gilt es – weniger aus rechtlichen, eher aus tatsächlichen Überlegungen –, sehr bewusst mit dieser Möglichkeit der Kommunikation umzugehen.

▪▪ Feststellbarkeit

Wenn Personen Ihre Mail-Adresse oder Telefonnummer (falls eingetragen bei Twitter) in der Suchfunktion bei Twitter eingeben, dann finden diese auch automatisch Ihren Twitter-Account, auch dann, wenn der Twitter-Account nicht bekannt ist.

Wer Ihre Mailadresse oder Telefonnummer kennt, der kann Sie ruhig darüber finden können, denn schließlich wollen Sie, dass Ihr Twitter-Account aufgerufen wird.

- - **Adressbuch**

Hier können Sie Ihre gespeicherten Kontaktdaten von Twitter abgleichen lassen, wer davon einen Twitteraccount besitzt. Das empfehlen wir nicht.

- - **Gesponserter Inhalt**

Hier kein Häkchen setzen, es sei denn, Sie interessiert Werbung.

- - **Twitter für Teams**

Hier wählen Sie: „Jedem erlauben, mich zu dessen Team hinzuzufügen"; somit können andere Twitterer Ihnen das Recht einräumen, auf deren Account normalerweise nur Administratoren zugängliche Funktionen zu nutzen. Das wird in der Realität kaum vorkommen, aber kann strategisch mal interessant werden, wenn zum Beispiel ein Verband, bei dem Sie Mitglied sind, Sie dazu einlädt.

- - **Direktnachrichten**

Setzen Sie ein Häkchen bei „Erhalte Direktnachrichten von jedem". Sie wollen schließlich, dass Sie über Twitter auch erreicht werden können.

Am Ende auf „Änderungen speichern" gehen und Passwort eingeben.

4.3.3 Passwort

Hier können Sie Ihr Passwort ändern.

4.3.4 Karten und Versand

Hier sind Ihre Zahlungen und registrierten Karten hinterlegt. Das käme dann in Frage, wenn Sie über Twitter einen Artikel kaufen würden. Tragen Sie hier nichts ein.

4.3.5 Bestellprotokoll

Dieser Service ist derzeit nur in den USA möglich.

4.3.6 Handys

Sicherlich ein guter Service, per SMS stets über neue Funktionen bei Twitter informiert zu werden, aber diese Funktion ist nur interessant, wenn Sie tatsächlich intensiv twittern. Ansonsten aktivieren Sie diesen Dienst besser nicht.

Unter Mobile-App können Sie sich die Twitter-App für Ihr Handy herunterladen, was sicher sinnvoll ist und wir Ihnen empfehlen.

4.3.7 E-Mail-Mitteilungen

Dies ist ein kostenloser E-Mail-Service, der Sie jederzeit informiert, wenn es Neuigkeiten auf Ihrem Twitter-Account gibt, zum Beispiel, ob ein Tweet von Ihnen retweetet – also geteilt – wurde oder ob Sie eine Antwort auf einen Tweet erhalten haben. Hier bitte zunächst nichts verändern und alle Häkchen aktiviert lassen.

Am Anfang ist es spannend und hilfreich, über jede Aktion und Reaktion bequem per Mail informiert zu werden. Je mehr Tweets Sie gesendet haben und je mehr Nutzer Ihnen folgen, desto mehr E-Mails werden Sie entsprechend erhalten. Entscheiden Sie selbst, wann es Ihnen zu viel wird. Gegebenenfalls können Sie dann das Häkchen entfernen.

Wenn Sie alle Häkchen aktiviert haben, können Sie nun bei einigen Aktivitäten entscheiden, ob Twitter Ihnen nur „maßgeschneiderte" Infos über die Neuigkeiten auf Ihrem Account liefert oder ob Sie grundsätzlich immer informiert werden wollen, also auch ganz allgemeine Mitteilungen erhalten möchten.

„Maßgeschneidert" bedeutet, dass Sie nur relevante E-Mails erhalten. Sie erhalten dann möglicherweise nicht bei jeder Aktivität, die mit Ihnen und Ihren Tweets in Verbindung stehen, eine E-Mail. Twitter probiert dabei ständig Neues in diesem Bereich aus, damit Sie im richtigen Maße auf dem Laufenden gehalten werden. Am besten stellen Sie auf „Für Dich maßgeschneidert", denn so laufen Sie nicht Gefahr, von E-Mails überflutet zu werden.

Bei „Updates von Twitter" lassen Sie bitte alle Häkchen aktiviert, um stets über für Sie relevante Tipps zu neuen Funktionen informiert zu werden.

4.3.8 Web-Mitteilungen

Hier verhält es sich ähnlich wie bei dem Schritt davor. Hier entscheiden Sie, welche Mitteilungen Sie direkt in Ihrem Webbrowser erhalten. Wir empfehlen Ihnen auch hier, zunächst alle Häkchen aktiviert zu lassen und „Für Dich maßgeschneidert" auszuwählen.

4.3.9 Freunde finden

Hier können Sie mit Zugriff auf Ihre Kontakte und Mail-Adressen Ihnen bekannte Personen einladen. Wir empfehlen das nicht, denn Sie wollen mit Ihrem Twitteraccount zuerst einmal Patienten und potenzielle Patienten gewinnen, und nicht Freunde oder Kollegen.

4.3.10 Stummgeschaltete Accounts

Sie „folgen" aus freundschaftlichen/verpflichtenden Gründen einem anderen Krankenhaus oder Zuweiser, einfach, weil Sie denken, dass dies erwartet wird, aber eigentlich interessieren Sie diese Feeds nicht, vielleicht auch deshalb nicht, weil genau dieses Krankenhaus oder dieser Zuweiser mehrfach am Tag langweilige Tweets sendet. Was tun? Dann wäre es ideal, wenn Sie nach außen und offiziell noch ein Follower sind, aber in Wirklichkeit keinen einzigen Tweet mehr erhalten. Hier werden genau diese stummgeschalteten Accounts aufgelistet. Und falls sich das Twitterverhalten eines dieser hier aufgelisteten Accounts ändert, können Sie diese auch wieder „freischalten". Beim „Freischalten" tippen Sie auf das Symbol mit dem roten durchgestrichenen Lautsprecher, der danach grau wird.

> **Tipp des PR-Beraters**
>
> Ganz ehrlich, als zuweisende und gleichzeitig twitternde Arztpraxis kann man schon erwarten, dass Sie als Krankenhaus ein Follower sind, also „folgen" Sie bitte weiter, und nutzen Sie diese angenehme Möglichkeit, die wir genauer beschreiben unter „Twittern".

4.3.11 Blockierte Accounts

Sie wollen keine Tweets von einem anderen Twitterer auf Ihrer Timeline, weil Ihnen diese Firma oder diese Person nicht behaglich sind, zum Beispiel, weil diese Person Sie mit grenzwertigen, zweideutigen oder gar anzüglichen Tweets „ärgert"? In dem Fall können Sie hier diese blockierende Funktion aktivieren: Tweets dieser Accounts werden Ihnen nicht mehr in der Timeline gezeigt. Außerdem können Ihnen diese Accounts nicht folgen und auch Ihre Tweets nicht sehen. Diese werden hier aufgelistet; blockiert werden diese in der Timeline, und dies beschreiben wir in dem Kapitel „Twittern".

4.3.12 Design

Wie sieht Ihr Hintergrund aus auf Ihrem Twitter-Account? Professionelle Twitteraccounts präsentieren sich nicht nur durch die Inhalte individuell, sondern auch durch das individuelle Erscheinungsbild, also orientiert am Logo oder Corporate Design. Also sollte im Idealfall ein Hintergrund gewählt werden, der farblich oder als Foto einen Bezug zum Krankenhaus darstellt.

- **Speed**

Wählen Sie aus den angezeigten Vorlagen eine aus, einmal anklicken und unten auf „Änderungen speichern" klicken, fertig. (1 Minute)

- **Perfekt**

Sie kreieren Ihren eigenen, individuellen Hintergrund für Ihren Account, quasi vergleichbar mit einem kleinen Internetauftritt, damit alle Personen, die auf Ihren Account für mehr Informationen klicken, auch gleich einen perfekten und informativen Auftritt sehen.

Über „Erstelle Deinen eigenen Hintergrund" können Sie nun ein Bild von Ihrer Festplatte hochladen; klicken Sie dazu auf „Hintergrund ändern" und in dem Fenster, welches sich nun öffnet, auf „vorhandenes Foto auswählen".

Das Foto kann rechts, zentriert (dann würde man es allerdings kaum sehen) oder links auf Ihrem Account eingefügt werden. Wir empfehlen: Setzen Sie das Bild links ein, dort wirkt es am besten.

Damit das Bild gut platziert ist, sollte es eine Größe von 2 MB nicht überschreiten bzw. bis 1.500 × 500 Pixel groß sein. Wie das Foto auf Ihrem Account von Twitter platziert wird, also weiter oben oder unten, und was am besten aussieht, hängt auch damit zusammen, wie Ihr Logo gestaltet ist. Hier hilft tatsächlich nur ausprobieren, und denken Sie stets daran, dass es nicht zu poppig wird. (10 Minuten)

Wenn Sie entsprechende Dateien haben oder das Know-how dazu, dann können Sie einen Teil Ihres Logos herauslösen. Wenden Sie sich an die Agentur, die Ihr Logo erstellt hat, und bitten um eine entsprechende und geeignete Bild-Datei für Ihren Twitter Account, das wird wahrscheinlich kostenlos geschehen. Mit solchen kleinen Stilelementen können Sie ein äußerst professionelles Erscheinen erreichen – professionelle Grafiker arbeiten so.

Neben dem Hintergrundbild sollten Sie auch die Farben auf Ihrem Account ändern und anpassen, genauer gesagt: die Hintergrundfarbe und die Design-Farbe (damit ist die Beschriftung gemeint). Klicken Sie dazu einfach in das entsprechende Feld und wählen Sie den Farbton, der Ihnen zusagt.

Tipp des PR-Beraters

Wählen Sie die (Haupt-)Farben Ihres Krankenhauses!

4.3.13 Apps

Das Angebot ist riesig, aber sicherlich nicht immer sinnvoll, und letztlich für ein Krankenhaus auch überschaubar, zumindest am Anfang. Eine App ist ein Zusatzprogramm, das Sie nutzen können. Klingt kompliziert, ist aber ganz einfach. Sie wollen wissen, welche Themen gerade bei Twitter besonders angesagt sind oder wer gerade weltweit die meisten Follower hat oder aus welchem Land die meisten Tweets gerade kommen? Die verschiedenen Apps geben hier Aufschluss, auch wenn sich tatsächlich die Frage stellt, ob einen das weiterbringt. Sicherlich ist die Auswahl von Krankenhaus zu Krankenhaus hier individuell, aber ein paar Apps sind durchaus für alle zu empfehlen. Dazu rufen Sie einfach die Internetseite der App auf und stimmen mit einem Klick zu, meistens ein „Sign up", fertig.

■■ **Checkliste: Sinnvolle Apps für Krankenhäuser**
- Twittercounter.com (Statistiken zum eigenen Twitteraccount einsehen)
- Twitaholic.com (News über die meisten Follower, meisten Tweets …)
- tinyurl.com (macht aus einem langen Link einen sehr kurzen)
- twtpoll.com (eigene Umfragen erstellen)
- tweetdeck.twitter.com (Sortieren und Gruppenbildung bei vielen Accounts, zum Beispiel Gruppe: Zuweiser)

4.3.14 Widgets

Widgets sind Zusatzprogramme, die Sie auf Ihrer Website integrieren können. Diese Widgets gibt es von verschiedenen Anbietern mit verschiedenen Funktionen, zum Beispiel auch von Twitter. Ihre Patienten sehen dann auf Ihrer Website ein kleines Twitter-Fenster mit den neusten Tweets.

Es ist also ein Newsfenster auf Ihrer Internetseite, in dem Ihre neuesten Tweets erscheinen, bzw. Tweets, die Sie als Favorit oder mit einem Hashtag markiert haben, zum Beispiel #Sonnenbrandgefahr.

Klicken Sie rechts auf Widget und dann auf den Button „Neu erstellen".

Nun wählen Sie die Quelle Ihres Widgets aus:
- „Nutzer-Timeline": Das ist Ihr eigener Account
- „Gefällt-mir": Die Tweets, die Sie mit „Gefällt-mit" markiert haben.
- „Liste": Twitter-Nutzer, denen Sie bereits folgen
- „Suchen": Nach Begriffen/Namen suchen: zum Beispiel #Darmkrebs
- „Sammlung": Sollten Sie über eine zusätzliche App Sammlungen oder Gruppen gebildet haben, können Sie hier genau diese Gruppe/Sammlung auswählen.

Wir empfehlen die „Nutzer-Timeline", und bitte lassen Sie alles so aktiviert, wie es angeboten wird.

Dann unten auf „Widget erstellen" klicken. Allerdings gehört dies doch eher in die Obhut eines Entwicklers, um es auf Ihrer Internetseite zu integrieren. Haben Sie einen Administrator, dann senden Sie ihm bitte den dann angezeigten Link, den dieser dann in Ihre Internetseite einpflegt.

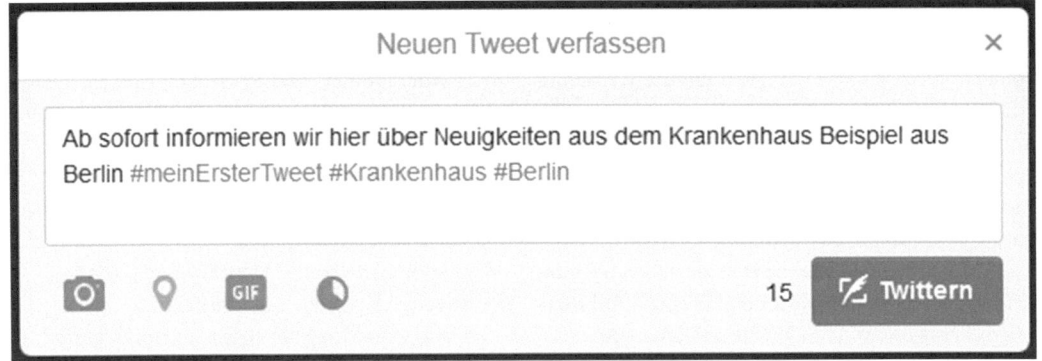

Abb. 4.2 Twitter - Neuen Tweet verfassen

4.3.15 Deine Twitter-Daten

Bitte Passwort eingeben und nun sehen Sie sämtliche Daten zu Ihrem Account übersichtlich aufgezeigt!

4.4 Twittern

Ihr Account ist eingerichtet und sieht gut aus? Dann kann es jetzt losgehen!

Oben, ganz rechts, befindet sich ein blaues Symbol mit einer Feder. Wenn Sie darauf klicken, öffnet sich ein Fenster. In dieses Fenster können Sie jetzt Ihre erste Nachricht, also Ihren ersten Tweet, schreiben.

Die Länge eines Tweet ist beschränkt auf 140 Zeichen. Das ist nicht viel und entspricht etwa einem Satz. Und jetzt stellt sich die große Frage: „Was soll man tweeten?"

Beim Thema des ersten Tweets gehen die Meinungen auseinander. Die einen meinen, man stellt sich mit einer Begrüßung vor, schließlich tritt nun ein neuer Teilnehmer der Community bei. Die anderen meinen, es geht bei Twitter nur um Fakten, und Begrüßungen sind keine Fakten.

„Wer sind Sie eigentlich?" Wer einen Raum betritt, stellt sich vor, ganz gleich, ob es ein echter oder ein virtueller Raum ist. Am besten ist es, Sie machen erst einmal auf sich und Ihr Krankenhaus aufmerksam. In etwa so: „Ab sofort informieren wir hier über Neuigkeiten aus dem Krankenhaus Beispiel aus Berlin #meinErsterTweet #Krankenhaus #Berlin"

Dieser Satz besitzt übrigens schon 125 Zeichen – Sie sehen, wie kurz ein Tweet gefasst sein muss (◘ Abb. 4.2).

- **Speed**

Dann klicken Sie unten auf den Button „Twittern". Und schon ist Ihr erster Tweet gesendet! Gratulation! Sie sehen, twittern dauert wenige Sekunden. (2 Minuten)

Ihren Tweet sehen Sie nun auf Ihrer Profilseite und in der Timeline Ihrer Startseite. Dort sehen Sie auch die neusten Tweets der Accounts, denen Sie folgen.

- **Perfekt**

Sie wollen bei Ihrem ersten Tweet gleich ein oder mehrere Fotos mitsenden? Dann nehmen Sie doch zum Beispiel ein Foto von Ihrem Team, mit Ihnen zusammen. (4 Minuten)

4.4.1 Hashtag

Hashtags, also Schlagworte, die mittels des Rautenzeichens (#) als potenzielle Suchbegriffe markiert werden, dürften Ihnen schon aus dem Kapitel über Facebook bekannt sein. Bei Twitter gibt es diese schon länger.

Bei Twitter fungieren Hashtags auch als Themenfilter. So kann sehr einfach festgestellt werden, welche Twitter-Themen gerade besonders beliebt sind, indem man analysiert, welche Begriffe häufig gehashtagt werden. Diese Begriffe werden dann als sogenannte Trending-Topics auf der Twitter-Startseite angezeigt. Diese Analyse kann über externe Dienste, also Apps, angewandt werden.

Der Anwalt rät
Hashtags werden oft genutzt, um auf eigene Leistungen hinzuweisen oder für Aufmerksamkeit zu sorgen. Achten Sie bei dem Einsatz von Hashtags darauf, dass diese nicht gegen fremde Marken- oder Namensrechte verstoßen. Vermeiden Sie also den Einsatz von fremden Marken oder Namen als Hashtag, wenn hierdurch der unzutreffende Eindruck entstehen könnte, es bestehe ein Kooperationsverhältnis („Singen ist gesund – jetzt am Song-Contest im Krankenhaus teilnehmen #SingMeinenSong #DSDS") oder Sie würden sich das herausragende Image einer bekannten Marke ohne jeden berechtigten Anlass zu eigen machen („Krankenhaus Beispiel, der #PORSCHE unter den Kliniken"). Zulässig ist es natürlich, fremde Marken als Hashtag einzusetzen, wenn Sie die entsprechenden Waren oder Dienstleistungen selbst anbieten bzw. der Rechteinhaber seine Einwilligung erteilt hat. Der Verweis auf ein neu erworbenes MRT-System („Vielseitig und funktionsbereit: Unser neues MRT-System von #GEHealthcare") wäre insoweit zulässig, der Tweet „Vielseitig und funktionsbereit: Unser neues MRT-System #Hitachi #Philips #Toshiba" hingegen eher nicht. Beachten Sie wie immer das Berufs- und Heilmittelwerberecht (also kein „#BesteKlinikInBerlin") und vermeiden Sie auch unter wettbewerbsrechtlichen Gesichtspunkten irreführende Hashtags („#ÄltestesKrankenhausInBerlin", zumindest, wenn das falsch ist).

▪▪ Checkliste: Twitterthemen

- Positive und/oder allgemeine News aus der Medizin, die bei Patienten ein Informationsbedürfnis wecken oder eine Faszination ausüben (zum Beispiel: „Aktuelle Studie: Neues Medikament bei Krebsbehandlung erfolgreich getestet" [mit Link])
- Positive, spannende News aus Ihren medizinischen Fachbereichen
- Positive News zu einem aktuellen medizinischen Trendthema (zum Beispiel: „Grübchen-OP in Asien voll im Trend" [mit Link auf Ihre oder eine andere Seite])
- Positive News aus dem Krankenhaus (zum Beispiel: „Prof. Dr. Lisa Gamma heute auf dem Schmerztherapie-Kongress in Sydney")
- Informative News zum Thema „Rückenschmerzen"
- Neujahrswünsche
- Neue Verfahren, die nun im Krankenhaus eingesetzt werden (zum Beispiel: „Neues Diagnosegerät" oder „Neues OP-Verfahren bei Rückenschmerzen ab sofort auch im Krankenhaus Beispiel")
- News, auch schlechte, zu einem aktuellen Skandal in den Medien (zum Beispiel: „Implantat-Skandal mit minderwertigen Materialien in den USA – auch Europa betroffen" [mit Link]
- Gravierende Änderungen im Krankenhausalltag (zum Beispiel: „Parkhaus wegen Umbau gesperrt")
- Außergewöhnliche Anlässe des Krankenhauses (zum Beispiel: „Patientenveranstaltung am 3. Juni zum Thema Darmkrebs im Krankenhaus Beispiel")
- Geeignete Termine für ästhetisch-plastische Eingriffe
- Ankündigungen von Patientenveranstaltungen
- Sie sind in einem Zeitungsartikel erwähnt? Dann twittern Sie dies!
- Sie haben 300 Follower? Oder 400 oder 1.000? Dann twittern Sie diesen Erfolg (inkl. Dankeschön!)
- Und wieder erblickte ein Baby das Licht der Welt in Ihrem Hause? Dann fragen Sie die Eltern um Erlaubnis eines schönen Fotos, und twittern Sie dieses grundsätzlich positive Thema hinaus!
- Ein Promi ist bei Ihnen? Und er oder sie hat nichts dagegen, dass dies publik wird? Was für ein tolles Thema!
- Sie haben einen Job zu vergeben? Dann twittern Sie es – am besten mit Link zu der Stellenausschreibung!

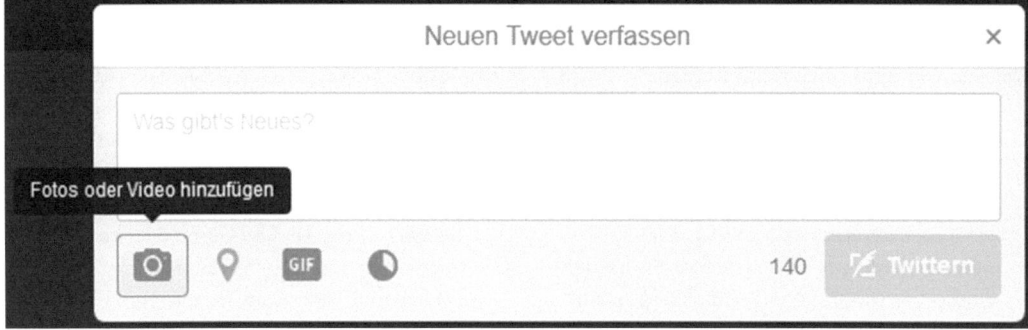

☐ Abb. 4.3   Twitter - Foto tweeten

- Ein neuer Chefarzt (oder Geschäftsführer) ist an Bord? Stellen Sie ihn vor, inkl. Foto.
- Jubiläum oder Geburtstag? Ganz gleich, ob es das Krankenhaus, eine einzelne Klinik oder eine einzelne Person betrifft: Das sind gute Themen, wobei Sie hier nicht jeden Mitarbeiter nennen sollen.
- Zertifizierungen erhalten oder Preise bekommen? Das sind hervorragende Twitterthemen!
- Sie haben nun 1.000 „Gefällt-mir"-Angaben bei Facebook? Darauf kann man auch hinweisen!
- Sie möchten die Meinung Ihrer Follower (Patienten) erfahren zu irgendetwas, zum Beispiel, wie der neue Eingangsbereich ankommt? Sehr gutes Thema! Dann können Sie einerseits eine Frage stellen und auf Kommentare hoffen, oder (unsere Empfehlung) eine Umfrage starten.

Der Anwalt rät

Beachten Sie natürlich auch bei allen Twitter-Aktivitäten die rechtlichen Rahmenbedingungen, also insbesondere das Berufsrecht und das HWG. Zusammengefasst: Im Mittelpunkt der Tweets muss die sachliche, berufsbezogene Information stehen. Verzichten Sie bei aller Kürze auf anpreisende, irreführende, herabsetzende oder vergleichende Werbeaussagen.

Tipp des PR-Beraters

Bei Skandalen oder Trendthemen empfiehlt sich immer ein Hashtag. Überlegen Sie sich, zu welchen aktuellen Themen Menschen gerne möglichst aktuell informiert werden möchten, und überprüfen Sie, ob Sie hier Informationen liefern können.

4.4.2 Foto tweeten

Wenn Sie möchten, können Sie auch ein Foto twittern. Fahren Sie dazu in dem Feld, in dem Sie einen Tweet schreiben, auf das Symbol mit der Kamera (☐ Abb. 4.3).

Dann klicken Sie auf das Symbol mit der Beschreibung „Fotos oder Video hinzufügen". Es öffnet sich Ihre Festplatte, über die Sie nun ein Bild hochladen können, welches inhaltlich zu Ihrem Tweet passt.

Je größer ein Unternehmen ist oder je bekannter ein Unternehmen oder eine Person sind, desto mehr „Interna" werden in den Tweets von den Followern erwartet. Je kleiner ein Unternehmen ist, desto weniger interessiert es Menschen, was es dort an Interna gibt. In dem Fall müssen weitere externe Themen genutzt werden.

4.4.3 Standort

Diese Funktion ist das Symbol neben der Kamera. Damit können Sie mit jedem Tweet auch kenntlich machen, von wo Sie diesen Tweet gerade senden. Wenn Sie hier nicht aktiv auf das Symbol klicken, passiert auch nichts, bzw. Sie senden keinen Standort mit. Wollen Sie hingegen einen Standort kommunizieren, dann klicken Sie bitte bei jedem Tweet auf das Symbol und geben Sie Twitter Ihren Standort damit frei.

■■ **Checkliste: Wann macht die Standortmitteilung Sinn?**
— Sie (oder Chefärzte, die twittern) sind im Ausland (in einer anderen Stadt) auf einem Kongress, und erhöhen somit die Glaubwürdigkeit des Tweets
— Sie haben zwei oder mehrere Standorte des Krankenhauses und können nun differenzieren
— Ein Interview bei der Redaktion? Dann Standort mit angeben.
— Sie geben eine Patientenveranstaltung, und die findet in einem Saal außerhalb des Krankenhauses statt, zum Beispiel im Gemeindehaus? Dann bitte den Standort angeben.

4.4.4 GIF

Was ist ein GIF? Ein GIF (Graphics Interchange Format) ist eine Hintereinanderschaltung von einzelnen Bildern, die abgespielt einen sehr kurzen Film ergeben, korrekt ausgedrückt ist es eine kleine Animation.

Klicken Sie einfach auf das Symbol und es öffnen sich mehrere Kategorien, die wiederum viele GIFs beinhalten, auswählen, fertig.

Tipp des PR-Beraters

Als Privatperson ist das sicherlich unterhaltsam und witzig, aber für ein Krankenhaus ist das nicht geeignet, denn das Krankenhausleben ist (für Patienten) nicht witzig.

4.4.5 Umfrage hinzufügen

Eine hervorragende Möglichkeit der Interaktion (also Follower zu einer Reaktion zu bewegen) sind Umfragen. Dies bietet Twitter unter dieser Funktion an!

Klicken Sie auf das Symbol (Umfrage hinzufügen), geben Sie Ihre Frage ein und wählen Sie die Auswahl. Sie wollen einen Fussballtipp? Dann Auswahl 1: Deutschland. Auswahl 2: Brasilien.

Nun die Umfragedauer eingeben und auf „Twittern" klicken, fertig.

■■ **Checkliste: Umfragen**
— Hier sind nur maximal 116 Zeichen im Textfeld möglich.
— Jedes Auswahlfeld darf nur max. 20 Zeichen haben.
— Sie können bis zu vier Auswahlmöglichkeiten angeben. Bei einem Fußballspiel gibt es natürlich nur zwei Auswahlmöglichkeiten, da immer nur zwei Teams spielen. Bei einem Fußballturnier hingegen können es auch mehr sein, also die besten vier Mannschaften oder die Torschützenliste. Im Krankenhauswesen kann es auch so sein: Wie gefällt Ihnen unser neuer Eingangsbereich? Auswahl 1: viel besser; Auswahl 2: etwas besser; Auswahl 3: nicht so gut; Auswahl 4: unverändert.
— Die Dauer liegt zwischen min. fünf Minuten und max. sieben Tagen. Bei einem Fußballspiel reichen 24 Stunden, bei einer Umfrage zum neuen Krankenhausgebäude sollten es sieben Tage sein.
— Umfragen sind nur interessant, wenn Sie eine hohe Followerschaft haben; mit 20 Followern macht eine Umfrage wenig Sinn. Haben Sie 50 sehr aktive Follower, können diese Ihre Umfrage auch retweeten, und es kann eine gigantische Umfragebeteiligung werden. Haben Sie 500 sehr träge Follower, wird wahrscheinlich gar nichts passieren. Ausprobieren!

4.4.6 Twitterwall

Eine Twitterwall ist ein Monitor bzw. ein Projektor, auf dem Twitter-Nachrichten zu einem bestimmten Thema live bei einer Veranstaltung auf einer Großbildleinwand eingeblendet werden. Die Tweets beziehen sich auf einen vorher bestimmten einheitlichen Hashtag. Bei einem Kongress für Internisten mit

Namen „Onco 2016" würde der Hashtag #onco2016 lauten, und jeder wüsste, dass sich der Tweet mit diesem Hashtag auf eben genau diesen Kongress bezieht. Um den gefilterten Nachrichtenstrom automatisch in regelmäßigen Abständen (zum Beispiel jede Minute) erneuert anzeigen zu lassen, gibt es kostenlose Programme auf Websites wie socialmediawall.me. Gibt man auf der Seite in dem Feld „hashtag" den Begriff ein ohne #, klicken Sie nur noch auf „connect Twitter". Sie werden hier zur Anmeldung gebeten. Twitterwalls können dazu genutzt werden, den Teilnehmern einer Podiumsdiskussion ein direktes Feedback zu geben. Auf diese Weise entsteht ein Austausch zwischen Gesprächsteilnehmern und Publikum auf der Veranstaltung und den am Thema interessierten Twitterern, die nicht live dabei sein können, weil sie zum Beispiel gerade im Ausland sind. Eine Twitterwall gibt ein unmittelbares Feedback darauf, ob eine Veranstaltung spannend oder langweilig ist.

4.5 Startseite, Mitteilungen, Nachrichten

Nachdem Sie nun Ihren ersten Tweet gesendet haben und Ihre Profilseite nicht mehr ganz so leer ist, können wir uns die Twitter-Menüleiste oben links anschauen.

Dort sehen Sie: „Startseite", „Mitteilungen" und „Nachrichten".

4.5.1 Startseite

Hier sehen Sie:

- **Tweets**
Die Anzahl Ihrer Tweets, die Sie versendet haben.

- **Folge ich**
Die Anzahl, von wie vielen Twitterern Sie Tweets erhalten bzw. von wie vielen Sie Follower sind.

- **Follower**
Dies ist die Anzahl Ihrer Follower, also wie viele Personen Ihre Nachrichten erhalten und (hoffentlich auch) lesen. Das Ziel ist, dass diese Zahl möglichst hoch ist. Denn Sie erstellen Ihren Account für Ihre Patienten und für Leute, die sich für die Themen Ihres Krankenhauses interessieren.

Jede dieser Zahlenangaben können Sie anklicken, und es öffnen sich die weiteren Informationen dazu.

Lassen Sie sich nicht von angeblichen Experten verunsichern, wenn Sie hören, es kommt nur auf die Höhe der Followerzahl an. Tatsächlich schauen die meisten zuerst auf genau diese Zahl, und je höher die ist, desto besser. Aber es ist nur eine Zahl, die nicht viel Auskunft gibt über die Qualität Ihrer Tweets oder über die „Qualität" Ihrer Follower, denn schließlich kann man Follower auch kaufen, oder es gibt Follower, die reinste Karteileichen sind. Es ist wie mit den Fans bei Facebook oder den Kontakten bei Xing oder den Klicks bei Youtube: Die meisten schauen zuerst darauf, aber Profis wissen, dass diese Zahlen nicht wirklich etwas über die Qualität des Auftritts sagen.

Wem folgen

Auf der rechten Seite sehen Sie das Fenster „Wem folgen?". Hier zeigt Twitter Ihnen Accounts an, denen Sie folgen könnten. Es sind lediglich Vorschläge, die sich aus den Daten Ihres Accounts ergeben, also zum Beispiel Medizinthemen. Wenn Sie in der Liste ein Unternehmen oder eine Person, sprich einen Account, interessant finden und regelmäßig die Tweets erhalten möchten, dann klicken Sie auf den Button „Folgen".

Zu Beginn ist es sinnvoll, hier einigen zu folgen, aber später können und sollten Sie hier „etwas aufräumen".

Freunde finden

Hier bietet Ihnen Twitter mit einem Klick Ihre Kontakte an, um diese auf Ihren Twitteraccounut aufmerksam zu machen und einzuladen.

> **Der Anwalt rät**
> Seien Sie auch hier vorsichtig, wenn es um die Ansprache von potenziellen Patienten oder Mitarbeitern geht, zu denen Sie vorher noch keinen Kontakt hatten. Nach § 7 UWG ist jede elektronische Kontaktaufnahme mit Dritten (auch solchen, die man schon kennt) zu Werbezwecken ohne deren vorherige Einwilligung unzulässig. Auch

der Bundesgerichtshof erachtet eine entsprechende Kaltansprache von Dritten als Belästigung im Sinne des Wettbewerbsrechts. Achten Sie bei der werblichen Ansprache von Patienten oder Mitarbeitern stets darauf, dass diese zuvor ihre Einwilligung in den Erhalt von elektronischer Post erklärt haben.

Trends

Im nächsten Fenster unter „Tweets" sehen Sie „Trends". Das sind Themen, die Twitter anhand Ihrer Follower, Ihres Standortes und Ihren Interessen sowie den allgemeinen Trends bei Twitter ermittelt. Wenn Sie auf einen dieser Begriffe klicken, gelangen Sie zu den neuesten Tweets genau zu diesem Thema.

Es empfiehlt sich, hier die Themen auszuwählen, die tatsächlich etwas mit Ihrer Fachrichtung zu tun haben.

> **Tipp des PR-Beraters**
>
> Sie sehen dort in dieser Liste ein Thema, das hervorragend in Ihr Krankenhaus passt, also irgendwelche medizinischen Themen? Dann greifen Sie diesen Begriff auf und schreiben Sie dazu einen Tweet, inkl. Hashtag mit diesem Trendbegriff.

Tweets

In dem großen Feld in der Mitte sehen Sie auf einen Blick die aktuellsten „Tweets" der Accounts, denen Sie folgen. Das ist die Timeline, das Herzstück Ihres Accounts.

Machen Sie hier den Selbsttest, wo Ihr Auge „hängenbleibt"! Es sind Fotos, also tweeten Sie bitte zukünftig auch Fotos, wenn es passt. Mit jedem neuen Tweet, der oben erscheint, „wandert" die Liste „nach unten".

4.5.2 Mitteilungen

Unter „Mitteilungen" finden Sie Infos zu Ihren „Erwähnungen", das sind Tweets, in denen Sie namentlich auftauchen, sowie zu Retweets, Gefällt-mir-Angaben und Followern. Es ist also ein guter Überblick für Sie, was mit Ihrem Account passiert. Schauen Sie hier regelmäßig, einmal die Woche, hinein – besser häufiger.

■■ Sie sind ohne Ihr Einverständnis in einem Tweet genannt?

Das kann passieren. Ist es ein guter, positiver Tweet, dann freuen Sie sich darüber! Ist es ein negativer Tweet über Sie? Dann nehmen Sie am besten direkt Kontakt mit diesem Twitterer auf, um zu erfahren, ob er tatsächlich Sie meint, und wenn ja, warum er negativ twittert. Es könnte ein unzufriedener Patient sein, dann müssen Sie schnell erfahren, warum er unzufrieden ist, und lösen Sie das Problem mit ihm! Hilft das nicht, dann melden Sie den Tweet (▶ Abschn. 6.5).

Der Anwalt rät
Prüfen Sie, ob der Inhalt des Tweets für Sie nur „störend" oder wirklich objektiv rechtswidrig ist. Hierzu sollten Sie sich wegen der komplizierten, fallabhängigen Rechtsprechung in Deutschland für den konkreten Sachverhalt den äußerungsrechtlichen Rat eines Spezialisten einholen.
Grundsätzlich wird im deutschen Recht unterschieden zwischen subjektiven Bewertungen, die als Meinungsäußerungen sehr weit zulässig sind, auch wenn sie vom Betroffenen als überzogen, ungerecht oder verletzend empfunden werden. Nur die Formalbeleidigung und reine Schmähkritik, die ausschließlich auf Herabwürdigung und Diffamierung abzielt, ohne dass irgendeine weitere inhaltliche Auseinandersetzung im Rahmen der Bewertung stattfindet, kann verboten sein („Folterknecht", „Halsabschneider"). Allerdings wurden in gerichtlich entschiedenen Einzelfällen die Bewertung eines Arztes als „Pfuscher" oder „Scharlatan" bzw. die Bezeichnung einer Person als „Dummschwätzer" im jeweiligen Kontext nicht als Schmähkritik angesehen. Die Grenzen sind hier fließend.
Unwahre Tatsachenbehauptungen, also faktische Aussagen, die dem Beweis zugänglich sind und deren Unrichtigkeit

objektiv überprüft werden kann, schützt die Kommunikationsfreiheit nach Art. 5 Grundgesetz hingegen nicht. „Chefarzt Prof. Alpha ist überhaupt nicht mein Fall. Ein Arzt, den ich nicht leiden kann!" ist daher als subjektive, dem Wahrheitsbeweis nicht zugängliche Meinungsäußerung zulässig und anders zu bewerten als faktisch überprüfbare Behauptungen wie „Prof. A. – hat ein falsches Medikament verschrieben, dessen Einnahme mich in Lebensgefahr gebracht hat. Hat durch Behandlungsfehler schon 12 Todesfälle verursacht" oder „Krankenhaus Beispiel: Es gibt dort kein Desinfektionsmittel und der Boden wird nur alle 5 Tage gereinigt".

Sollte tatsächlich eine Rechtsverletzung vorliegen, also widerrechtlich durch eine ausnahmsweise unzulässige Meinungs-äußerung oder eine beweisbar unwahre Tatsachenbehauptung in Ihre Rechte eingegriffen werden (auch bei wettbewerbs-widrigen Behauptungen eines Konkurrenten wie etwa „Wir oder das Krankenhaus Beispiel? Wir sind größer, besser, moderner und heilen schneller!"), sollten Sie hiergegen zivilrechtlich vorgehen. Weigert sich Ihr Gegner, nach einer Abmahnung, den negativen Tweet zu löschen oder seine Äußerung zu unterlassen, können Sie auch mit anwaltlicher Hilfe im Eilverfahren Rechtsschutz in Anspruch nehmen. Vergessen Sie außerdem nicht, Twitter formlos über rechtsverletzende Einträge Dritter zu informieren und zur Löschung aufzufordern. Denn verstoßen Tweets gegen die Nutzungs-bedingungen von Twitter, geht das bisweilen sehr schnell.

4.5.3 Nachrichten

Hierunter finden sich Direktnachrichten, das sind private, ebenfalls maximal 140 Zeichen lange Nachrichten,
- die Sie an jeden senden können, der Ihnen bei Twitter folgt und
- die Sie erhalten haben und
- auf die Sie geantwortet haben.

Dazu klicken Sie einfach auf „Neue Nachricht", geben einen Namen ein, gehen auf „Weiter" und können dann einen kurzen Text verfassen und an diese Person schicken.

Tipp des PR-Beraters

Eigentlich brauchen Sie diese Funktion als Krankenhaus nur für vier Fälle:

- Sie bedanken sich dafür persönlich, dass jemand Ihnen bei Twitter folgt; das hat Stil und geht schnell, zum Beispiel mit: „Vielen Dank, dass Sie uns nun bei Twitter folgen!"
- Jemand bedankt sich hier bei Ihnen, weil Sie ihm folgen, und dann können Sie sich (das hat auch Stil) dazu melden mit „Gerne".
- Jemand hat tatsächlich eine Frage, zum Beispiel zu einem Tweet oder zu irgendetwas, was tatsächlich das Krankenhaus an sich betrifft (z. B. eine Frage zu einem Notdienst). Das ist zwar unwahrscheinlich, aber kann vorkommen. Beantworten Sie dies zum Beispiel mit einem passenden Link direkt auf die Unterseite Ihrer Internetseite des Krankenhauses.
- Sie haben eine Frage, vielleicht auch zu einem Tweet. Sind es größere Fragen, dann wählen Sie lieber die herkömmliche Mail.

4.6 Pflege

Die Pflege besteht bei Twitter in der regelmäßigen kontrollierten Aktion, also dem Tweeten oder Retweeten oder Antworten. Doch was ist bei der Pflege zu beachten und was ist möglich, damit der Krankenhausalltag auch noch reibungslos funktioniert?

- **Speed**

Schreiben Sie 1-mal die Woche einen Tweet und kontrollieren Sie dabei auch Ihren Account auf Nachrichten oder Followerzahlen. (45 Minuten im Monat)

- **Perfekt**

Tweeten Sie alle zwei Tage. Schauen Sie sich regelmäßig die Tweets derer an, denen Sie folgen, und bleiben Sie am Ball in Bezug auf neue Twitter-Funktionen. Twittern Sie hin und wieder auch Fotos und Videos und retweeten Sie interessante Tweets. (30 Minuten je Woche)

4.6.1 Tweeten

Siehe ▶ Abschn. 4.4

4.6.2 Antworten

Sie lesen einen Tweet und meinen, Sie müssen darauf antworten, als Ergänzung oder zur Korrektur oder zum Lob? Klicken Sie dazu unter einem Tweet auf „Antworten", es ist das Symbol mit dem einen Pfeil, direkt vorne links, dann sehen nur der Verfasser des Tweets sowie dessen Follower Ihre Nachricht.

Tipp des PR-Beraters

Jeder freut sich über einen positiven Kommentar, also können Sie das auch mal machen.

Der Anwalt rät

Achten Sie dabei aber stets darauf, dass Sie die ärztliche Schweigepflicht oder das Berufsrecht nicht verletzen. Lassen Sie in Ihren Antworten also inhaltliche Ausführungen zu einem Patienten oder einem Krankheitsverlauf in jedem Fall weg und beschränken Sie sich auf Danksagungen („Vielen Dank, das freut uns!" oder „Danke, das Lob unserer Patienten ist uns wichtig!").

4.6.3 Retweeten

Das, was bei Facebook „Teilen" ist, heißt bei Twitter „Retweeten". Angenommen, Sie sehen einen Tweet von einem Twitter-Nutzer, dem Sie folgen, und denken, dass dieser Tweet sicher auch für Ihre Patienten interessant sein könnte. Dann klicken Sie unter dem Tweet auf „Retweeten", das ist das Zeichen mit den beiden gewinkelten Pfeilen. Es öffnet sich ein neues Fenster, und nun können Sie noch eine kurzen Kommentar schreiben und auf „Retweeten" klicken, fertig. Der Tweet erscheint nun unter Ihren eigenen Tweets, und alle Ihre Follower können diesen lesen, weil sie ihn erhalten. Sie haben den Tweet somit an Ihre Patienten gesandt, also weitergeleitet, mit denen Sie bei Twitter verbunden sind. Genauso können Ihre Follower natürlich auch Ihre Tweets retweeten und damit verbreiten. Je unterhaltsamer, aktueller und informativer Ihr Tweet ist, desto mehr wird er sich verbreiten, weil Ihre Follower den Tweet dann retweeten, also an das eigene „Netzwerk" ebenso versenden. Und genau das ist die Idee hinter Twitter und sozialen Netzwerken!

Tipp des PR-Beraters

Beim Kommentar vermeiden Sie bitte Sätze wie „Das ist aber interessant" oder „Bitte lesen!". Denn wenn Sie es retweeten, kann man davon ausgehen, dass es interessant ist und dass Sie wollen, dass man es liest. Im Allgemeinen brauchen Sie hier gar nichts zu kommentieren.

Der Anwalt rät

Passen Sie bei Retweets und Ihren Antworten auf Tweets ein bisschen auf! Nach einer Entscheidung des Landgerichts Frankfurt kann der Versender eines Retweets unter Umständen für den Inhalt eines fremden, rechtswidrigen Tweets als Verbreiter verantwortlich gemacht werden – dann nämlich, wenn er sich diesen „zu eigen gemacht" hat. Wann das der Fall ist, ist in der Rechtsprechung noch sehr umstritten und sehr einzelfallabhängig. In dem entschiedenen Fall hatte der Sender einen fremden Tweet weitergeleitet, der inhaltlich unzutreffend war und Dritte in ihren Rechten verletzte. Weil der Sender den Tweet nicht lediglich weitergeleitet hatte, sondern auch noch zustimmend kommentierte, ist das Gericht von einem aktiven Zueigenmachen ausgegangen. Teilen Sie und retweeten Sie also nur Inhalte, die für Sie nicht offensichtlich rechtswidrig sind oder sonstige erkennbar problematische Inhalte haben. Sorgen Sie im Übrigen bei Retweets und Antworten auf Tweets für eine eher distanzierende Kommentierung, die nicht nahelegt, dass Sie den Inhalt des Tweets wie einen eigenen Inhalt vertreten möchten. „Genau so ist es!" oder „So und nicht anders!" als Begleittext ist also problematischer als das Weiterleiten eines Links mit dem eher neutralen Hinweis „Jetzt äußert sich auch Kollege Dr. X zur Streitfrage" oder „Nicht meine Meinung, aber ein Standpunkt: Dr. X zur Frage der Krebsvorsorge".

4.6.4 Favorisieren

Das Herzsymbol. Gefällt Ihnen ein Tweet besonders gut, dann können Sie diesen Tweet „favorisieren". Das entspricht dem „Liken" bei Facebook. Klicken Sie dazu unter dem entsprechenden Tweet auf „das Herz". Nun erscheint dieser Tweet in Ihrer Timeline, aber mit dem sichtbaren Hinweis, dass Sie diesen favorisieren, also hervorheben.

4.6.5 Per Direktnachricht teilen

Sie finden einen Tweet so interessant, dass Sie genau diesen Tweet einer bestimmten Person bei Twitter mitteilen möchten? Dann klicken Sie hier und tragen Sie den Empfänger ein, fertig.

4.6.6 Link zum Tweet kopieren

Wenn Sie hier klicken, erhalten Sie zu genau diesem Tweet einen Link, den Sie zum Beispiel mailen oder bei Facebook posten können.

4.6.7 Tweet einbetten

Sie können Tweets auf Ihrer Website einbetten/einbinden, also ein Fenster auf Ihrer Internetseite integrieren, in dem jeder Besucher auch gleich Ihre Tweets sieht. Dies gehört in die Hände eines Programmierers oder von jemandem mit guten Fachkenntnissen. Dazu klicken Sie auf „Tweet einbetten", es öffnet sich ein Fenster mit einem Link mit einen html-Code, den Twitter für Sie generiert, und unter dem Code sehen Sie eine Vorschau. So sieht der Beitrag auf Ihrer Internetseite aus, zum Beispiel im Newsbereich. Den Code lassen Sie bitte von Ihrem Admin bzw. der Person, die Ihre Website pflegt, auf der Krankenhaus-Internetseite einpflegen.

4.6.8 Stummschalten

Sie wollen aus strategischen (oder freundschaftlichen) Gründen weiter einem Account folgen, aber Sie wollen nicht dessen Tweets tatsächlich erhalten, dann klicken Sie hier.

4.6.9 Blockieren

Sie möchten von einem bestimmten Twitteraccount keine Tweets und auch sonst gar nichts mehr erhalten, weder Nachrichten, noch Kommentare? Dann klicken Sie hier.

4.6.10 Melden

Enthält ein Tweet Belästigungen oder verstößt er gegen Gesetze oder gar die guten Sitten, können Sie dies melden. Dazu klicken Sie unter dem Tweet auf die drei Punkte und dort bei „Melden" und wählen dann eine der unten stehenden Optionen. Dann klicken Sie auf „Weiter", wenn Sie einen Missbrauch melden.

> **Tipp des PR-Beraters**
>
> Das sind einerseits Ihr gutes Recht und sogar Ihre moralische und rechtliche Aufgabe, jeglichen Missbrauch hier zu melden; andererseits ist es auch die beste Möglichkeit, sich nicht gerade beliebt zu machen, denn wer mag schon Denunzianten: Also nur im echten Ernstfall nutzen!

Der Anwalt rät

Machen Sie von dieser Möglichkeit auf jeden Fall Gebrauch! Sie haben ebenso wie alle anderen Nutzer von Twitter deren Nutzungsbedingungen akzeptiert und sich neben den allgemeinen gesetzlichen Anforderungen auch den Spielregeln von Twitter unterworfen. Diese sehen bestimmte Kommunikationsformen als nicht zulässig an. Es liegt also im Interesse von Twitter, von entsprechenden Verstößen Dritter gegen die Nutzungsbedingungen (und gesetzlichen Bestimmungen) in Kenntnis gesetzt zu werden, um die erforderlichen Schritte (Löschung, Sperrung des Nutzers o. ä.) vornehmen zu können. Erfahrungsgemäß reagiert Twitter sehr schnell, wenn ein Verstoß offensichtlich ist – das hilft Ihnen im Konfliktfall häufig mehr als ein anwaltliches Vorgehen mit Abmahnung und nachfolgendem Gerichtsverfahren. Hierzu bleiben Sie aber im Fall von Rechtsverletzungen natürlich ebenfalls berechtigt.

4.6.11 Konkurrenz ausspionieren

Ihr Konkurrent hat deutlich mehr Follower? Dann schauen Sie doch mal nach, woran das liegt! Schauen Sie in seine Tweets: Wie oft twittert er, wann twittert er und welche Themen werden getwittert? Allein daran können Sie schon sehr viel sehen und davon ableiten.

Es geht mit dem Ausspionieren der Konkurrenz auch professioneller, und das legal: Versuchen Sie die App Tweepi, um alle Follower-Details auf einer Seite zusammengefasst mit Informationen zu Biographie, Ort, Anzahl der Follower und Updates und letzter Tweet-Zeitpunkt zu sehen. Und versuchen Sie auch Audiense, um zum Beispiel zu schauen, wer die einflussreichsten Follower sind.

4.6.12 Mehrere Twitter-Accounts für ein Krankenhaus?

Gemessen an der Themenvielfalt und der Spezialisierung der Kliniken in einem Krankenhaus ist es natürlich möglich, parallel mehrere Twitterkanäle zu führen, zum Beispiel für die „Klinik für Schmerztherapie", Ihre „Jobs" oder beispielsweise ein spezielles Thema wie „Darmkrebs". Und wenn Sie z. B. auch eine Klinik für ästhetisch-plastische Chirurgie und eine „Kinderklinik" im Hause haben, dann wird es tatsächlich schwierig, all die Themen zielgruppengerecht über nur einen einzigen Kanal zu transportieren.

Dennoch ist die Empfehlung klar: Nur ein Twitteraccount! Nutzen Sie diese Themenvielfalt, das spart Zeit bei der Themenfindung der Tweets, und selbstverständlich ist das Krankenhaus die Marke, und nicht eine einzelne Klinik. Das ändert sich auch nicht, wenn Sie zwei Standorte haben, sofern diese unter einer Dachmarke auftreten.

Tipp des PR-Beraters

Wenn Sie Ihre Pressearbeit intensivieren wollen, können Sie einen zweiten Kanal öffnen, einen Presse-Twitterkanal, der ausschließlich für die Presseredaktionen gepflegt wird. Der Vorteil liegt darin, dass Redaktionen oft mit Twitter arbeiten und sich freuen, wenn sie präzise Informationen kurz und knapp erhalten, am besten mit Link. Aber erfahrungsgemäß ist ein Anruf oder eine Mail doch effektiver.

4.6.13 Redaktionsplan

Viele Themen sind vorhersehbar und damit planbar.

- **Ziele des Redaktionsplans**
- Kontinuität der Tweets
- Qualität der Tweets
- Aktualität der Tweets
- Geringerer Zeitaufwand
- Sicherheit, keine relevanten Themen zu übersehen
- Befindet sich der Angestellte, der den Account pflegt, im Urlaub oder ist erkrankt, dann kann problemlos ein Kollege einspringen.

Dazu tragen Sie in Ihren Kalender einfach die Themen ein, die vorhersehbar sind.

> **Tipp des PR-Beraters**
>
> Senden Sie zu Beginn des Jahres eine Liste an die Chefärzte sowie an die Personalabteilung. In diese Liste müssen alle Kongresse, Geburtstage und sonstigen vorhersehbaren Termine eingetragen werden. Mit dieser Liste können Sie Ihren Redaktionsplan schon gut füllen!

4.6.14 Wie den Überblick behalten?

Irgendwann werden Sie vermutlich den Überblick verlieren, wem Sie eigentlich folgen und wer Ihnen folgt, und genau dafür bietet www.friendorfollow.com eine Lösung. Geben Sie dort einfach den eigenen Twitternamen ein, und es werden drei Gruppen übersichtlich angezeigt:

1. Wer von meinen Followern folgt auch mir?
2. Wer von meinen Followern folgt mir nicht?
3. Welche Follower habe ich, denen ich nicht folge?

4.6.15 Listen

Oben rechts mit einem Klick auf Ihr Logosymbol erscheint ein Menü, und dort finden Sie „Listen".

Unter „Liste" versteht man eine Gruppe von Twitter-Nutzern, die Sie selbst erstellen können. Sie können dabei eigene Listen erstellen aus den Accounts, denen Sie folgen, oder auch die Listen anderer Nutzer abonnieren. Wenn Sie die Timeline einer Liste aufrufen, werden nur die Tweets der Nutzer auf dieser Liste angezeigt.

Das Senden von direkten Tweets, die nur von den Mitgliedern einer Liste empfangen werden, also das direkte Auswählen von Personen, die ihre Tweets erhalten, ist nicht möglich.

▪▪ So erstellen Sie eine Liste

1. Gehen Sie auf die Seite Listen. Dies geschieht über das Dropdown-Menü mit Ihrem Profilbild rechts oben in der Navigationsleiste.
2. Klicken Sie auf „Listen".
3. Klicken Sie rechts auf „Liste erstellen"
4. Nun öffnet sich ein Fenster, in dem Sie der Liste einen thematisch passenden Namen geben können, zum Beispiel „Medizin-News", wenn Sie dort Personen bzw. Accounts zusammenstellen, von denen Sie per Tweet die interessanten Neuigkeiten aus der Medizinwelt erhalten.
5. Geben Sie den entsprechenden Namen Ihrer Liste ein, zum Beispiel „Darmkrebsnews" und eine kurze Beschreibung, und legen Sie fest, ob die Liste privat (nur Sie haben Zugriff) oder öffentlich (jeder kann die Liste abonnieren) sein soll.
6. Klicken Sie unten auf den Button auf „Liste speichern".
7. Stellen Sie Ihre Listen auf „öffentlich", das erhöht die Chance, dass andere auf Sie aufmerksam werden.

▪▪ Den Listen hinzufügen oder davon entfernen

1. Klicken Sie in dem Tweet, dem Sie folgen, oben auf das Zahnrad-Symbol.
2. Wählen Sie „Den Listen hinzufügen oder daraus entfernen" (Sie müssen dem Nutzer nicht folgen, um ihn zu Ihrer Liste hinzuzufügen).
3. Es wird ein Pop-up mit „Deine Listen" angezeigt. Setzen Sie ein Häkchen bei der Liste, zu der Sie den Nutzer hinzufügen möchten. Möchten Sie einen Nutzer von der Liste entfernen, dann entfernen Sie ganz einfach das Häkchen.
4. Um zu überprüfen, ob der von Ihnen hinzugefügte Nutzer sich jetzt tatsächlich auf der gewünschten Liste befindet, gehen zum Tab „Listen" auf Ihrer Profilseite, klicken auf die gewünschte Liste und dann auf Mitglieder, dort sehen Sie es sofort.
5. Stehe ich auf einer Liste bei jemandem? Wenn Sie wissen möchten, ob Sie sich auch auf einer Liste befinden, tun Sie Folgendes: Klicken Sie oben in „Account" und dann auf „Listen". Unter „Mitglied von" sehen Sie nun, auf welchen Listen Sie sich befinden, wer diese erstellt hat und wie viele Mitglieder diese Liste hat.

▪▪ Der Vorteil von Listen

Sie müssen sich nicht durch viele verschiedene Accounts durchklicken, sondern sehen sofort das, was Sie interessiert, indem Sie die entsprechende Liste anklicken.

4.7 Twitterpflege delegieren

Im Krankenhausalltag ist es selbstverständlich, dass der Geschäftsführer oder Chefarzt Aufgaben delegiert, unabhängig davon, ob dies aus zeitlichen oder fachlichen Gründen geschieht. Und Twitter, von der Erstellung bis zur Pflege, kann selbstverständlich auch delegiert werden.

4.7.1 An wen delegieren?

Es sollte grundsätzlich eine Person sein, die in der Lage ist, schnell zu reagieren. Wenn Ihre Tochter, Ihr Neffe oder Schwiegervater auch noch so engagiert sein mögen bei Twitter, so müssen diese Personen dann, wenn es darauf ankommt, auch schnell „einsatzfähig" sein, und meistens lassen mit der anfänglichen Begeisterung auch die Erreichbarkeit und das Engagement nach.

■■ **Checkliste: An wen delegieren?**
— Externer Berater (zum Beispiel PR-Agentur) oder
— angestellte Person, die Ihr volles Vertrauen genießt
  — und die rechtlichen Rahmenbedingungen der Arztwerbung kennt
  — und eine Affinität zum Medium besitzt
  — und über eine gute Rechtschreibung verfügt
  — und die Zeit dafür eingeräumt bekommt
  — und sich der Verantwortung bewusst ist
  — und möglichst eine Vollzeitstelle besitzt
  — und das Krankenhaus gut kennt
  — und ein medizinisches Verständnis besitzt
  — und bei Twitter oder im Social Web selber seriös auftritt.

Diese Person erhält dann das Passwort.

Der Anwalt rät
Achten Sie darauf, mit allen Personen, die Sie mit der Pflege Ihres Twitter-Accounts beauftragen, eine (zumindest kurze) schriftliche Vereinbarung zu treffen. Darin sollte festgelegt werden, welche konkrete Aufgabe die entsprechende Person übernimmt (dies in Form einer möglichst detaillierten Leistungsbeschreibung, mit Angaben etwa zur Verfügbarkeit, zur Reaktionsgeschwindigkeit, zur Anzahl der Posts o. ä.) sowie dem Hinweis, dass Weisungen und Vorgaben Ihrerseits jederzeit zu beachten sind. Auch sollten Sie festlegen, welche Handlungen die Person eigenständig vorzunehmen berechtigt ist und wie die Kommunikationslinie in strittigen Fällen aussieht. Handelt es sich bei der beauftragten Person um einen externen Dritten, sollten Sie sich immer garantieren lassen, dass durch Tweets und alle von Ihrem Auftragnehmer verbreiteten Inhalte Rechte Dritter nicht verletzt werden. Zudem hat Ihr Auftragnehmer Sie von allen etwaigen Ansprüchen Dritter freizustellen, damit Sie im Streitfall von ihm schadlos gehalten werden. Eine solche Vereinbarung macht insbesondere bei Agenturen oder anderen externen Personen Sinn, die Sie als Dienstleister beschäftigen. Achten Sie auch auf eine Regelung, wie bei Beendigung des Vertragsverhältnisses zu verfahren ist. Hierbei ist insbesondere dafür Sorge zu tragen, dass Sie sämtliche von der Person erstellten Inhalte auch weiterhin nutzen dürfen bzw. die der Person zur Verfügung gestellten Zugangsdaten unverzüglich herausgegeben werden. Im Zweifel sorgen Sie bei Vertragsende schnell und praktisch dafür, das Passwort zu ändern, um der bislang beauftragten Person den Zugriff auf Ihren Twitter-Account abzuschneiden.

Tipp des PR-Beraters

Wenn diese Mitarbeiterin auf Ihrem Namensschild auch die Funktion „Social Media Verantwortliche" oder „Twitter-Verantwortliche" stehen hat, erhöht das sowohl die Bedeutung dieser Aufgabe als auch die Motivation der Mitarbeiterin und die Aufmerksamkeit der Patienten.

4.7.2 Wer sind geeignete Follower?

Freuen Sie sich nicht über jeden Follower. Stellen Sie sich vor, Sie haben den Follower „Verein für kompromisslose Tierversuche" oder „Krebsheilung durch Schnaps" oder Ähnliches, so wird schnell assoziiert, dass es eine Sympathie, vielleicht sogar mehr gibt zwischen Ihnen und diesem Follower. In dem Fall sollten Sie sich von diesem Follower verabschieden.

4.7.3 Wie entferne ich einen Follower?

Natürlich wollen Sie, dass Ihnen bei Twitter möglichst viele Personen „folgen", also möglichst viele Patienten und Interessierte die Tweets über Sie und Ihr Krankenhaus lesen. Aber es kann sein, dass sich darunter auch ungebetene Gäste befinden, mit denen Sie Ihre Neuigkeiten nicht teilen möchten oder von denen Sie vielleicht schon einmal eine negative Antwort erhalten haben. Sie sind diesen Personen bei Twitter natürlich nicht ausgeliefert. Sie können diese Personen blockieren und damit als Follower entfernen. Bei Twitter sind die Begriffe „blockieren" und „entfernen" als Synonyme zu verstehen.

Dazu gehen Sie auf den Account des entsprechenden Followers. Neben dem „Folgen"-Button ist ein Zahnrädchen, welches Sie nun anklicken müssen. Dort klicken Sie auf den „Blockieren"-Button. Der Follower wird nun blockiert und ist damit kein Follower mehr, Sie selbst können dem Profil auch nicht mehr folgen. Dort, wo vorher der „Follow"-Button war, steht nun „Geblockt". Natürlich können Sie das Ganze auch rückgängig machen, indem Sie einfach erneut auf den Button klicken.

Schauen Sie sich regelmäßig an, wer Ihnen folgt, und entscheiden Sie dann. Politische Accounts sind genauso wie religiöse immer etwas genauer zu beurteilen. Folgt Ihnen ein Konkurrent? Respekt! Eine größere Anerkennung können Sie nicht von ihm erhalten.

4.7.4 Wem soll ich folgen?

Klicken Sie nicht unüberlegt irgendwo drauf, und folgen Sie dem Account auch dann nicht, wenn er Ihnen empfohlen wird. Schauen Sie sich immer genau an, wem Sie da folgen – ausgenommen sind bekannte, seriöse und offizielle Accounts, wie zum Beispiel bekannte Verlage. Fragwürdige politische Institutionen oder religiöse Randgruppen färben selbstverständlich ab auf Sie.

▪▪ Checkliste: Wem soll ich folgen?
- Ärzten und Praxen auch bundesweit
- Kliniken im Ort
- Krankenkassen
- Zuweisern
- Bei guten Tweets auch Zulieferern
- Seriösen und guten themennahen Accounts wie Ärztekammer
- Medien wie beispielsweise „Spiegel" oder „Focus", die einen speziellen Medizintwitter anbieten
- Verbände, die verständlich und interessant für Patienten tweeten

Folgen Sie eher nicht Ihren Mitarbeitern und Patienten, es sollte andersrum sein. Und folgen Sie nur dann Ihrem Konkurrenten im Ort, wenn das Verhältnis professionell und gut ist, ansonsten sorgen Sie lieber dafür, dass Sie sich mit Ihrem Twitter ein bisschen qualitativ und imagefördernd von ihm absetzen.

4.7.5 Suchfenster

Die Suchfunktion bei Twitter scheint auf den ersten Blick etwas verwirrend zu sein.

Aber keine Sorge, eigentlich ist es ganz simpel:
1. Geben Sie eine Suchanfrage in das Suchfeld oben auf der Seite ein, zum Beispiel den Begriff „Darmkrebs", und drücken Sie „Enter" oder klicken Sie daneben auf die kleine Lupe.
2. Nun erscheinen in dem großen Feld in der Mitte alle Treffer dazu, sortiert nach „Top", „Live", „Accounts", „Fotos", „Videos" und „Weitere Optionen". Sie können nun auf „Alle" gehen und sich anschauen, was Twitter Ihnen da alles so anbietet, oder Sie filtern die Ergebnisse.

Um nach Tweets zu suchen, die einen Nutzer erwähnen, geben Sie den jeweiligen Nutzernamen mit vorangestelltem @-Symbol in das Suchfeld oben auf der Seite ein.

4.8 Erhöhung der Follower-Anzahl

Es ist bei Twitter schnell auf den Punkt gebracht, was das Ziel ist: Viele Follower! Denn all die Follower lesen Ihre Mitteilungen und geben diese, im Idealfall, weiter, also retweeten.

Checkliste: Erhöhung der Follower
- Kärtchen und Flyer dazu auslegen
- Poster dazu aufhängen
- Auf der Internetseite auf Twitter hinweisen
- Auf jeder Broschüre auf Twitter hinweisen
- In der Emailsignatur auf Twitter hinweisen (mit Link!)
- Bei Facebook (oder Xing usw.) auf Twitter hinweisen
- In Newslettern und in der Krankenhauszeitung auf Twitter hinweisen
- Auf Onlinebewertungsportalen in der Beschreibung auf Twitter als Besonderheit oder Kontaktmöglichkeit hinweisen
- Aufkleber, Stempel
- Auf medizinischen Kongressen in der Präsentation als Kontaktmöglichkeit nennen
- Mündlich die Patienten auf Twitter hinweisen
- Schaffen Sie ein aussagekräftiges Profil, inkl. Foto und Beschreibung
- Verfassen Sie interessante, unterhaltsame, aktuelle oder zum Nachdenken anregende Tweets
- Es ist zu empfehlen, Tweets zu unterschiedlichen Themen zu verfassen und so für Abwechslung zu sorgen (Themen gibt es im Krankenhaus viele!)
- Ihre Tweets werden außerdem interessanter, wenn Sie sie mit Bildern, Videos oder Audio-Clips aufpeppen
- Veröffentlichen Sie Ihre Tweets regelmäßig und zu den richtigen Tageszeiten
- Verwenden Sie Hashtags
- Twittern Sie für alle Altersgruppen unter Beachtung der werberechtlichen Vorgaben

4.8.1 Wann soll man twittern?

Die Frage nach dem richtigen Zeitpunkt wird oft von Experten diskutiert. Sicherlich ist es am besten, dann zu twittern, wenn die meisten Menschen aktiv sind, also auch in der Lage sind, die Tweets zu lesen. Einige Experten meinen, der beste Zeitpunkt wäre morgens, wenn die Nutzer entweder beim Frühstück sind oder in der Bahn oder im Bus sitzen und sich vor Arbeitsbeginn auf den neuesten Stand bringen wollen. Andere sagen, der beste Zeitpunkt wäre am Abend, wenn beim Feierabend auch Ruhe und Zeit zum Lesen da ist und nach Zerstreuung gesucht wird. Wiederum andere behaupten, dass am Wochenende die beste Zeit wäre, da die meisten Twitterer dann die meiste Zeit haben. Oft wird aber auch darauf hingewiesen, dass in Zeiten des mobilen Internets eigentlich jeder Nutzer zu jeder Zeit online ist und diese Ratschläge per se hinfällig sind.

Was nützt die beste Zeit zum Twittern, wenn „alle" twittern und das Angebot immens ist? Nichts! Denn dann sind Sie einer von vielen. Versuchen Sie es mit Randzeiten, also etwas eher als die anderen und etwas später als die anderen. In dem Fall also so um 7 Uhr morgens und 10 Uhr morgens sowie 16 Uhr und 19 Uhr.

Die Zeiten richten sich auch nach Ihren Themen und damit nach Ihrer Zielgruppe!

4.8.2 FollowFriday

Unter Insidern ist der Name „FollowFriday" ein fester Begriff und auch mit „ff" abgekürzt verwendet. Es geht lediglich darum, bei der unglaublichen Vielzahl von Twitterern die zu empfehlen, die wirklich sinnvoll, spannend, interessant, also einfach empfehlenswert sind.

Dazu wird vorne im Tweet ein Hashtag gesetzt sowie das FollowFriday, es geht auch einfach ein „ff". In unserem Fall würden Sie Folgendes twittern, wenn Sie die Tweets der Süddeutschen Zeitung empfehlen möchte: #FollowFriday@sueddeutsche.de

Wie der Name schon vermuten lässt, werden diese Tweets grundsätzlich freitags versendet.

4.8.3 Zukunft

#RIPTwitter: „Ruhe in Frieden, Twitter". Dieser Hashtag ging tatsächlich von vielen Usern gesendet um die Welt, denn Twitter versucht derzeit, die timeline zu ändern. Bisher erscheinen die Tweets in chronologischer Reihenfolge, also der neueste steht stets oben. Twitter arbeitet sukzessive daran, das zu ändern: Oben stehen die Tweets, die am ehesten den Interessen des jeweiligen Users entsprechen. Es ist also eine andere, eine neue Sortierung. Dies können die, die das bereits bei sich entdecken, ändern! Gehen Sie dazu auf „Einstellungen", dann unter „Inhalt" entfernen Sie bei „Timeline" das Häkchen bei „Zeige mir die besten Tweets zuerst an". Ob diese Funktion sich tatsächlich durchsetzt, ist bisher unklar.

Klar hingegen ist, dass die Zeichenzahl weiterhin bei 140 begrenzt bleibt – auch hier gab es unterschiedliche Berichte.

Literatur

Redaktion FOCUS Online (2013) Soziale Netzwerke „vergreisen" – Nur Twitter-Nutzer werden jünger. http://www.focus.de/digital/computer/facebook-user-werden-immer-aelter-soziale-netzwerke-vergreisen-nur-twitter-nutzer-werden-juenger_aid_946009.html. Zugegriffen: 01. Mai 2016

Statista (2016) Anteil der Nutzer von Twitter an allen Social Media-Nutzern in den einzelnen Bundesländern im Jahr 2015. http://de.statista.com/statistik/daten/studie/243708/umfrage/nutzung-von-twitter-in-deutschland-nach-bundeslaendern. Zugegriffen: 01. Mai 2016

Wikipedia

5.1 Das Wikipedia-Prinzip – 144

5.2 Anmeldung eines Nutzerkontos – 144

5.3 Diskussion – 144

5.4 Artikel für Ihr Krankenhaus anlegen – 144

5.5 Artikel korrigieren – 146

5.6 Bilder hochladen – 146

Rund 37 Mio. Artikel finden sich auf Wikipedia in rund 300 Sprachen, es ist quasi ein riesiger, digitaler Brockhaus. Alleine die deutsche Wikipedia-Seite wird im Monat etwa 1 Milliarde Mal aufgerufen. 92% der Internetnutzer in der Altersgruppe der 14- bis 29-Jährigen nutzen Wikipedia zur Informationsbeschaffung, und bei den 50- bis 64-Jährigen sind es etwa 3 von 4 Internetnutzern (Quelle: http://www.welt.de/wissenschaft/article150872666/Bei-Wikipedia-sind-die-Deutschen-eine-Macht.html).

5.1 Das Wikipedia-Prinzip

Die Idee dieses erfolgreichen Nachschlagewerks ist sehr simpel: Wikipedia finanziert sich ausschließlich über Spenden und ist damit unabhängig. Die Artikel stammen aus der Gesellschaft: Also jeder, auch Sie als Leser, kann zu allem und jedem einen Artikel verfassen oder einen bestehenden Artikel korrigieren oder diesen ergänzen bzw. aktualisieren. Ob es eine allgemeinverständliche Beschreibung der „Schmerztherapie" ist oder was Masern sind oder auch einfach nur die kurze Aufzählung des Lebenswerkes eines namhaften lebenden oder verstorbenen Orthopäden; zu fast allem findet sich etwas bzw. haben Personen etwas verfasst.

Und nun sehen Sie auch das Problem: Wenn es jeder tun kann, wer achtet dann darauf, dass diese Daten stimmen? Damit es eine Überprüfung und somit seriöse Sicherheit gibt, werden Artikel erstmal offline eingestellt und von ehrenamtlichen Wikipedia-Mitarbeitern auf gesellschaftliche Relevanz geprüft, und dann erst online geschaltet, wenn diese als seriös eingestuft werden. Werbung oder evident unwahre Informationen sollen somit ausgeschlossen werden, und das funktioniert tatsächlich dank zahlreicher, gewissenhafter Unterstützer auch recht gut. Und damit zudem stets nachverfolgt werden kann, wer etwas geschrieben hat, kann ein einmal angelegtes Benutzerkonto nie mehr gelöscht werden.

5.2 Anmeldung eines Nutzerkontos

Rufen Sie www.wikipedia.de auf, klicken Sie oben rechts auf „Benutzerkonto erstellen" und füllen Sie die Felder auf der linken Seite aus. Bei „Benutzernamen" können Sie auch ein Pseudonym verwenden, falls Sie nicht erkannt werden wollen, auch „Passwort" eingeben und bestätigen (MEMO!).

Nun können Sie als Autor bei Wikipedia arbeiten und Artikel verfassen oder korrigieren.

5.3 Diskussion

Oben befindet sich der Punkt „Diskussion"; dieser Punkt sieht nicht vor, dass hier tatsächlich diskutiert wird. Bei der „Diskussion" kann jeder einen Kommentar zu einem Artikel hinterlassen, wenn zum Beispiel ein Fehler in einem Artikel entdeckt wurde, aber diese Person möchte oder kann diesen Artikel nicht selber korrigieren.

5.4 Artikel für Ihr Krankenhaus anlegen

Loggen Sie sich ein und klicken Sie auf der linken Seite in der Menüstruktur auf den Menüpunkt „Mitmachen", und hier anschließend auf „Neuen Artikel anlegen".

Bitte folgen Sie diesen Schritten.

- **Artikelnamen überprüfen**

Gibt es schon einen Artikel über Ihr Krankenhaus? Vielleicht gibt es tatsächlich schon einen Artikel, nur unter einem anderen (unkorrekten) Namen, zum Beispiel mit einem Namen vor einer Fusion oder es wurde eine Abkürzung verwendet? Geben Sie die in Ihren Augen möglichen Namensvarianten ein und klicken Sie jeweils auf „Volltextsuche". Gibt es tatsächlich schon einen Artikel über Ihr Krankenhaus, dann springen Sie bitte weiter auf „Artikel korrigieren".

- **Relevanz überprüfen**

Grundsätzlich: Keine Werbung in eigener Sache! Einen Artikel über Ihr Büro werden Sie nicht veröffentlichen können, denn es fehlt die gesellschaftliche Relevanz (kurzum: es interessiert niemanden); wohl aber, wenn in diesem Büro mal ein gesellschaftlich oder historisch wichtiger Vertrag unterzeichnet wurde, dann besitzt dieses Büro schon eine gesellschaftliche Relevanz. Da es um ein

Krankenhaus geht, das sicherlich eine Geschichte und auch eine gesellschaftliche Relevanz besitzt, können Sie davon ausgehen, dass eine Artikelveröffentlichung prinzipiell keine Probleme gibt, also überspringen.

- **Belege sammeln**

Es geht darum, dass Sie aus Ihren tatsächlichen 300 Krankenhausmitarbeitern nicht 3.000 Mitarbeiter machen, sondern diese 300 Mitarbeiter irgendwie belegen können. Die Nennung der offiziellen Homepage ist eine Möglichkeit, der Link zu dem Geschäftsbericht ist sicherlich hervorragend. Dass es das Krankenhaus gibt, müssen Sie nicht belegen.

Dazu schreiben Sie bitte Ihren Text in das große Feld und den Beleg, also den Beweis, fügen Sie wie folgt ein: Text schreiben und am Ende wie gewohnt einem Punkt setzen. Hinter dem gesetzten Punkt kommen dann diese Zeichen: <ref>. Dahinter schreiben Sie die Quelle hinein oder am besten einen Link einfügen, und dann dahinter </ref>.

Wenn der Text fertig ist, tragen Sie als letztes in das Textfeld bitte unter dem Abschnitt „Einzelnachweise" den Code <references /> ein, denn dort werden dann automatisch alle Fußnoten gesammelt.

- **Artikeltitel (Lemma) und Erstellungsort (Namensraum) wählen**

Hier wählen Sie bitte „Im Benutzernamensraum vorbereiten", ersetzen in dem blauen Feld „Spezial: Meine Benutzerseite/Artikelentwurf" das Wort „Artikelentwurf" durch den Namen Ihres Krankenhauses in einem Wort durchgeschrieben, und dann klicken Sie auf „Unterseite erstellen". Verzichten Sie hier auf Zusätze wie Trägerschaft, sondern schreiben Sie es einfach wie hier: „KrankenhausBeispiel"

- **Artikel schreiben**

Hier bietet Wikipedia Hilfestellungen und Tipps zum Verfassen.

> **Tipp des PR-Beraters**
>
> Ein gut gegliederter Artikel sieht deutlich professioneller aus. Wenn Sie also einen Artikel anlegen, verwenden Sie bitte einzelne Abschnitte, wie zum Beispiel für „Geschichte"

oder „Fachkliniken"; und dafür auch passende, separate Überschriften, und zwar insgesamt mindestens vier. Denn sobald Sie mehr als vier Überschriften verwenden, erscheint im Artikel automatisch eine Gliederung, was kaum jemand weiß. Wenn Sie zu einer Überschrift zudem auch Unterpunkte haben, zum Beispiel bei den Fachkliniken (Orthopädie, Chirurgie, …), müssen dies mindestens zwei sein. Für das Inhaltsverzeichnis müssen Sie Folgendes beachten: Alle Titel (z. B. Geschichte oder Fachkliniken) müssen so gekennzeichnet sein: == Überschrift ==; dann erscheinen Sie so im Inhaltsverzeichnis. Haben Sie Unterpunkte (zum Beispiel die einzelnen Fachkliniken wie Orthopädie oder Anästhesie) erstellen Sie: === Überschrift ===; diese werden dann automatisch eingerückt, und es sieht perfekt aus.

- **Vorschau und Zusammenfassung**

Artikel geschrieben? Dann bitte den Button „Vorschau zeigen" anklicken, der zeigt, wie der Artikel aussehen wird.

- **Einordnung**

Die Artikel müssen nun einer passenden Kategorie zugeordnet werden. Die Kategorien stehen ganz unten am Ende des Artikels und werden mit einem Code hinzugefügt, hier ein Beispiel: [[Kategorie: Krankenhaus in Berlin]]

- **Beobachte den Artikel**

Nun kommt es darauf an, ob alles in Ordnung ist für die Veröffentlichung des Artikels. Hier können Sie beobachten, ob Ihr Artikel „Probleme" bereitet, und, wenn ja, welche das sind. Es kann also sein, dass die „Prüfer" Verbesserungsvorschläge haben oder Ihre Aussagen anzweifeln. Wenn ein grober Fehler besteht, können sie sogar die Löschung des Artikels beantragen, deswegen ist es sinnvoll für Sie, genau zu wissen, ob es Probleme gibt.

Dazu melden Sie sich an bei Wikipedia, gehen auf die Seite, die Sie beobachten wollen und klicken dort auf das Häkchen bei „Diese Seite beobachten". Bei manchen Browsern müssen Sie statt auf das Häkchen

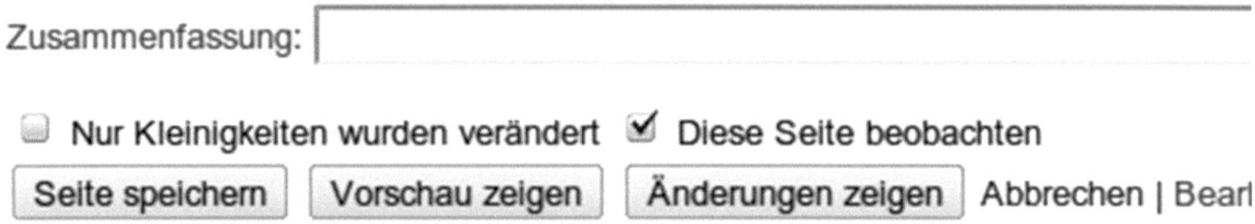

Abb. 5.1 Wikipedia – Seite beobachten

auf einen Stern klicken, direkt zwischen dem Feld „Suche" und dem Link „Versionsgeschichte" (Abb. 5.1).

5.5 Artikel korrigieren

Was tun, wenn es schon einen Artikel über Ihr Krankenhaus gibt oder es steht dort im Artikel etwas über Ihr Krankenhaus, was nicht mehr aktuell ist, zum Beispiel, weil Sie gerade weitere Chefarztkliniken aufgenommen haben? Dann ist der Artikel zwar online zu sehen, aber er ist nicht mehr aktuell und muss korrigiert werden.

Gehen Sie bitte wieder auf die Menüleiste links auf den Punkt „Mitmachen" und klicken dort „Artikel verbessern" an. Hier haben Sie nun einige Optionen, realistisch sind aber nur drei Varianten:
1. Es befinden sich Rechtschreibfehler in dem Artikel.
2. Der Inhalt ist nicht mehr aktuell und muss aktualisiert werden. Haben Sie gravierende, inhaltliche Änderungen, empfehlen wir, diese oben unter dem Button „Diskussion" zu formulieren. Grund: Führen Sie sofort eine Korrektur am Text durch, kann es passieren, dass eine Löschung der neuen Information folgt, wenn gegen die Richtlinien unwissentlich verstoßen wurde. Dem ist strategisch vorzubeugen, wenn zuerst ein Korrekturvorschlag zur Diskussion gestellt wird, und an dem Vorschlag offline diskutiert wird – bis er dann freigegeben wird.
3. Der Inhalt ist falsch, weil irgendjemand etwas im Artikel schrieb, was nicht der Wahrheit entspricht (das könnten zum Beispiel auch Daten zur Geschichte sein).

Für alle drei Fälle gilt:

Klicken Sie auf „Seite bearbeiten" (neben „Diskussion") oder direkt neben der Überschrift auf „Bearbeiten", wenn Sie nur in diesem einen Abschnitt des Artikels etwas ändern möchten. Führen Sie die Änderung durch, zum Beispiel Rechtschreibfehler korrigieren, Kommata einfügen oder Informationen ergänzen oder löschen. Unten im Feld „Zusammenfassung und Quellen" bitte angeben, was geändert wurde, z. B. „Rechtschreibfehler korrigiert". Fügen Sie hier Ergänzungen an, die auf Studienergebnissen basieren, müssen diese selbstverständlich auch wieder durch Belege untermauert werden. Mit dem Button „Vorschau anzeigen" (direkt darunter) sehen Sie Ergebnis, dann auf den Button „Seite speichern" drücken. Fertig.

5.6 Bilder hochladen

Ein Foto unterstreicht die Qualität des Artikels. Das Hochladen eines Fotos ist allerdings etwas umständlich, denn Fotos werden üblicherweise nicht im Artikel selbst hochgeladen, sondern im zentralen Medienarchiv Wikimedia Commons, damit andere Wikipedia-Nutzer diese mitverwenden können.

Der Anwalt rät
Bitte beachten Sie, dass Sie über die erforderlichen Rechte am hochgeladenen Fotomaterial ebenso verfügen müssen wie über die Veröffentlichungseinwilligung abgebildeter Personen (vgl. hierzu ▶ Anhang A1 – Bildnisrechte). Das geht in der Praxis natürlich am einfachsten bei selbstproduziertem Material.

Bitte geben Sie diese folgende Internetadresse ein und loggen Sie sich dort mit Ihren

Wikipedia-Zugangsdaten ein: https://commons.wikimedia.org/wiki/Main_Page

Wenn Sie auf dieser Seite sind, klicken Sie bitte oben in der Mitte bei „Wikipedia Commons" auf den Button „Deutsch". Nun bitte im Menü an der Seite unter „Mitmachen" den Unterpunkt „Datei hochladen" auswählen. Klicken Sie dann auf „Assistent zum Hochladen von Dateien" und klicken Sie dann unten rechts auf „weiter". Nun sehen Sie eine Leiste mit den Punkten „Lernen", „Hochladen" (hier fett gedruckt, weil Sie sich in diesem Schritt befinden), „Lizenz wählen", „Beschreiben" und „Nutzen". Klicken Sie nun den Button „Eine Mediendatei als Dateispende auswählen" an, wählen Sie das gewünschte Fotos aus und dann bitte auf den Button „Hochladen" klicken.

Nun gelangen Sie automatisch auf die nächste Seite (eventuell müssen Sie hier auf „Fortfahren" klicken) und kommen zum Punkt „Lizenz wählen".

- **Speed**

Die einfachste Variante ist: Sie machen selber ein Foto „schnell und unkompliziert" mit Ihrer Kamera oder Ihrem Smartphone. Das ist nicht perfekt, aber Sie gehen damit kein Risiko ein. (3 Minuten)

Der Anwalt rät
Vorsicht bei der Veröffentlichung von Aufnahmen, die Personen (etwa Patienten oder auch Mitarbeiter) zeigen – hier benötigen Sie in aller Regel zusätzlich die Einwilligung der Abgebildeten. Andernfalls drohen Verletzungen des allgemeinen Persönlichkeitsrecht oder der ärztlichen Schweigepflicht.

Klicken Sie auf „Diese Datei ist meine eigene Arbeit", tragen Sie nun Ihren Namen ein und klicken Sie auf „Weiter".

Der Anwalt rät
Prüfen Sie vor jedem Hochladen eines Fotos in den Wikipedia- bzw. Creative-Commons-Lizenzbedingungen, welche Rechte an dem Fotomaterial Sie Wikipedia (und damit auch dritten Nutzern) einräumen. Wollen Sie diese Rechte nicht in der erwarteten Form einräumen oder (was häufig vorkommt) können Sie dies zum Beispiel wegen unzureichender Vereinbarungen etwa mit einem Fotografen gar nicht, dann sollte ein Upload unterbleiben. Denn mit dem Klicken des „Weiter"-Buttons stehen Sie gegenüber Wikipedia dafür ein, dass Sie über alle erforderlichen Rechte an dem Foto verfügen und stellen Wikipedia im Innenverhältnis von etwaigen Ansprüchen Dritter (also etwa des Fotografen oder der abgebildeten Personen) frei – das kann bei einer unzureichenden Rechteklärung teuer werden.

- **Perfekt**

Sie haben ein exzellentes Foto von einem Fotografen, das Sie, ohne Urheberrechte zu verletzen, auch verwenden dürfen? Dann nehmen Sie dies! Klicken Sie auf „Diese Datei ist nicht meine eigene Arbeit". (5 Minuten)

Der Anwalt rät
Prüfen Sie vorab, welche Rechte Sie von dem Fotografen erhalten haben und ob sich diese Rechteeinräumung mit der ausgewählten bzw. von Wikipedia erwarteten Lizenz vollständig deckt. Gehen Sie hier kein Risiko ein, wenn Sie sich bezüglich der Nutzungsrechte an einem Foto nicht sicher sind, denn es ist letztendlich ein kleines Foto für Wikipedia, und bei Wikipedia ist vor allem der Text von elementarer Bedeutung; die Fotos stehen hier nachrangig im Informationswert.

Nun wählen Sie bitte den ersten Punkt „Der Urheberrechtsinhaber hat dieses Werk gemäß der richtigen „Creative Commons"-Lizenz lizensiert" aus und klicken auf „Weiter". Nun sind Sie beim Punkt „Beschreibung" angelangt. Tragen Sie in das Feld „Name" den Namen Ihres Krankenhauses ein, in unserem Fall „Krankenhaus Beispiel", bei der Beschreibung sollte es lauten „Krankenhaus Beispiel in Berlin-Kreuzberg" und wählen Sie das Datum der

Erstellung aus. Jetzt fügen Sie noch mindestens eine Kategorie hinzu.

Am Ende klicken Sie unten auf „Weiter" und sehen anschließend die Meldung: „Vielen Dank für das Hochladen!". Dort sehen Sie einen Link in dem Feld mit dem Namen „Um diese Datei in einem Wiki nutzen zu können, kopiere folgenden Text in die Seite:" Diesen Link, der mit „File" beginnt, kopieren Sie bitte in den Artikel, also genau im Text an die Stelle, wo das Bild stehen soll. In das Feld „Bildbeschriftung hier hinzufügen" (in dem Link) können Sie nun auch eine Bildbeschriftung eintragen, also das Bild beschriften, zum Beispiel „Hauptgebäude Krankenhaus Beispiel in Berlin".

Bewertungsportale

6.1 Wie funktioniert heute die Krankenhaussuche? – 150

6.2 Wie können Krankenhausbewertungen verhindert werden? – 151

6.3 Lohnt sich eine Premiummitgliedschaft? – 151

6.4 Wer gibt eigentlich Bewertungen ab? – 152

6.5 Was „bewerten" die meisten Patienten? – 154

6.6 Was tun, wenn es negative Bewertungen oder Kommentare gibt? – 155

6.7 Wie bekommt ein Krankenhaus eine gute Bewertung? – 157

6.8 Welche Portale sind relevant? – 158

6.9 Was steht wo über mich? – 159

6.10 Bewertungen kaufen – 159

6.11 SEO – 159

© Springer-Verlag Berlin Heidelberg 2017
M. Däumler, M.M. Hotze, *Social Media für das erfolgreiche Krankenhaus*,
Erfolgskonzepte Praxis- & Krankenhaus-Management, DOI 10.1007/978-3-642-45055-6_6

Für quasi jede Branche gibt es Bewertungsportale, ganz gleich, ob für Anwälte, PR-Agenturen, Hotels, Pflegeheime, Ärzte oder Krankenhäuser. Bewertungsportale genießen eine hohe Glaubwürdigkeit, gerade im Bereich der Medizinbranche, denn etwa jeder dritte Arzt bzw. Chefarzt wird hier ausgewählt (Quelle: http://www.aerztezeitung.de/praxis_wirtschaft/internet_co/article/864560/arztsuche-bewertungsportale-patienten-beliebt.html).

Die Idee ist, dass Patienten ihren Arzt oder das Krankenhaus nach einer Behandlung bewerten, entweder mit Noten oder Sternen oder sogar mit Kommentaren. Und diese Bewertungen können andere Patienten einsehen und ebenfalls kommentieren und somit hilfreich sein bei der Arzt- und Krankenhaussuche und Entscheidung. Eigentlich ist dies eine hervorragende Möglichkeit für Patienten und Ärzte, genau den richtigen Chefarzt oder das passende Krankenhaus zu finden, denn der Beste setzt sich durch. Perfekt! Theoretisch.

Nach einer Umfrage (Ärzte-Zeitung, 13.09.2013) hat sich etwa jeder Zweite (52%) derjenigen, die Arztbewertungsportale für die Arztsuche nutzen, aufgrund einer Bewertung schon gegen einen Arzt entschieden. Aber die Bewertung alleine ist nicht der Grund für eine Arzt- und Krankenhausentscheidung.

6.1 Wie funktioniert heute die Krankenhaussuche?

Das Prinzip ist stets dasselbe: Patienten haben ein Leiden und suchen einen Arzt oder ein Krankenhaus, und nutzen dazu das Internet, vermutlich eine Suchmaschine, und vermutlich hier primär Google. Doch nach was suchen die Personen genau? Die suchenden Patienten/Angehörigen geben nicht direkt ein ihnen bekanntes Bewertungsportale ein, jedenfalls eher selten, um auf dem weiterzusuchen. Entweder wird für eine Stadt gezielt die Suchkombination „Bewertungen + Krankenhaus" eingeben, oder es wird (meistens) das Krankheitsbild oder die vermutlich zu erwartenden Therapie oder Operation eingeben, auch mit der gewünschten Stadt und dem Zusatz „Krankenhaus". Was erscheint dann als Treffer?

Die Suchergebnisse verdeutlichen, wie hart und auch gekonnt dieses Marketingtool bereits eingesetzt wird, denn mit einer hohen Wahrscheinlichkeit werden Sie auf der ersten Seite bei Google nicht die Internetseite eines Krankenhauses finden, sondern Bewertungsportale zu Krankenhäusern.

Die Studien schwanken zwar, aber bis zu 99% der Googlesucher gehen nicht mehr weiter auf die 2. Trefferseite (Quelle: https://www.lupcom.de/blog/klickraten-google-suchergebnisse.html). Es ist also entscheidend, welche Treffer auf der ersten Googleseite sind, und das sind vornehmlich Bewertungsportale. Wer also direkt nach Krankenhäusern sucht oder Krankheitsbilder sowie Behandlungsmethoden eingibt, wird sehr wahrscheinlich stets Bewertungsportale als Treffer erhalten, die wiederum zu Ärzten oder Krankenhäusern führen. Die Nutzung für die Suchenden ist kostenlos, was die Attraktivität natürlich erhöht; die Bewertung der Krankenhäuser oder Ärzte ist selbstverständlich auch kostenlos.

> **Tipp des PR-Beraters**
>
> Wer sucht eigentlich für wen? Oft wird angenommen, dass ein Patient immer für sich selber sucht, aber selbstverständlich suchen Angehörige ebenso, zum Beispiel die Eltern für das Kind, die erwachsenen Eltern für deren Eltern, oder Geschwister oder Freunde. Und selbstverständlich suchen auch zuweisende Ärzte nach Krankenhausbewertungen! Dementsprechend muss das bei der PR- und Marketingstrategie des Krankenhauses berücksichtigt werden.

Patienten bewerten aus nachvollziehbaren Gründen eher subjektiv, denn sie sind keine Mediziner. Die Entscheidung von Personen, die einen Chefarzt oder ein Krankenhaus auf einem Portal auswählen, ist ebenso subjektiv geprägt – und genau das kann von einem Krankenhaus genutzt werden. Denn nicht nur die Kommentare oder die Bewertung allein ist entscheidend, ebenso die Darstellung des Krankenhauses, also ob mit oder ohne Foto und welche Qualität besitzt das Foto, bis zu der Art der Krankenhausbeschreibung.

Die meisten Portale bieten neben einem kostenlosen Basiseintrag auch eine Premiummitgliedschaft an; die Premiumdarstellung ist dann kostenpflichtig, bietet aber auch mehr Möglichkeiten der Präsentation. Dazu zählen dann Fotos, direkte Kontaktmöglichkeiten, Fachbeiträge,

Teilnahme an Foren und die ausführliche Beschreibung der Leistungen, gelegentlich sogar eine Möglichkeit der Online-Terminvergabe. Wer also einen „ansprechenden Auftritt" auf den Portalen bietet, nutzt einen Vorteil gegenüber denen, die dort ohne Foto und lediglich mit Namen zu sehen sind. Damit wird schon klar, dass diese Portale auch ein eigenes wirtschaftliches Interesse verfolgen, was ihre Aussagekraft in Frage stellt: Wer mehr zahlt als Krankenhaus, kann sich besser darstellen und wird somit von den Patienten auch besser wahrgenommen und damit eher ausgewählt.

Viele Portale bieten die (meist kostenpflichtige) Möglichkeit an, die Benotung in die eigene Internetseite einzubauen. Bei guten Benotungen ist das zu empfehlen, und zwar direkt auf die Startseite, da die Glaubwürdigkeit der Portale hoch ist.

6.2 Wie können Krankenhausbewertungen verhindert werden?

Grundsätzlich können Sie es nicht verhindern, dass Sie bewertet werden als Krankenhaus. Auch, wenn Sie die Bewertungen für unqualifiziert oder moralisch ungerechtfertigt halten, Sie müssen häufig damit leben.

Der Anwalt rät
Die Kommunikationsfreiheit ist verfassungsrechtlich geschützt und wird in Deutschland weit verstanden. Sie übertragt im Regelfall das Recht eines Arztes oder einer Klinik auf informationelle Selbstbestimmung, wenn eine Bewertung die berufliche Tätigkeit (Sozialsphäre) betrifft, da ein überragendes Interesse der Öffentlichkeit an Informationen über ärztliche Dienstleistungen oder deren Qualität angenommen wird. Auch dürfen auf Bewertungsplattformen unter datenschutzrechtlichen Aspekten Daten aus öffentlich zugänglichen Quellen im Regelfall zu dem vorgenannten Zweck verwendet werden. Unwahre Tatsachenbehauptungen oder reine Schmähkritiken sind jedoch (vgl. hierzu unten) grundsätzlich auch hier tabu.

Wenn Sie es also nicht verhindern können, müssen Sie es in Ihr Marketing aufnehmen. Die Entscheidung lautet also nicht, ob Sie die Portale nutzen, sondern wie Sie diese Portale nutzen.

Jedes Portal bietet unterschiedliche Möglichkeiten der kostenlosen Basisinformationen, somit müssen Sie bei den relevanten Portalen die Richtigkeit der Daten überprüfen, oder (falls es noch keinen Basiseintrag gibt), die korrekten Daten eingeben. Da Sie Bewertungen nicht verhindern können, sollten Sie bei den entscheidenden Portalen auch zumindest mit einem kostenlosen, korrekten und maximal genutzten Eintrag vertreten sein, auch dann, wenn Sie eigentlich keine Bewertungen wollen (denn verhindern können Sie die Bewertungen nicht).

Wenn einzelne Chefärzte bewertet werden, errechnen die Portale, die neben einer Arztbewertung auch gleichzeitig eine Krankenhausbewertung anbieten, auch parallel dazu eine Gesamtnote für das Krankenhaus. Selbst wenn das Krankenhaus gar keine eigene Bewertung als Krankenhaus bekommen hat, kann also eine Krankenhausnote entstehen (basierend aus dem Mittel der Chefarztbewertungen).

6.3 Lohnt sich eine Premiummitgliedschaft?

Bei einzelnen Chefärzten lohnt es sich, auch wenn es von der Fachrichtung stark abhängt. Ein Beispiel: Ein ästhetisch-plastischer Chirurg als Chefarzt muss sich anders darstellen als der Chefarzt der Anästhesie im Hause. Das liegt daran, dass Personen, die sich für eine Brustvergrößerung interessieren, sich sehr genau schon im Vorfeld über ihren Operator informieren. Wer allerdings bei der Operation dann die Anästhesie durchführt, erfährt der Patient meistens erst kurz vor der Operation im Aufklärungsgespräch. Es spielt also für den Patienten keine entscheidende Rolle bei der Wahl des Krankenhauses, wer die Anästhesie durchführt, deshalb kann der Anästhesist auf einen Premiumeintrag verzichten.

Bei der Frage, ob sich ein kostenpflichtiger Eintrag für Krankenhäuser lohnt, kommt ein wichtiger Punkt hinzu: die Kosten. Bewegt sich eine kostenpflichtige Mitgliedschaft (also Präsenz) bei einem Arzt noch im niedrigen 3-stelligen Jahresbeitrag, liegen die Jahreskosten für ein Krankenhaus schnell im 4-stelligen Bereich, ohne die jeweiligen Einzel-Chefarzt-Präsenzen.

> **Tipp des PR-Beraters**
>
> Was macht die Konkurrenz? Aufrecht stehend mit der Krankenhausbewertung der Note 5 auf einem kostenpflichtigen Portal in den Konkurrenzkampf zu ziehen, ist kontraproduktiv. Die Bewertungen zeigen Ihnen nicht nur Ihre Stärken und Schwächen; die Bewertungen sollen Ihnen helfen, weitere Patienten gewinnen zu können. Ist Ihre Bewertung/Note besser als der Ortsdurchschnitt oder besser als die Ihres direkten Konkurrenzkrankenhauses, dann investieren Sie. Sind alle Konkurrenten auf dem gleichen Portal mit kostenpflichtigen Auftritten präsent, dann sollen und müssen Sie ebenso dabei sein. Ihre Bewertungen sind gut oder überdurchschnittlich? Dann nutzen Sie es auch!

▪▪ **Checkliste: Welches Portal ist das richtige?**
- Sind die Konkurrenzkrankenhäuser dort auch präsent?
- Wie viele Krankenhäuser sind dort gelistet?
- Wie viele Bewertungen gibt es schon insgesamt?
- Wie oft wird dieses Portal am Tag aufgerufen?
- Vermittelt das Portal einen seriösen Eindruck?
- Sind die Kosten vertretbar oder im Vergleich zu hoch?
- Ist das Portal aus Patientensicht übersichtlich?
- Wie lange dauert eine Premiummitgliedschaft?
- Haben Sie zuvor schon einmal von diesem Portal gehört?
- Erscheint dieses Portal auf Ihrer Trefferliste, wenn Sie in einer Suchmaschine „Krankenhaus-Bewertungen" oder „Krankenhaus + Bewertung" eingeben?
- Bietet das Portal die Möglichkeit, Ihre Stärken deutlich zu präsentieren?

Seien Sie grundsätzlich bei allen relevanten Portalen registriert, das erhöht Ihre Auffindbarkeit durch die Suchmaschinen, auch wenn es nur eine Basiseintragung ist. Wählen Sie nicht 20 Portale aus, sondern ein oder zwei, auf denen Sie als kostenpflichtiges Premiummitglied präsent sein wollen, und testen Sie den Erfolg. Wenn Sie dort Premiummitglied sind, dann pflegen Sie diesen Auftritt bitte konsequent.

▪▪ **Checkliste: Anforderungen an eine professionelle Krankenhaus-Präsenz**
- Gute Fotos (wenn möglich vom Eingangsbereich, der Cafeteria und eines ausgewählten, schönen Zimmers)
- Keine Rechtschreibfehler
- Verständliche Beschreibungen Ihrer Dienstleistungen und Eingriffe (keine Fachbegriffe)
- Auflistung Ihrer Kliniken
- Besuchszeiten
- Informationen über die Zimmerausstattung
- Besonderheiten des Hauses oder der Kliniken
- Kontaktmöglichkeit
- Zusatzleistungen oder Ausstattungen, die andere Häuser nicht haben (Rettungshubschrauber, kostenloser Parkplatz)
- Auszeichnungen, die das ganze Haus betreffen

Am besten schauen Sie zweimal wöchentlich in die zwei oder drei wirklich „großen" Portale hinein, und dort, wo Sie Premiumkunde sind. Oft bieten Portale die Möglichkeit, dass Sie als Kunde eine Nachricht erhalten, wenn jemand dort bewertet hat oder eine Frage stellt: Aktivieren! Und wenn es möglich ist, dann verfassen Sie dort auch Fachbeiträge für Patienten und nehmen an den Fragen in den Foren teil, wenn dort von Patienten Fragen gestellt werden. Diese Aufgaben können auch delegiert werden.

6.4 Wer gibt eigentlich Bewertungen ab?

▪▪ **Der Patient**

Im Idealfall geben „echte" Patienten mit ihrer tatsächlichen Mail-Adresse eine „ehrliche" Bewertung ab. Die Bewertungen können allerdings auch anonym oder mit rasch erstellten Zweit- oder Dritt-Mailadressen abgegeben werden, und ob ein Patient tatsächlich im Krankenhaus zur Behandlung war, ist dann schwer nachzuprüfen. In erster Linie geben

■ ■ Angehörige

Wenn Kinder ins Krankenhaus müssen, dann sind die Eltern natürlich ganz besonders nervös, und alles, was nicht so ist, wie es sein könnte oder sollte oder müsste, ist schnell ein Drama, ganz gleich, ob der kleine Patient das auch so empfindet. Ähnlich emotional wird es, wenn Patienten ihre Angehörigen verlieren; auch dann überwiegen Emotionen und es wird nach Erklärungen gesucht für das Unfassbare, und der Verantwortliche ist dann auch schnell ausgemacht: das Krankenhaus. Dementsprechend ist dann auch die Bewertung.

Andererseits sind erfolgreiche Behandlungen und Operationen eine große Erleichterung für die Angehörigen, und dann wird auch schon mal überschwänglich bewertet.

■ ■ Das konkurrierende Krankenhaus

Eine vernichtende Bewertung des Konkurrenten im Ort ist sicherlich „viel wert" und „treibt" die Patienten in das eigene Krankenhaus. Nicht anders verhält es sich bei der Bewertung eines Chefarztes, denn warum zu einem „ruppigen Chefarzt" gehen für eine onkologische Behandlung, wenn der „andere Chefarzt" im „anderen Krankenhaus" so ausgesprochen freundlich ist laut aktuellen Bewertungen. Was liegt da strategisch näher, genau diesem Konkurrenten anonym eine Note 6 zu geben, und am besten gleich auf die „eigene" Klinik oder das eigene Krankenhaus lobend zu verweisen. Die Gefahr besteht tatsächlich.

> **Tipp des PR-Beraters**
>
> Tun Sie das niemals, denn wenn das publik wird, ist Ihr Ruf unter Kollegen (und auch bei den Patienten) irreparabel beschädigt.

Der Anwalt rät

Artikel 5 des Grundgesetzes schützt umfassend die Meinungsfreiheit. Das Äußerungsrecht in Deutschland ist davon geprägt, Meinungsäußerungen (also solche subjektiven Äußerungen, die durch wertende Stellungnahmen geprägt sind) ganz weitgehend zuzulassen. Subjektive Bewertungen von Krankenhäusern sowie Chefärzten oder Behandlungen sind also grundsätzlich erlaubt. Auch die namentliche Nennung eines Chefarztes auf einem Bewertungsportal ist grundsätzlich nicht zu verhindern und hat im Regelfall bei einer Äußerung im beruflichen Kontext keine unzulässige Prangerwirkung.

Zulässig sind also insbesondere subjektive Patientenbewertungen wie etwa „Für mich die beste Klinik in ganz Berlin" oder „Chefarzt Prof. Dr. Alpha hat sich für uns wirklich sehr viel Zeit genommen, ich kann ihn uneingeschränkt weiterempfehlen". Umgekehrt sind dann aber auch wertende Aussagen wie „Das Krankenhaus ist überhaupt nicht mein Fall, habe mich dort wenig ernstgenommen und sehr unwohl gefühlt", „Die Einrichtung der Station wirkte schäbig" oder „Mir hat der Stationsarzt gar nicht gefallen, er konnte nichts richtig erklären und wirkte auf mich oberlehrerhaft" kaum zu verhindern.

Wird mit einem Kommentar ohne jeden Sachbezug die (allerdings hohe) Grenze zu einer lediglich auf Diffamierung zielenden Schmähkritik überschritten, können Sie sich aber dagegen wehren. Eine Schmähkritik liegt dann vor, wenn eine Äußerung jenseits auch polemischer und überspitzter Kritik allein in der Herabsetzung einer Person besteht („Abtreibungsarzt Dr. Z: Vorsätzlicher Kinder-Mord im Mutter-Schoß"). Allerdings ist die Rechtsprechung auch hier eher großzügig bei der Bewertung von Äußerungen und berücksichtigt immer den Kontext einer solchen Aussage – so wurde etwa die Bezeichnung eines Arztes als „Scharlatan" und „Pfuscher" im Zusammenhang mit einer Veröffentlichung schon einmal als noch zulässige Meinungsäußerung eingestuft. Grundsätzlich unzulässig sind dagegen unwahre Tatsachenbehauptungen. Wird ein auf seine Richtigkeit hin objektiv überprüfbarer Sachverhalt unzutreffend

wiedergegeben (zum Beispiel „Wir lagen mit 8 Mann auf einem Zimmer", „Es hat 3 Tage gedauert, bis ich als Notfallpatient zum ersten Mal von einem Arzt untersucht wurde" oder „Das Klinikessen war schimmlig; die verpackten Nachspeisen hatten das Mindesthaltbarkeitsdatum bereits überschritten"), muss das Krankenhaus das bei Unwahrheit nicht dulden. Ob man sich gegen eine belastende Äußerung mit Aussicht auf Erfolg zur wehren setzen kann, ist aber stets im Einzelfall bezogen auf jede inkriminierende Äußerung individuell zu prüfen.
Anspruchsgegner ist zunächst derjenige, der eine negative Äußerung über Sie getätigt hat. Er kann u. a. auf Unterlassung der Äußerung in Anspruch genommen werden. Problem: Häufig bleibt er anonym und nicht zu ermitteln. Ein Auskunftsanspruch gegen den Plattformbetreiber besteht im Regelfall nicht. Insofern bleibt Ihnen nur die Möglichkeit, den Plattformbetreiber von der Rechtsverletzung in Kenntnis zu setzen und die Löschung des angegriffenen Eintrags zu verlangen. Liegt eine Rechtsverletzung vor, muss der Betreiber diese unterbinden, zumindest aber sachlich prüfen. Tut er das nach Ihrem begründeten Hinweis nicht, können sodann u. a. Unterlassungsansprüche gegen ihn geltend gemacht werden, also auch gegen den Betreiber.
Im Übrigen: Unsachliche Kritik an der Behandlungsweise oder dem beruflichen Wissen eines Kollegen sowie herabsetzende Äußerungen sind auch berufswidrig und können von der Ärztekammer verfolgt werden.

Begriffe wie „Kolorektalkarzinom" statt „Darmkrebs", oder „Regionalanästhesie" statt „örtlicher Betäubung" verwendet werden, denn Patienten schreiben das nicht. Als Erstes merken die eigenen Klinik-Mitarbeiter, dass dies wohl kein echter Eintrag ist, denn die haben einen Einblick in die Bettenbelegung. Und wenn die es wissen, wissen es auch deren Angehörige, und nun weiß es jeder. Und es ist grundsätzlich auffällig, wenn positive Beiträge sehr lang sind, denn meistens sind die negativen Bewertungen lang verfasst.

Ein gutes Krankenhaus hat das nicht nötig – und auch hier gilt: Wird das publik, ist Ihr Ruf schwer belastet, und womöglich werden Sie sogar noch aus dem Portal verbannt.

Der Anwalt rät
Wer sich (verdeckt) selbst bewertet, der täuscht unter anderem die Patienten. Da eine solche Handlung im Regelfall zu Wettbewerbszwecken vorgenommen wird, könnten Konkurrenten unter wettbewerbsrechtlichen Gesichtspunkten wegen Täuschung und Irreführung der angesprochenen Verkehrskreise gegen das Krankenhaus vorgehen. In diesem Fall drohen kostenpflichtige Abmahnungen und Unterlassungsaufforderungen. Auch berufsrechtlich wäre diese verdeckte und irreführende Werbemaßnahme seitens der zuständigen Aufsicht angreifbar.
Zudem dürfte bei dieser Form der Bewertung meist ein Verstoß gegen die Nutzungsbedingungen der Plattformbetreiber vorliegen. Diese könnten daher, je nach Ausgestaltung, den Chefarzt oder das ganze Krankenhaus von der weiteren Nutzung der Plattform ausschließen und das Profil löschen.

▪▪ **Der Chefarzt oder der Qualitätsbeauftragte selbst**

Es ist schon auffällig, wenn der Patient (also Laie) ganz selbstverständlich „komplizierte medizinische Fachbegriffe" in einer Bewertung locker beherrscht und der Chefarzt in einer sehr langen Beschreibung am Ende „der beste Arzt der Welt" ist, weil ja alles so wunderbar war. Besonders auffällig wird es, wenn

6.5 Was „bewerten" die meisten Patienten?

Wenn bekannt ist, nach welchen Kriterien die Patienten bewerten, kann ein Krankenhaus genau auf diese Kriterien verstärkt Wert legen, sowohl faktisch als auch kommunikativ. Die Frage nach einem kostenlosen Kaffee beim Warten auf den Chefarzttermin zur Vorbesprechung oder Besprechung mit den Angehörigen, nicht zur Selbstbedienung, sondern persönlich von der Assistentin, um die lange Wartezeit zu verkürzen, kommt immer exzellent gut an. Und die Frage, ob man denn einen guten Parkplatz bekommen hat, hat ebenfalls wenig mit der Behandlungsqualität zu tun, aber es zeigt Interesse und Wertschätzung – und dauert fünf Sekunden. Einen Patienten ausreden zu lassen, mag zwar manchmal schwerfallen, aber es beeinflusst auch erheblich die positive Wahrnehmung, wie ernst der Patient wahrgenommen wird.

Patienten achten jedoch bei einem Krankenhaus auf deutlich mehr als bei einem Praxisbesuch. Und so erstaunt es nicht, dass die eigentlichen Dinge, nämlich Arztqualifikation, medizinische Ausstattung und natürlich später der gesundheitliche Verlauf eigentlich als selbstverständlich angenommen werden; ganz im Gegenteil zum großen Flachbildschirm, den „man auf jeden Fall doch hätte erwarten können in so einem Krankenhaus" oder das eigene Telefon direkt am Bett (Quelle: http://de.statista.com/statistik/daten/studie/178729/umfrage/ansprueche-bei-einem-krankenhausaufenthalt/).

▪▪ Checkliste: Top 10 der Bewertungskriterien der Patienten

1. Toilette direkt im Zimmer
2. Eigene Dusche oder eigenes Bad im Zimmer
3. Neueste Geräte im Krankenhaus
4. Möglichkeit, beim Kind im Krankenhaus zu wohnen
5. Telefon im Zimmer
6. Einzel- oder Zweibettzimmer
7. Besuchsmöglichkeiten zu jeder Tageszeit
8. Wahl zwischen mindestens zwei Menüs
9. Kein Schwerkranker auf dem eigenen Zimmer
10. Ein ruhiger Besucherraum

6.6 Was tun, wenn es negative Bewertungen oder Kommentare gibt?

Keine Panik, auch wenn Sie garantiert alles inkl. eines guten Behandlungsergebnisses richtig gemacht haben, gibt es immer Patienten, die nicht zufrieden sind. Erfahrungsgemäß überwiegen die guten Noten auf den Portalen, und wenn Sie tatsächlich überwiegend bis ausschließlich schlechte Noten erhalten, dann sollten Sie dies auch als Chance sehen, daran etwas zu ändern, frei nach dem Motto: „Kenne Deine Stärken, und Du wirst stark sein. Kenne Deine Schwächen, und Du wirst unbesiegbar sein." Schließlich kann es sein, dass die Patienten Recht haben mit der Kritik!

Beispiele:
- Sie erhalten starke Kritik wegen fehlender Parkmöglichkeiten, denn Ihr Krankenhaus liegt entweder an einer Hauptstraße, an der es kaum Parkplätze gibt. Nennen Sie auf Ihrer Internetseite und auf den Bewertungsportalen die nächsten Möglichkeiten des Parkens. Das verändert nicht die Parkplatzsituation, aber Sie zeigen Verständnis und bieten eine Lösung.
- Das Personal ist unfreundlich. Es kann sein, dass Ihre Schwestern zu Ihnen als Chefarzt oder Direktor extrem freundlich sind, aber sie sind es vielleicht nicht zu den Patienten.
- Die Zimmer sind laut? Wenn ein Krankenhaus auch einen Rettungshubschrauber hat oder womöglich gerade eine Abteilung umgebaut wird, dann ist es tatsächlich laut.

Schauen Sie besonders aufmerksam in die Kommentare, denn wer sich die Zeit nimmt, einen Kommentar zu schreiben, besitzt eine besonders große Motivation, und das sollten Sie auch besonders ernst nehmen.

▪▪ Es gibt eine schlechte Bewertung

Dann haben Sie meist die Chance, mit einem Kommentar zu reagieren: Schreiben Sie, dass Sie die Unzufriedenheit bedauern und dass Sie nicht nur möchten, dass sich Ihre Patienten gut behandelt fühlen, sondern auch gut behandelt werden. Versichern Sie, dass dies an die Qualitätssicherung und an die verantwortliche Klinik weitergegeben wird, damit das nicht mehr (in dem Maße) vorkommt. Schreiben Sie verständnisvoll und gehen Sie auf mindestens einen Punkt in dem Kommentar genauer ein, damit klar wird, dass Sie sich tatsächlich dieser Sache annehmen – auch wenn Sie eigentlich alles anders sehen. Warum? Dieser Patient ist strategisch gesehen nicht Ihr Fokus, sondern all die

Menschen, die das dann lesen! Denn jeder liest, dass Sie Kritik ernst nehmen, und das wiederum schafft Sympathie und Glaubwürdigkeit. Aber bitte bleiben Sie souverän, und beleidigen Sie nicht die Person oder rechtfertigen Sie ein beanstandetes Verhalten. Reagieren Sie allerdings gar nicht, dann überlassen Sie hier dem Kritiker kampflos das Feld, und jeder sieht, dass es Ihnen völlig egal ist, was Ihre Patienten denken.

> **Der Anwalt rät**
> Prüfen Sie sehr genau, ob die Sie belastende Äußerung wirklich justiziabel ist. Aufgrund der in Deutschland weit verstandenen Meinungsfreiheit ist, wie bereits dargelegt, nicht alles verboten, was von Ihnen als Beleidigung oder Ungehörigkeit aufgefasst wird. Die Rechtsprechung geht hier mitunter sehr großzügig vor. Sprechen Sie unbedingt mit einem äußerungsrechtlich erfahrenen Rechtsanwalt, wenn Sie eine Einschätzung zur Rechtswidrigkeit schlechter oder belastender Bewertungen benötigen. Grundsätzlich unzulässig sind wie dargelegt Fälle, in denen jemand abseits subjektiver Wertungen objektiv unwahre Tatsachen über Sie behauptet – hier kann man beim Nachweis der Unrichtigkeit entsprechende Äußerungen (auch gerichtlich) schnell verbieten lassen.
> Vergessen Sie parallel zu einem Vorgehen gegen einen Schädiger nicht, in jedem Fall auch den Betreiber der Bewertungsplattform (wie im Impressum angegeben) über den Inhalt einer mutmaßlichen Rechtsverletzung zu informieren und zur Löschung aufzufordern. Dies kann formlos per E-Mail erfolgen. Beschreiben Sie (bestenfalls unter Beifügung eines Links zum angegriffenen Beitrag), warum dieser Eintrag objektiv unrichtig oder in sonstiger Weise rechtsverletzend ist. Je detaillierter und substantiierter Sie Ihre Position darlegen, desto mehr Prüfungspflichten treffen den Betreiber der Plattform. Setzen Sie ihm abschließend für die Löschung des Beitrags eine konkrete Frist. Lässt er diese verstreichen, besteht unter Umständen ein direkter Anspruch gegen ihn etwa auf Unterlassung. Machen Sie von dieser Möglichkeit also Gebrauch!

▪▪ Eine negative Bewertung hat auch Vorteile!

Gesamtnote 1,0? Und das bei zahlreichen Bewertungen? Sehr unwahrscheinlich! Eine negative oder mittelmäßige Bewertung lässt das Gesamtergebnis viel glaubwürdiger erscheinen. Und wenn das Krankenhaus viele gute und sehr gute Bewertungen hat, und dann erscheint mal eine 5, passiert Folgendes: Genau die wird gelesen! Aber je unprofessioneller (wenn auch rechtlich korrekt) diese Bewertung geschrieben ist, also Rechtschreibfehler, Grammatik oder die Argumente, desto klarer wird dem Leser, dass diese Beurteilung zu vernachlässigen ist.

▪▪ Das Bewertungstal

Es gibt ein Phänomen bei den Bewertungen: das Bewertungstal. Das bedeutet, ein Krankenhaus oder Chefarzt hat viele Bewertungen im Bereich 1 und 2, keine Bewertungen der Note 3 und 4, und viele Bewertungen der Note 5 und 6. Erfahrungsgemäß lässt dies folgenden Schluss zu: Die zahlreichen negativen Bewertungen sind echt. Um die auszugleichen, „sorgt" der Chefarzt oder das Krankenhaus engagiert für viele gute und sehr gute Bewertungen, und so entsteht ein Bewertungstal. Normal ist eine Gaußsche Normalverteilung mit wenigen Ausreißern; Bewertungstäler sind stets „verdächtig". Verdächtig ist übrigens auch, wenn die „guten" Bewertungen in einem erstaunlich engen Zeitfenster stattfanden, die negativen Bewertungen hingegen über einen längeren Zeitraum.

▪▪ Nur negative Bewertungen

Auch das kann es geben und wer auf den Portalen sucht, findet viele Chefärzte, bei denen tatsächlich eine Durchschnittsnote 5 steht, und das gelegentlich sogar bei hohen Bewertungszahlen.

Sie haben wenige Bewertungen, und die sind schlecht? Dann sprechen Sie sofort Ihre „liebsten" Patienten an, und bitten Sie die um eine gute Bewertung, damit Ihre Note rasch mindestens „gut" ist, denn mit der Note 5 werden Sie kaum neue Patienten gewinnen.

Sie haben viele Bewertungen, und dennoch eine katastrophale Benotung? Dann brauchen Sie Hilfe, denn ganz offensichtlich bieten Sie nicht das an, was Ihre Patienten erwarten.

Der Anwalt rät

Bewertungen sind im Regelfall Meinungsäußerungen, die einem weitgehenden rechtlichen Schutz unterfallen. Achten Sie also insbesondere darauf, ob nachweislich unwahre Tatsachenbehauptungen über Sie oder Ihr Krankenhaus aufgestellt und somit zur Grundlage einer Benotung gemacht werden. Informieren Sie die Plattform entsprechend unter Darlegung Ihrer Sachverhaltsbewertung und verlangen Sie Korrektur bzw. Löschung. Reagiert der Anbieter nicht, kontaktieren Sie einen spezialisierten Rechtsanwalt und prüfen Sie, ob ein zivilrechtliches Vorgehen sinnvoll ist.

Tipp des PR-Beraters

Bei vielen Portalen können Sie, wenn Sie Premiumkunde sind, eher eine Löschung eines negativen Beitrages und Kommentares erreichen, als wenn Sie ein beitragsfreies Mitglied sind, denn die Portale finanzieren sich nicht von den suchenden Patienten, sondern vornehmlich durch die zahlenden Premiumeinträge. Doch beachten Sie Folgendes: Der Kommentar kann auch juristisch unterstützt gelöscht werden, dennoch verbleibt immer eine Spur! Irgendwo, meist unten, findet sich meistens ein Bereich, in dem Kommentare und Bewertungen aufgelistet sind, die gelöscht wurden. Tatsächlich wurde der Kommentar gelöscht, aber nicht die Überschrift und auch nicht die Note! Wenn in der Überschrift also noch steht „Nie wieder dieses Krankenhaus", dann nützt Ihnen die Löschung des Kommentars darunter auch nicht wirklich viel. Achten Sie also darauf, auch diesbezüglich mit dem Portalanbieter eine befriedigende Handhabung zu vereinbaren.

6.7 Wie bekommt ein Krankenhaus eine gute Bewertung?

Natürlich erst einmal durch eine gute Behandlung und durch Patienten, die wissen, wie man eine Bewertung eigentlich abgibt. Und auch hier gilt: Schön, wenn die Patienten oder Angehörigen von der Bewertungsmöglichkeit wissen, aber Sie müssen schon etwas mehr nachhelfen, um gerade die zufriedenen Personen dazu zu bewegen.

■■ **Checkliste: Wie erhält ein Krankenhaus gute Bewertungen?**
- Lassen Sie kleine Kärtchen drucken, die mehrere Bewertungsportale auflisten, auf denen Sie bewerten werden können. Das sollten im Idealfall natürlich die Premiummitgliedschaften sein. Geben Sie diese Karte dem (zufriedenen) Patienten nach der Behandlung oder den Angehörigen in die Hand und sagen Sie, Sie würden sich freuen, wenn dieses tolle Behandlungsergebnis bewertet würde. Wenn Ihnen das zu „aggressiv" erscheint, dann legen Sie die Karten in den Bericht oder die Unterlagen für den Patienten, denn da wird er bestimmt hineinschauen.
- Weisen Sie auf der Internetseite darauf hin!
- Weisen Sie auf Ihrer Facebookseite darauf hin!
- Weisen Sie auf Postern für Patienteninformationstage oder Ähnlichem dezent darauf hin.
- Weisen Sie auf jeder E-Mailsignatur darauf hin (mit Link).
- Weisen Sie auf jedem Brief darauf hin.
- Drucken Sie dies auch auf Ihre Flyer oder Broschüren.

Tipp des PR-Beraters

Sie haben einen Patienten erfolgreich behandelt, und der Patient ist erleichtert und glücklich und „sitzt" nun beim Chefarzt oder dem Oberarzt? Dann nutzen Sie genau diesen Moment! Sagen Sie ihm, Sie würden sich freuen, wenn dieses auch in Ihren Augen schöne Behandlungsergebnis kurz bewertet würde. Diese Aufgabe sollten Ärzte übernehmen, und nicht Schwestern, auch wenn diese einen häufigeren Kontakt zum Patienten haben.

6.8 Welche Portale sind relevant?

Jeder Chefarzt ist für seine Klinik verantwortlich, also sind für Chefärzte die herkömmlichen Arztbewertungsportale durchaus relevant! Wer als Patient allerdings gezielt nach einem Krankenhaus sucht, erwartet und wählt eher ein reines Krankenhaus-Bewertungsportal. Und ganz losgelöst davon gibt es noch Bewertungsmöglichkeiten bei allgemeinen Portalen wie Yelp und auf Ihrem eigenen Facebook- und Google-My-Business-Auftritt.

Arztbewertungsportale
- www.arzt.weisse-liste.de
- www.esando.de
- www.imedo.de
- www.estheticon.com
- www.jameda.de
- www.medfuehrer.de
- www.onmeda.de
- www.sanego.de
- www.yoodoc.com
- www.topmedic.de
- www.yourfirstmedicus.de
- www.bessereaerzte.de
- www.aerztebewertungen.com
- www.progenica.de
- www.arzt-auskunft.de
- www.die-arztempfehlung.com
- www.med.de
- www.vdek-arztlotse.de
- www.aok.de/arztnavi
- www.barmer-gek.de/arztnavi
- www.tk.de/aerztefuehrer
- www.arztbewertung.net
- www.doxter.de
- www.qimeda.de
- www.kennstdueinen.de
- www.xviser.de
- www.patientsbest.de
- www.arztsuche24.at
- www.medicalreport.at
- www.docfinder.at
- www.okdoc.ch
- www.medicosearch.ch
- www.wbranking.de

Krankenhausbewertungsortale
- www.klinikbewertungen.de
- www.jameda.de
- www.sanego.de
- www.arzt.weisse-liste.de
- www.medfuehrer.de
- www.medicalreport.at
- www.topmedic.de
- www.yelp.de
- www.ciao.de
- www.krankenhausbewertung.at
- www.tk.de/tk/klinikfuehrer
- www.klinikauswertung.de
- www.kliniken.de
- www.medicalreport.at
- www.krankenhaus.findthebest.de

MEMO!

■■ **Sonstige Möglichkeiten der Bewertung**
- Yelp: Yelp kaufte Qype auf und ist ein typischen Bewertungsportal, auf dem alles bewertet werden kann, neben Restaurants und Werbeagenturen auch Krankenhäuser. Wichtig ist hier, dass alle möglichen Daten eingepflegt werden. Das Interessante an Yelp ist, dass das Eintragen aller Daten kostenlos und gebührenfrei ist, und wenn Sie mal Yelp eingeben

und dort nach einem Krankenhaus in Ihrer Stadt suchen, werden Sie feststellen, dass Yelp schon stark genutzt wird, und zwar von Ihrer Konkurrenz.
- Facebook: Natürlich können Sie auch bei Facebook bewertet werden, und zwar auf Ihrer eigenen Facebookseite.
- Google: Wenn Sie ein Google+-Konto haben oder bei Google Maps angemeldet sind, können Sie dort bewertet werden, das sind die „Google Bewertungen". Das hat einen enormen Vorteil: Wer nach Ihnen sucht und Sie bei Google findet, sieht rechts auf der ersten Trefferseite auch den Bereich der Google Bewertungen, und dazu die Zahl der Bewertungen. Mit einem Klick kann der Googlesuchende sogleich Bewertungen samt Kommentar über Sie erfahren. Bei guten Bewertungen hat das enorme Vorteile, sofort einen guten Eindruck schon bei der Googlesuche zu hinterlassen.
- Kennst-Du-einen: Auch hier kann wie bei Yelp alles bewertet werden, inkl. Krankenhäuser.

6.9 Was steht wo über mich?

Wissen Sie eigentlich, was über Ihr Krankenhaus oder Ihre Klinik irgendwo im Internet auf irgendwelchen Portalen oder in irgendwelchen Foren geschrieben wird? Nein? Dann sollten Sie sich darüber informieren, damit Sie dem nicht ausgeliefert sind. Dazu gibt es drei Möglichkeiten:
- Sie geben Ihren Arzt- und Krankenhausnamen bei Google (oder einer anderen Suchmaschine) ein und werten die Ergebnisse aus. Womöglich können Sie die Ergebnisse präzisieren, wenn Sie noch „Bewertung" oder „Meinung" im Suchfenster hinzugeben. Die ersten 10 Trefferseiten sollten Sie schon überprüfen.
- Sie geben bei „Google Alert" Ihren Krankenhaus- oder Chefarztnamen ein und erhalten zukünftig regelmäßig Nachricht, wenn etwas im Internet über Sie erscheint.
- Die sicherste Variante ist, da die Suchmaschinen auch nicht jedes Forum genau durchleuchten, wenn Sie eine Recherche

beauftragen; in dem Fall werden von einer Agentur auch die Foren und Blogs gezielt durchleuchtet, und Sie erhalten eine Auswertung dessen, wann was wie und wo über Sie geschrieben wurde. Dies kostet etwa zwischen 500 und 3.000 €.

6.10 Bewertungen kaufen

Es ist wie bei Facebook oder Twitter oder YouTube: Man kann alles kaufen, Freunde, Fans, Klicks, Sterne oder gute Bewertungen. Ein guter Chefarzt oder ein gutes Krankenhaus braucht das nicht, und bedenken Sie dabei immer, dass es publik werden kann. Dann wäre der Ruf des gesamten Krankenhauses ruiniert. Zudem stellt das unter Umständen eine Irreführung oder eine Verschleierung von Werbemaßnahmen dar und ist wettbewerbswidrig. Also lassen Sie das lieber.

6.11 SEO

Wenn ein Patient Ihr Krankenhaus bei Google wegen einer Darmkrebsdiagnose und der nun zu planenden Operation eingibt, wird auch sicherlich Ihr Krankenhaus als Treffer mit Link auf der ersten Seite angezeigt. Denn: Diese Person kennt Sie schon, sonst könnte sie nicht Ihren Namen direkt eingeben.

Doch wie verhält es sich mit dem Suchergebnis, wenn zum Beispiel „Darmkrebs-Operation" in Verbindung mit „Krankenhaus" und „Köln" eingibt"? Vielleicht noch eingegeben mit dem wichtigen Wort „Spezialisierung"? Erscheint das Krankenhaus dann auch oben auf der ersten Seite?

Genau das ist möglich, wenn es eine sogenannte „Suchmaschinenoptimierung" für Ihre Internetseite gibt, kurz SEO genannt (SEO = Search Engine Optimization). Der strategische Vorteil liegt auf der Hand. Ein Patient oder Angehöriger gibt bei Google (oder einer anderen Suchmaschine) Suchbegriffe ein, zum Beispiel Krankheitsbilder oder Behandlungsverfahren, mit dem Ziel, genau dazu ein geeignetes Krankenhaus zu finden. Diese Person weiß also noch nicht, welches Krankenhaus es auswählen wird. Und wenn dann Ihr Krankenhaus auf der ersten Googleseite steht, haben Sie selbstverständlich einen enormen Vorteil, denn Ihr Krankenhaus wird vermutlich angeklickt.

Es gibt Agenturen, die sich darauf spezialisiert haben. Erfahrungsgemäß benötigt die Agentur mindestens sechs Monate, um hier etwas spürbar zu bewirken. Die Voraussetzung ist eine SEO-geeignete Internetseite; stimmt die Programmierung hier nicht, kann es keinen Erfolg geben. Die Angebote sind leider vielfältig, und nicht alle Angebote und Agenturen sind seriös. Am besten überprüfen Sie deren Referenzarbeiten über die Googlesuche!

Yelp

7.1 Erstellung eines Yelp-Profils – 162

7.2 Einrichten des Krankenhausprofils – 163
7.2.1 Es gibt bereits einen Eintrag bei Yelp – 163
7.2.2 Ihr Krankenhaus ist noch nicht bei Yelp gelistet bzw. eingetragen – 166

© Springer-Verlag Berlin Heidelberg 2017
M. Däumler, M.M. Hotze, *Social Media für das erfolgreiche Krankenhaus*,
Erfolgskonzepte Praxis- & Krankenhaus-Management, DOI 10.1007/978-3-642-45055-6_7

Kennen Sie noch Qype, das Bewertungsportale vor allem für Restaurants? Das wurde, wie viele andere erfolgreichen Onlineunternehmen, von Yelp gekauft. Yelp ist die Abkürzung von „Yellow Pages", also die amerikanischen „Gelben Seiten", und aus den Anfangsbuchstaben von „Yellow Pages" wurde Yelp. Weltweit nutzen es nach eigenen Angaben fast 150 Mio. Nutzer, wobei die Mehrzahl von über 100 Mio. Nutzern aus den USA kommt. In Deutschland sind es 5,3 Mio. Nutzer im Monat (Quelle: https://www.quora.com/Is-Yelp-big-in-any-other-countries).

Yelp bietet Unternehmen die Möglichkeit, sich kostenlos zu präsentieren, inkl. Fotos, ausführlicher Beschreibungen, Logo, Kontaktdaten und Routenplaner. Finanziert wird Yelp durch Anzeigen. Populär geworden ist lp allerdings durch die Möglichkeit der Bewertung. Unternehmen können dort von Kunden bewertet werden, und zwar ohne jegliches Zutun des betreffenden Unternehmens bzw. ganz gleich, ob Sie dort selber ein Profil einstellen oder nicht, können Kunden Sie dort für alle sichtbar mit Kommentaren und Sternen bewerten. Und da Yelp ein außerordentlich gutes Googleranking besitzt, kann es sein, dass auf der ersten Googleseite als Treffer stets die Bewertung bei Yelp erscheint. Das öffnet Ihrer PR-Arbeit natürlich exzellente Image-Möglichkeiten!

> **Tipp des PR-Beraters**
>
> Sie können es nicht verhindern, dass Sie dort bewertet werden. Sie können sich aber sehr professionell, kompetent und sympathisch darstellen. Nutzen Sie diese kostenlose Möglichkeit!

Die Erstellung eines Yelp-Profils für Ihr Krankenhaus ist nur möglich, wenn Sie zuvor ein Privatprofil besitzen.

7.1 Erstellung eines Yelp-Profils

Geben Sie www.yelp.de ein und klicken Sie oben rechts auf den Button „Registrieren". Auch wenn Sie einen Facebook-Account haben, registrieren Sie sich bitte neu, ohne Facebook zu nutzen. Bitte jetzt die Felder ausfüllen und „Registrieren" klicken (◘ Abb. 7.1).

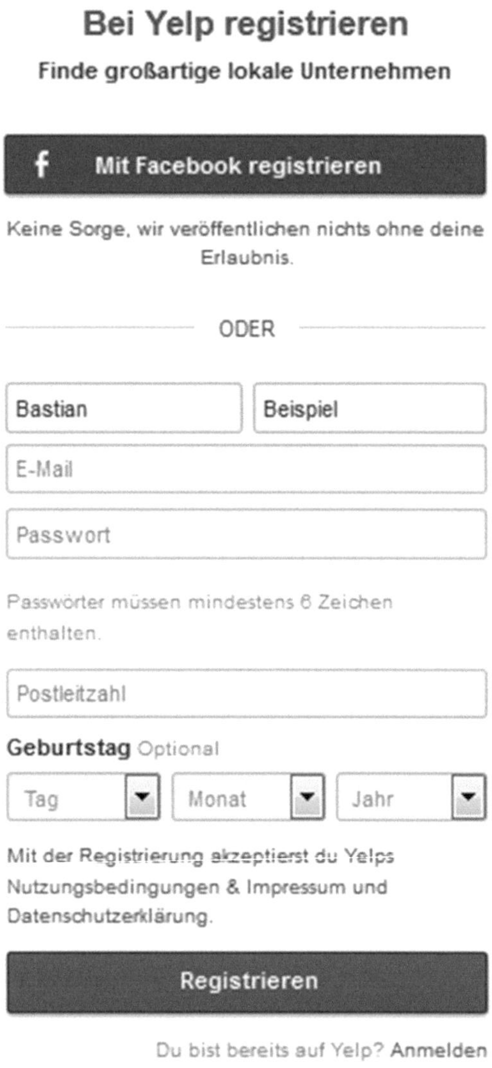

◘ **Abb. 7.1** Yelp Registrierung

> **Der Anwalt rät**
> Mit der Registrierung müssen Sie die Nutzungsbedingungen und die Datenschutzerklärung von Yelp akzeptieren. Dies ist Voraussetzung für die weitere Nutzung des Dienstes. Die Nutzungsbedingungen, die Sie ebenso

wie das Impressum über den angegebenen Link einsehen können, stellen die Geschäftsgrundlage für Ihre Aktivitäten auf Yelp dar und sollten daher unbedingt von Ihnen vor einer Anmeldung gelesen werden. Es existieren diverse Vorgaben an die Ausgestaltung von geschäftlichen oder privaten Konten sowie im Hinblick auf denkbare „Einschränkungen". Die referenzierten „Richtlinien" sind ebenfalls Teil der Nutzungsbedingungen und enthalten verbindliche Vorgaben etwa zu eingestellten Inhalten, Bewertungen und hochgeladenen Videos und Fotos. Für Inhaber von Unternehmen gibt es eine spezifische Richtlinie mit der kurzen Beschreibung erlaubter (etwa „Werbung für das eigene Unternehmen", „Klärung von Bewertungen über private Nachrichten" etc.) und verbotener (etwa „Aufforderung an Kunden, auf Yelp zu bewerten", „Versprechen von Gegenleistungen für Bewertungen", „Attacken auf Mitbewerber" etc.) Verhaltensweisen. Jedenfalls gilt: Nur wer die Spielregeln von Yelp kennt, kann für sich entscheiden, ob er einverstanden ist oder die Plattform meidet.

Sie erhalten nun einen Link in der Bestätigungs-E-Mail, bitte den aktivieren und mit E-Mail und Passwort anmelden (MEMO!).

- **Speed**

Überspringen. (0 Sekunden)

- **Perfekt**

Bitte ausfüllen Ihr Profilfoto hochladen (rechts oben: „Profil-Foto hinzufügen"). Fertig. (8 Minuten)

7.2 Einrichten des Krankenhausprofils

Nun gibt es zwei Möglichkeiten: Es gibt bereits ein Profil über Ihr Krankenhaus, womöglich schon mit Bewertungen, und es gibt noch gar nichts über Sie dort.

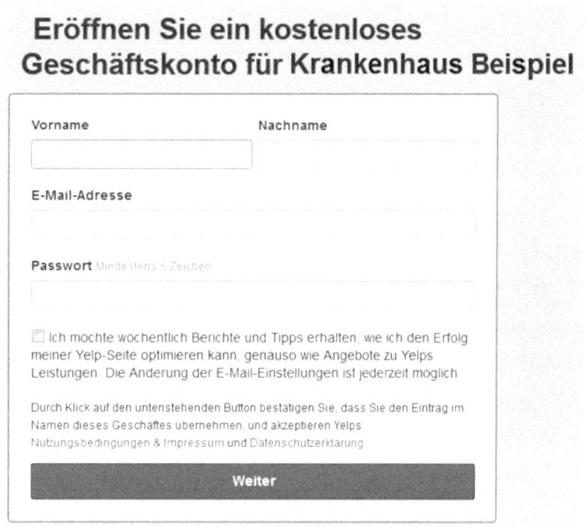

Abb. 7.2 Bei Yelp Geschäftskonto eröffnen

7.2.1 Es gibt bereits einen Eintrag bei Yelp

Ihr Krankenhaus ist bereits bei Yelp eingetragen, das Profil wird jedoch von niemandem „übernommen" (also beansprucht). Das ist der Fall, wenn Sie die Meldung sehen „Sind Sie der Inhaber?" Hier klicken Sie auf „Yelp-Eintrag übernehmen". Sie werden nun auf die Inhaber-Seite von Yelp weitergeleitet (www.biz.yelp.de) (◘ Abb. 7.2).

Hier registrieren Sie sich mit Ihrem Namen, Ihrer E-Mail-Adresse sowie einem Passwort. Klicken Sie auf „Weiter".

Yelp möchte im nächsten Fenster nun sicher gehen, dass auch wirklich Sie der Inhaber (Verantwortliche) sind. Dies überprüft Yelp entweder mit einer automatisch generierten Nachricht auf die im Unternehmens-Profil hinterlegte Geschäfts-E-Mail-Adresse oder mit einem automatisch erstellten Telefoncode. Wenn Sie auf „Jetzt anrufen" klicken, wird Yelp (bzw. eine automatisierte Computerstimme) Sie auf der bei Ihrem bereits erstellten Krankenhaus-Profil hinterlegten Telefonnummer anzurufen versuchen.

Was tun, wenn die Telefonnummer nicht stimmt oder ungeeignet ist?

Hier gibt es zwei Möglichkeiten: Sie können manuell eine Durchwahl zu Ihrer hinterlegten Telefonnummer ergänzen, und Sie können Ihre

Geschäftsnummer aktualisieren, indem Sie direkt an Yelp eine Änderungsanfrage schicken, die vom dortigen Benutzerservice bestätigt werden muss.

Drücken Sie nun auf „Jetzt anrufen" und geben Sie den von Yelp darüber angegebenen Code aus vier Ziffern in Ihr Telefon ein.

Die Verifizierung durch das Telefon klappt nicht, weil vielleicht immer jemand in Ihrer Zentrale gerade an den Hörer geht, der oder die nicht involviert ist? Dann wenden Sie sich bitte mit Angaben über Ihr Krankenhaus sowie den Zeitpunkt des Versuchs, den Eintrag zu übernehmen, an den Benutzerservice (www.yelp.de/support/contact/questions).

Wieso funktioniert die Geschäftsübernahme nicht?

Falls Ihr Krankenhausprofil zwar eine Rufnummer besitzt, allerdings der Button „Diesen Geschäftseintrag übernehmen" nicht erscheint, ist der Geschäftseintrag möglicherweise bereits von jemand anderem, bspw. einem Ihrer Mitarbeiter, übernommen worden, und das vielleicht von einem Mitarbeiter, der schon gar nicht mehr bei Ihnen tätig ist. Das ist ein Problem, denn Sie benötigen hierfür das Einverständnis dieser Person, um dem Geschäftseintrag weitere User (also Sie als Administrator) hinzuzufügen, allerdings darf Yelp Ihnen aus Datenschutzgründen nicht den Namen der Person nennen. Dem müssten Sie also intern selbst nachgehen, was schwierig sein kann in einem Krankenhaus. Falls Sie den Namen (die Person) nicht mehr finden, bleibt Ihnen noch die Kontaktaufnahme mit dem Yelp-Benutzerservice: www.yelp.de/support/contact/questions

> **Der Anwalt rät**
>
> Rechtlich haben Sie jedenfalls im Regelfall aus dem Namens- oder Firmenrecht, ggf. auch aus dem Markenrecht, als berechtigter Kennzeicheninhaber Anspruch auf Unterlassung unberechtigter bzw. irreführender Nutzungen solcher Accounts.

◻ **Abb. 7.3** Bei Yelp Anmeldung als Inhaber

Anmeldung als Inhaber

Verlief die Registrierung korrekt, werden Sie entweder durch einen Klick auf den Link in der von Yelp verschickten E-Mail oder direkt nach dem Bestätigen des Telefon-Codes auf die Inhaber-Seite von Yelp weitergeleitet: www.biz.yelp.de. Dort müssen Sie sich nun noch mit Ihrer E-Mail-Adresse und Ihrem Passwort anmelden (registriert sind Sie ja bereits) (◻ Abb. 7.3).

■ ■ Informationen zum Krankenhaus hinzufügen

Im Folgenden wird Yelp Sie in kleinen Schritten auffordern, Informationen zu Ihrem Unternehmen hinzuzufügen (bitte immer jeweils auf den roten Button „Speichern" klicken).

- **Speed**

Tragen Sie die Geschäftsinformationen ein und fügen Sie ein Foto hinzu. (11 Minuten)

■ ■ Geschäftsinformationen

Hier tragen Sie folgende Daten ein:
— Öffnungszeiten (als Krankenhaus natürlich 24 Stunden; als Privatklinik geben Sie dann eher die regulären Zeiten an, in denen man Sie erreichen kann)

- Besonderheiten Ihres Unternehmens (Krankenhausbeschreibung, wie z. B. Zahl der Betten, Nennung der Kliniken)
- Unternehmensgeschichte (inkl. Gründungsjahr)
- Kurze Biografie des Inhabers/Geschäftsführers (das ist interessant bei Privatkliniken)

Sobald Sie Ihre Geschäftsinformationen aktualisiert haben, können Sie diese auch im Nachhinein noch ändern und stets anpassen.

Fotos

Klicken Sie dazu auf „Fotos" auf der linken Seite. Hier können Sie nun je nach Bedarf so viele Bilder wie nötig auf Ihr Krankenhaus-Yelp-Profil laden. (Bei der Größe bzw. dem Format der Bilder lässt Ihnen Yelp freie Hand.)

Welches Foto wird später am größten präsentiert?

Yelp sucht selber (automatisch) das Bild aus, das am geeignetsten ist, und das richtet sich zum Beispiel nach der Datengröße oder Ladezeit. Sollte also ein Bild erscheinen, das Ihnen nicht recht ist als „Einstiegsbild", versuchen Sie die Bilder in der Auflösung zu verändern.

Um sich Ihr fertiges Profil nun ansehen zu können, drücken Sie oben links auf das kleine unscheinbare Symbol mit dem Pfeil rechts vom Namen Ihres Klinikums.

Perfekt

Neben dem Eintragen der Daten (siehe Speed zuvor) können Sie weitere Möglichkeiten nutzen, die leider nicht kostenlos sind. (25 Minuten)

Anzeigen: Erstellen einer Yelp-Anzeigenkampagne in drei Schritten

- Schritt 1: Klicken Sie links auf „Yelp-Anzeigen" und drücken Sie auf den roten Button „Jetzt starten".

Im Folgenden werden Sie aufgefordert, in einem kurzen Text (von max. 1000 Zeichen) „kurz und klar" die Besonderheiten Ihres Krankenhauses herauszustellen. Achten Sie darauf, dass sogenannte Kapitälchen, Ausrufezeichen und Telefonnummern hierbei nicht gestattet werden. Drücken Sie im Anschluss auf den unteren Button „Weiter".

- Schritt 2: Im zweiten Schritt legen Sie Ihr Anzeigen-Budget fest.

Dabei gibt es folgende Optionen:
1. 5,00 € durchschnittlich am Tag bei etwa 58 Klicks im Monat und 150 € maximal
2. 10,00 € durchschnittlich am Tag bei etwa 117 Klicks im Monat und 300 € maximal (bei Yelp als „Standard" definiert)
3. 16,67 € durchschnittlich am Tag bei etwa 195 Klicks im Monat und 500 € maximal
4. Legen Sie Ihr eigenes Tages-Budget fest; die geschätzte Anzahl an Klicks und die maximalen Monatsausgaben werden dabei automatisch erstellt

Bitte beachten Sie, dass die jeweils geschätzten Kosten pro Klick variieren und sich nach Zeitablauf auch deutlich erhöhen können, basierend auf der Nachfrage von Krankenhäusern Ihrer Kategorie in Ihrer Nähe.

> **Tipp des PR-Beraters**
>
> Falls Sie die Anzeigenschaltung bei Yelp weitergehend nutzen wollen, könnte hierbei ein Upgrade zum Geschäftseintrag interessant sein. Dieses kostet durchschnittlich 2 € pro Tag und hat folgende Vorteile:
> - Unternehmen mit erweiterten Profilen erzielen laut Yelp durchschnittlich 38% mehr Kundenkontakte.
> - Das Entfernen von Mitbewerber-Anzeigen von Ihrem Unternehmenseintrag ist möglich.
> - Sie können die Reihenfolge Ihrer Fotos selbst bestimmen.

- Schritt 3: Zahlungsinformation

Im letzten Schritt wird Ihre Bestellung noch einmal zusammengefasst dargestellt (Sie können sie auch jetzt noch ändern). Sind Sie zufrieden, drücken Sie auf den roten Button „Passwort bestätigen", um Ihre

Anzeige freizuschalten. Die Rechnung erhalten Sie dabei zu Beginn jeden Monats; dort werden Sie auch über die jeweils aktuelle Anzahl von Anzeigenklicks informiert.

Sie können die Anzeigenschaltung im Übrigen jederzeit stoppen; es gibt keine Mindestlaufzeit. Zu Beginn des Folgemonats erhalten Sie dann eine Rechnung für die Klicks, die Sie vor dem Zeitpunkt der Kündigung erhalten haben.

Was ist „Call to Action"?
Der Begriff „Call to Action" kann frei mit „Handlungsaufforderung" übersetzt werden. Der Kunde soll hierbei durch gezielte Platzierung aufgefordert werden, die jeweils erwünschte Handlung zu vollziehen.

▪▪ Der Einsatz von Call to Action
Call to Action wird eingesetzt, um die Konsumenten nach der Wahrnehmung einer Werbebotschaft noch einmal direkt anzusprechen und ihnen den vielleicht nötigen Impuls zu geben, das beworbene Produkt zu kaufen oder vielleicht einen Beratungstermin bei einem Arzt zu wählen.

Was sind Widgets?
Ein Widget ist Teil eines grafischen Fenstersystems, das reagiert, wenn Sie mit der Maus über eben dieses Widget fahren. Widgets gehören in den Bereich der Programmierung und sind hier irrelevant.

7.2.2 Ihr Krankenhaus ist noch nicht bei Yelp gelistet bzw. eingetragen

In dem Fall geben Sie bitte folgende URL (Internetadresse) manuell ein: www.biz.yelp.de/signup_business/new

Eintragen der Krankenhausdaten
Sie sehen ein Fenster in dem steht: „Legen Sie Ihr Unternehmen auf Yelp an".

Füllen Sie hier alle Felder aus (MEMO!):
- Land
- Name des Geschäfts
- Adresse
- Telefonnummer
- Internetseite
- Öffnungszeiten
- Kategorien
- E-Mail (zur Verifizierung)

Klicken Sie im Anschluss auf „Unternehmen anlegen". Daraufhin erhalten Sie eine Nachricht von Yelp an die von Ihnen angegebene Adresse („E-Mail-Adresse bestätigen"), die Sie nun mit einem Klick bestätigen müssen (◘ Abb. 7.4).

Ist dies getan, werden Sie nun aHinweise Verlag/Setzerei: Datei fehlt bzw. liegt nur innerhalb einer Word-Datei vor!uf Yelp zurückgeleitet. Sobald die Moderatoren Ihren Eintrag verifiziert haben, wird er in den Suchergebnissen zugelassen und Sie erhalten eine E-Mail zur Bestätigung. Erst dann können Sie die Inhaberschaft Ihres Profils endgültig übernehmen und es bearbeiten (siehe vorn). Sic können sich Ilır (unbearbeitetes) Basis-Profil jedoch jetzt bereits ansehen.

Was sind Moderatoren?
Moderatoren sind Yelp-Mitarbeiter, die die Richtigkeit überprüfen. Ein bei Yelp hinzugefügter bzw. übernommener und anschließend veränderter Eintrag wird zunächst von Moderatoren überprüft, bevor er in den Suchergebnissen auftaucht. Falls ein Unternehmen nicht als real bestätigt werden kann, wird der Eintrag von den Moderatoren nicht zugelassen.

Was tun, wenn es mehrere Krankenhausstandorte gibt?
Loggen Sie sich dazu bei www.biz.yelp.de ein, klicken Sie im Anschluss auf „Kontoeinstellungen" (in der oberen roten Leiste) und dann auf „Einen weiteren Geschäftseintrag übernehmen".

Bewertungen
Es geht nichts über eine gute, persönliche Krankenhaus-Empfehlung, die von möglichst vielen potentiellen Patienten problemlos und überall gesehen wird, am besten direkt bei Google auf der ersten Seite. Genau das geht hier. Angemeldete Yelp-Nutzer können hier Unternehmen bewerten, also Restaurants oder Werbeagenturen und natürlich auch

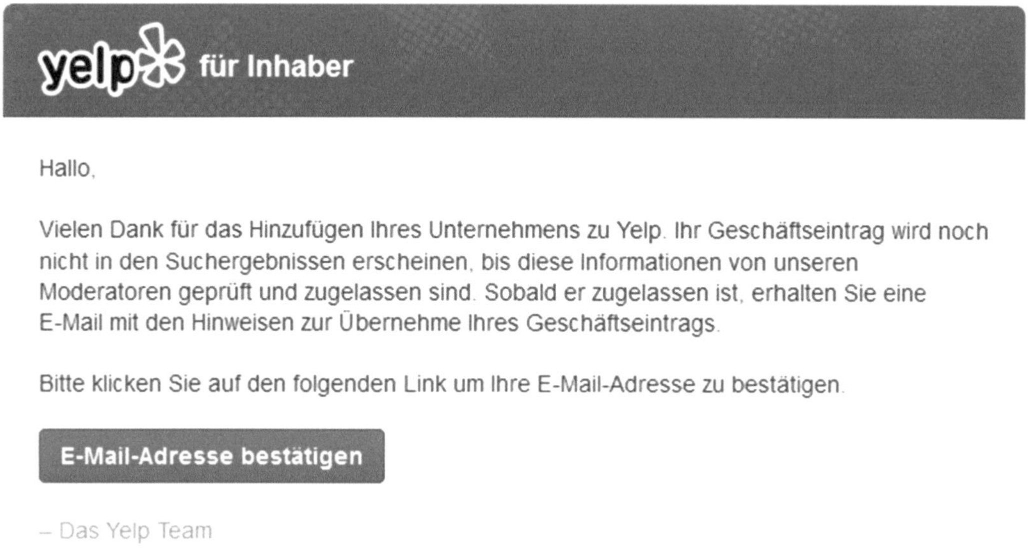

yelp für Inhaber

Hallo,

Vielen Dank für das Hinzufügen Ihres Unternehmens zu Yelp. Ihr Geschäftseintrag wird noch nicht in den Suchergebnissen erscheinen, bis diese Informationen von unseren Moderatoren geprüft und zugelassen sind. Sobald er zugelassen ist, erhalten Sie eine E-Mail mit den Hinweisen zur Übernehme Ihres Geschäftseintrags.

Bitte klicken Sie auf den folgenden Link um Ihre E-Mail-Adresse zu bestätigen.

E-Mail-Adresse bestätigen

– Das Yelp Team

Abb. 7.4 Yelp für Inhaber - E-Mail-Adresse bestätigen

Krankenhäuser. Jede Bewertung ist von jedem Internetuser kostenlos und problemlos zu sehen, und das auf mehrere Arten:

1. Gesamtbewertung: Hier werden sämtliche Sterne in einem Gesamtergebnis dargestellt, direkt oben gut ersichtlich, wobei ein Stern die schlechteste Bewertung ist und fünf Sterne die beste Bewertung.
2. Jede einzelne Bewertung ist ebenfalls separat zu sehen.
3. Jede Bewertung ist nicht nur als Stern möglich, sondern auch mit Kommentar, was die Aussageintensität und Glaubwürdigkeit enorm erhöht.

Sie haben bei Yelp vier Möglichkeiten der Reaktion, wenn es eine negative Bewertung gibt, wobei jede Variante Vor- und Nachteile hat.

Checkliste: Was tun bei negativen Bewertungen?

1. Sie akzeptieren die negative Bewertung. Studien belegen, dass eine gelegentliche negative Bewertung bei sonst überwiegend guten und sehr guten Bewertungen die tatsächlich guten Bewertungen glaubhafter erscheinen lässt.
2. Sie nehmen persönlich Kontakt mit der Person auf, die diese negative Bewertung verfasst hat. Sie loggen sich dazu bitte ein bei Yelp und klicken am Profil der Person, der Sie schreiben möchten, auf „Nachricht senden". Dieser Button erscheint nur, wenn Sie mit der Maus über das Profil fahren. Diese Nachricht sieht nur der Empfänger.

Tipp des PR-Beraters

Bitten Sie nicht um Rücknahme einer schlechten Bewertung. Schreiben Sie besser, dass Sie diese Bewertung mit Bedauern gesehen haben und Sie die Kritik zum Anlass nehmen, genau in dem Bereich besser zu werden; und bitte keine Rechtfertigung, warum etwas nicht gut lief, auch wenn Sie es erklären könnten.

Der Anwalt rät

Bewertungen auf Yelp stellen häufig subjektive Meinungsäußerungen dar, gegen die wegen der verfassungsrechtlich garantierten Kommunikationsfreiheit rechtlich wenig auszurichten ist. Nur dann, wenn etwa formale Beleidigungen oder herabsetzende Schmähkritiken ohne jede Auseinandersetzung in der Sache in einer Meinungsäußerung via

Yelp enthalten sind, kann ausnahmsweise ein Unterlassungsanspruch in Betracht kommen. Enthält eine Bewertung hingegen objektiv unzutreffende Sachverhaltsdarstellungen (zum Beispiel „Als wir in die Notaufnahme kamen, hat man mir ohne Rücksprache mit einem Arzt das Medikament XYZ verabreicht" oder „In der Klinik X gibt es keine Fachärzte für Y" etc.) braucht ein Krankenhaus das nicht zu dulden. Hier sollte der bewertende Nutzer sachlich auf seine unrichtige Darstellung hingewiesen und zur Löschung bzw. Korrektur aufgefordert werden, dies ggf. unter Hinweis darauf, dass objektiv unwahre Tatsachenbehauptungen von der Meinungsfreiheit nicht geschützt werden.

3. Schreiben Sie einen öffentlichen Kommentar. Ihr öffentlicher Kommentar erscheint direkt unter dem (negativen) Beitrag, in einem grauen Kästchen, sofort erkennbar, und natürlich für alle lesbar. Um einen Kommentar zu verfassen, melden Sie sich mit dem Geschäftskonto an, klicken Sie auf den Button „Beiträge" und verfassen Sie den Kommentar.

Tipp des PR-Beraters

Niemals beleidigen oder unhöflich werden, denn jeder, wirklich jeder kann das lesen, wenn Sie als Krankenhaus (unzufriedene) Patienten angreifen oder bloßstellen. Sie schreiben diesen Kommentar nicht für diesen Patienten (aus PR-Sicht), sondern für all die Leser, die diesen Kommentar lesen, und daran erkennen können, wie Sie als Krankenhaus so mit Ihren (unzufriedenen) Patienten umgehen, und das soll und kann natürlich nur rücksichtsvoll und im Interesse des Patienten sein.

Der Anwalt rät
Hände weg in jedem Fall von einer öffentlichen Stellungnahme zu individuellen Krankheitsgeschichten oder Behandlungen – die ärztliche Schweigepflicht gilt auch hier.

4. Schalten Sie Yelp oder einen Anwalt ein. Yelp filtert die Bewertungen und achtet auch auf die Einhaltung der Regeln bei Bewertungen, dennoch kann es sein, dass Dinge behauptet werden, die offensichtlich maßlos übertrieben oder komplett falsch sind. In dem Fall klicken Sie bei dem Beitrag, den Sie Yelp melden wollen, auf die kleine Flagge rechts unterhalb des Beitrags. Yelp wird sich dann bei Ihnen melden.

Tipp des PR-Beraters

Wenn jemand wissentlich und motiviert eine unwahre oder beleidigende Behauptung aufstellt, wird er sich durch eine nette oder auch nicht nette persönliche Nachricht an ihn nicht dazu bewegen lassen, diese wieder zu löschen. Wir empfehlen zuerst den Kontakt zu Yelp, und wenn dies nicht den Erfolg verspricht, das Einschalten eines Anwalts.

Der Anwalt rät
Prüfen Sie im Einzelfall, ob die Sie belastende Äußerung wirklich justiziabel ist. Aufgrund der in Deutschland wie beschrieben weit verstandenen Meinungsfreiheit ist nicht alles verboten, was von Ihnen als Beleidigung oder Ungehörigkeit aufgefasst wird. Die Rechtsprechung geht hier mitunter sehr großzügig vor. Sprechen Sie unbedingt mit einem äußerungsrechtlich erfahrenen Rechtsanwalt, wenn Sie eine Einschätzung zur Rechtswidrigkeit schlechter oder belastender Bewertungen benötigen. Grundsätzlich unzulässig sind Fälle, in denen jemand abseits subjektiver Wertungen objektiv unwahre Tatsachen über Sie behauptet – hier kann man beim Nachweis der Unrichtigkeit entsprechende Äußerungen (auch gerichtlich) schnell verbieten lassen.

Instagram, Flickr, Pinterest und Tumblr

8.1 Instagram – 170
8.1.1 Nutzung in Deutschland – 170
8.1.2 Instagram-Anmeldung – 171
8.1.3 Einstellen der Profil-Informationen – 172
8.1.4 Impressum einfügen – 172
8.1.5 Pflege – 172
8.1.6 Follower bekommen – 176
8.1.7 Themen für Krankenhäuser – 176

8.2 Flickr – 176

8.3 Pinterest – 177

8.4 Tumblr – 177

Literatur – 178

© Springer-Verlag Berlin Heidelberg 2017
M. Däumler, M.M. Hotze, *Social Media für das erfolgreiche Krankenhaus*,
Erfolgskonzepte Praxis- & Krankenhaus-Management, DOI 10.1007/978-3-642-45055-6_8

Bilder sagen mehr als 1000 Wörter. So in etwa könnte die Idee hinter Apps und Fotodiensten wie Instagram, Flickr und Pinterest klingen. Von Ihrem eigenen Account aus können Sie Fotos und Videos hochladen, mit Kommentaren versehen und anderen Nutzern zugänglich machen. Die Fotos vom „Tag der offenen Tür", einer „Patienten-Veranstaltung" oder die „Weihnachtsdekoration im Eingangsbereich des Krankenhauses" – hier finden Ihre Fotos die passende Plattform und können mit verschiedenen Tools und Bearbeitungsfunktionen in Szene gesetzt werden. Ihre Patienten können Ihnen folgen, ähnlich wie bei Twitter und Facebook. Und durch das Setzen von Schlagworten, den sogenannten Keywords, können die Bilder von anderen Nutzern noch besser gefunden werden.

Hinzu kommt der angenehme Vorteil, dass diese Apps erstaunliche Möglichkeiten bei den Fotografien bieten, also beispielsweise etliche und beeindruckende Filter für eine ebenso beeindruckende Inszenierung des Motivs.

Für Sie als Krankenhaus eignen sich Dienste wie Instagram, Flickr und Pinterest nur zusätzlich zu anderen Social-Media-Kanälen, wie Facebook und Google+, da Sie dort Ihr Krankenhaus informativer vorstellen können. Ihre Beiträge der hier beschriebenen Fotodienste können Sie jedoch bei Facebook oder Twitter teilen und somit alle Social-Media-Aktivitäten verbinden.

> **Der Anwalt rät**
> Achten Sie darauf, dass Sie von allen Personen, die auf Ihren Fotos erkennbar sind, eine Einwilligung in die Veröffentlichung erhalten haben. Weisen Sie in Einladungen zu Veranstaltungen, am Veranstaltungsort oder vor Behandlungen schriftlich oder mündlich darauf hin, dass Fotos gemacht werden sollen, die zu Zwecken der PR- und Öffentlichkeitsarbeit sowie des Marketings auch in den sozialen Medien genutzt werden sollen. Das Schweigen der Betroffenen ist grundsätzlich keine Zustimmung. Wer aber nach einer expliziten Aufklärung über die Veröffentlichung und ihren Hintergrund freundlich in die Kamera lächelt und posiert, wird seine Ablehnung der späteren Bildnisverwendung schwerer begründen können.

> Trotzdem: Sorgen Sie sicherheitshalber immer für eine (schriftlich) dokumentierte Einwilligung, insbesondere bei der Ablichtung von Mitarbeitern und Patienten. Gerade bei Patienten ist sicherzustellen, dass durch die Veröffentlichung die ärztliche Schweigepflicht nicht verletzt bzw. der Patientendatenschutz gewahrt wird. Achten Sie besonders bei der Ablichtung von Kindern darauf, dass nur die Erziehungsberechtigten die erforderliche Einwilligungserklärung geben können.

8.1 Instagram

Instagram ist eine kostenlose App für Smartphone-Geräte und eine Mischung aus Foto- und Videoanwendung und sozialem Netzwerk. Bilder, die Sie mit dem Smartphone aufgenommen haben, können Sie bei Instagram mit verschiedenen Filtern und Effekten bearbeiten. Anschließend können Sie diese im Netzwerk hochladen und so anderen Nutzern zugänglich machen.

Angemeldete User, zum Beispiel Ihre Patienten, können Ihnen – wie auch bei Facebook und Twitter – folgen und Ihre Fotos kommentieren.

8.1.1 Nutzung in Deutschland

Im Jahr 2015 nutzten in Deutschland etwa 3,4 Mio. Menschen Instagram (die Nutzerzahlen schwanken allerdings stark, es werden auch Zahlen von bis zu 9 Mio. genannt), wobei es mehr Frauen (53%) als Männer (47%) sind (Quelle: http://www.thomashutter.com/index.php/2015/10/instagram-nutzerzahlen-fuer-deutschland-oesterreich-schweiz-und-europa/).

Instagram besitzt eine eher junge Zielgruppe, denn etwa jeder dritte Nutzer ist unter 20 Jahre alt, und gerade einmal jeder vierte Nutzer ist über 30 Jahre.

Bei Instagram werden täglich weltweit durchschnittlich 55 Mio. Fotos hochgeladen, und bis Ende 2015 summierte sich das auf etwa 20 Mrd. Fotos – und die werden (theoretisch) von über 150 Mio. aktiven Nutzern weltweit gesehen und kommentiert. Vor allem bei Promis ist Instagram beliebt.

Der Anwalt rät

Grundsätzlich problematisch ist, dass Instagram derzeit noch immer keine technische Möglichkeit anbietet, ein rechtskonform abrufbares Impressum einzupflegen. Allerdings kann man, wie unten dargestellt, einen „sprechenden Link" (der Link enthält dann vorangestellt den Begriff „Impressum") einsetzen, der auf Ihr Website-Impressum verweist.

Bitte berücksichtigen Sie auch, dass Instagram wie andere Betreiber sozialer Netzwerke für kommerzielle Anbieter spezielle Nutzungsbedingungen vorhält, die es im Rahmen des Instagram-Auftritts eines Krankenhauses zu beachten gilt. Da sich die Vorgaben mitunter ändern, ist eine Prüfung dieser zusätzlichen Bedingungen jeweils vor dem Start einer Kampagne sinnvoll. In den PR-Richtlinien von Instagram finden Krankenhäuser zum Beispiel Vorgaben für die Markennutzung und einen auf sprachliche sowie gestalterische Aspekte abstellenden Leitfaden für alle Pressematerialien, in denen auf eine Instagram-Kampagne verwiesen wird. Diese Richtlinien sind als Nutzungsbedingungen verbindlich – und Instagram verlangt sogar, dass Pressematerialien zu Instagram-Kampagnen vor einer Veröffentlichung zur Freigabe vorgelegt werden.

Tipp des PR-Beraters

Instagram erlebt seit Jahren einen Höhenflug. Kein Tag vergeht, ohne dass in den Boulevardmedien „Instagram-Berichte" von Promis zu sehen sind. Aber die grundsätzliche Frage ist, ob ein Krankenhaus Instagram effektiv nutzen kann. Sicherlich sind auch Patienten unter 20 Jahren interessant in der Zielgruppenansprache, aber die zentrale Problematik besteht darin, Themen als Krankenhaus in visueller Weise zu bieten, die diese Zielgruppe anspricht.

Der Anwalt rät

Im Hinblick auf Personenaufnahmen ist auch bei Instagram darauf zu achten, dass Veröffentlichungen in aller Regel nur bei ausdrücklicher Einwilligung der Abgebildeten zulässig sind. Dies gilt nicht nur im Hinblick auf Persönlichkeitsrechte, sondern auch wegen der ärztlichen Schweigepflicht.

8.1.2 Instagram-Anmeldung

Eine Anmeldung ist nur über ein Smartphone möglich. Bitte laden Sie über Ihr Smartphone die App „Instagram" aus dem App-Store herunter und öffnen Sie diese dann. Sie haben nun mehrere Möglichkeiten der Anmeldung:

- über Facebook anmelden (das nutzen Sie bitte nicht) oder
- Telefonnummer oder
- E-Mail Adresse (unsere Empfehlung!).

Geben Sie nun Ihren Nutzernamen ein, in unserem Beispiel ist es „krankenhaus_beispiel" (MEMO!). Den Nutzernamen können Sie beliebig oft ändern. Unter diesem Nutzernamen werden Ihre Beiträge veröffentlicht. Verzichten Sie hier auf Sonderzeichen; statt eines Leerzeichens (funktioniert nicht) nutzen Sie einen Punkt oder wie in unserem Fall einen Unterstrich, und alles ist grundsätzlich kleingeschrieben. Ob der Name noch frei ist, sehen Sie an der Farbe: grün = frei, rot = schon vergeben), und geben Sie ein Passwort ein (MEMO!).

„Namen optional eingeben" heißt für Sie als Krankenhaus, den Krankenhausnamen noch einmal richtig einzugeben.

Nun wird Ihnen angeboten, sich mit Ihren Facebook-Freunden zu verbinden, hier klicken Sie bitte auf „Überspringen", das gleiche klicken Sie bitte bei der Frage nach dem Finden nach Handykontakten. Nun erhalten Sie Vorschläge, wem Sie „Folgen" können. Klicken Sie nun oben rechts auf „Fertig".

Sie können nun sämtliche weiteren Einstellungen am Smartphone vornehmen, wir empfehlen Ihnen aber, sich am Computer auf instagram.com anzumelden und dort fortzufahren. Instagram sendet

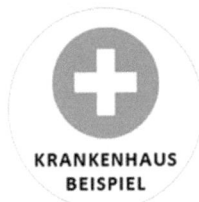

krankenhaus_beispiel [PROFIL BEARBEITEN]

Krankenhaus Beispiel

0 Beiträge   1 Abonnenten   0 abonniert

◘ **Abb. 8.1** Instagram – Profil bearbeiten

Ihnen eine E-Mail mit einem Bestätigungslink, den klicken Sie bitte an und melden sich am Computer auf der Instagram-Seite mit den Zugangsdaten an.

8.1.3 Einstellen der Profil-Informationen

Foto einfügen: Klicken Sie bitte oben in den Kreis (Foto), es öffnet sich Ihre Festplatte, wählen Sie ein Foto aus mit Doppelklick. Hier wählen Sie entweder das Logo (unterstützt die Markenbildung und erleichtert die klare Zuordnung), oder eine Außenansicht (Instagram arbeitet mit Fotos, also wäre ein Foto auch sinnvoll). Wir empfehlen das Logo (◘ Abb. 8.1).

Krankenhausbeschreibung: Klicken Sie oben rechts auf den eigenen Nutzernamen und dann neben dem Nutzernamen auf „Profil Bearbeiten".

Im Feld Webseite den Link zum Impressum eintragen (siehe „Impressum einfügen" im Buch), und im Feld Biografie zum Anfang einen kurzen Satz zu Ihrem Krankenhaus (max. 150 Zeichen) und bitte auch hier die Buchbeschreibung unter „Impressum einfügen" beachten.

Die weiteren Optionen benötigen Sie nicht, wie beispielsweise Geschlecht.

8.1.4 Impressum einfügen

Das Einfügen eines Impressums ist bei Instagram schwierig; es gibt mehrere Möglichkeiten, aber nur eine ist hier empfehlenswert.

Loggen Sie sich bei Instagram ein und klicken Sie auf den Button „Profil Bearbeiten", dann bitte in das Fenster „Biografie" schreiben: „Willkommen auf dem offiziellen Instagram-Account vom Krankenhaus Beispiel! Impressum". In das Feld Webseite

Profil bearbeiten

Name	Krankenhaus Beispiel
E-Mail-Adresse	online@krankenhaus-beispiel.de
Nutzername	krankenhaus_beispiel
Telefonnummer	
Geschlecht	--------
Biografie	„Willkommen auf dem offiziellen Instagram-Account vom Krankenhaus Beispiel! Impressum:
Webseite	www.krankenhaus-beispiel.de/impressum
Ähnliche Kontovorschläge	☑ Schließe dein Konto ein, wenn Personen ähnliche Konten zum Folgen empfohlen werden. [?]

◘ **Abb. 8.2** Instagram – Impressum einfügen

setzen Sie den Link zu Ihrem Impressum Ihrer Internetseite (◘ Abb. 8.2).

8.1.5 Pflege

Die Pflege bei Instagram ist schnell erklärt: Veröffentlichen Sie Fotos!

Fotos über Instagram veröffentlichen

Ein Foto können Sie bei Instagram nur über Ihr Smartphone veröffentlichen. Öffnen Sie die App und tippen Sie in der Symbolleiste unten auf das Symbol in der Mitte, das blau hinterlegt ist; dies ist ein Quadrat mit einem Kreis darin. Sie müssen bestätigen, dass Instagram auf Ihre Fotos zugreifen darf, dann wählen Sie das Foto aus (antippen) (◘ Abb. 8.3).

Abb. 8.3 Instagram – Foto veröffentlichen

■■ **Checkliste: Fotos erstellen/bearbeiten**
– Ganz links das erste Symbol (zwei Pfeile) dient zum Vergrößern/Verkleinern.
– Das „Unendlich- Zeichen" ermöglicht das Erstellen von kurzen Videos.
– Das „Viereck-Symbol" daneben: Mehrere Bilder zu einem zusammenfügen (Collage) und als ein Bild hochladen.

■ **Speed**
Auf „Weiter" klicken. (4 Sekunden)

■ **Perfekt**
Videos und Collagen fallen natürlich mehr auf, kosten aber auch Zeit (4 Minuten), dann auf „Weiter" klicken.
Jetzt können Sie mit Filtern arbeiten (◘ Abb. 8.4).

■■ **Checkliste: Filter**
– Der Kreis mit den drei Strichen darin zeigt Ihnen die Filterauswahl, die sich dann darunter öffnet.
– Mit dem „Sonnensymbol" können Sie die Helligkeit variieren und mit einem Tipp auf den Haken bestätigen.
– Mit dem Schraubenschlüssel können Sie weitere Einstellungen vornehmen, wie z. B. den Kontrast verändern.

■ **Speed**
Direkt auf „Weiter" klicken. (0 Sekunden)

■ **Perfekt**
Man kann Stunden damit verbringen, ein Foto zu bearbeiten, übertreiben Sie es nicht, und klicken Sie dann auf „Weiter". (10 Minuten)
Sie können jetzt wählen, mit wem Sie das Bild teilen wollen, wer es also sehen soll. Wir empfehlen hier keine Einschränkung.
Neben dem Bild können Sie nun eine Bildunterschrift schreiben.

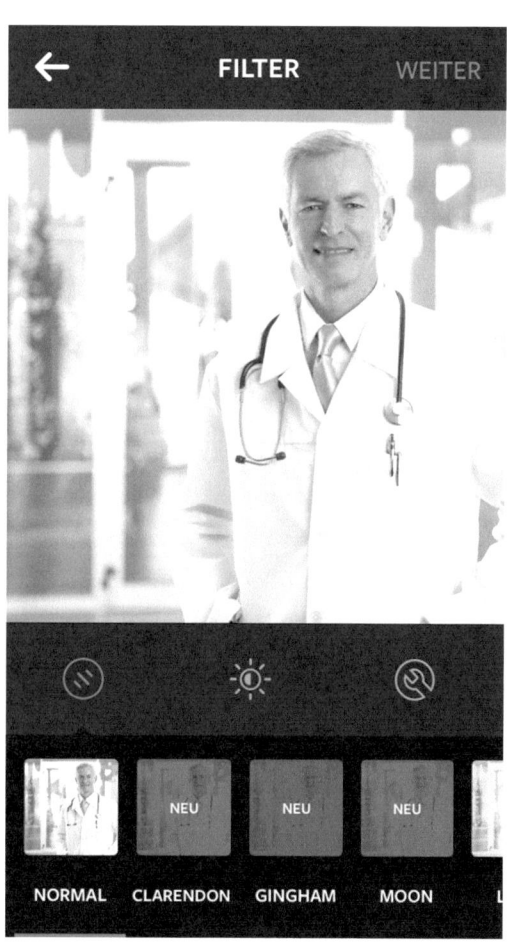

Abb. 8.4 Instagram – Mit Filtern arbeiten

■ **Speed**
Kurzer Text, fertig. (15 Sekunden)

■ **Perfekt**
Verwenden Sie zusätzlich einen Hashtag (◘ Abb. 8.6)! Wenn Sie das Symbol # und die ersten Buchstaben eingeben, sehen Sie bereits Vorschläge für mögliche Hashtags. Antippen und oben rechts auf das blaue „OK" tippen. (1 Minute)

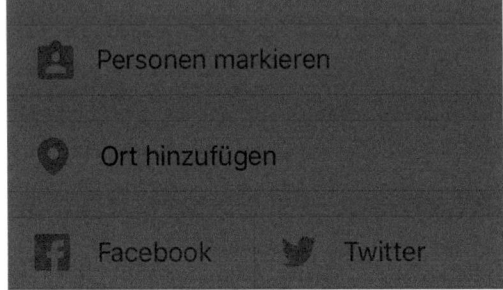

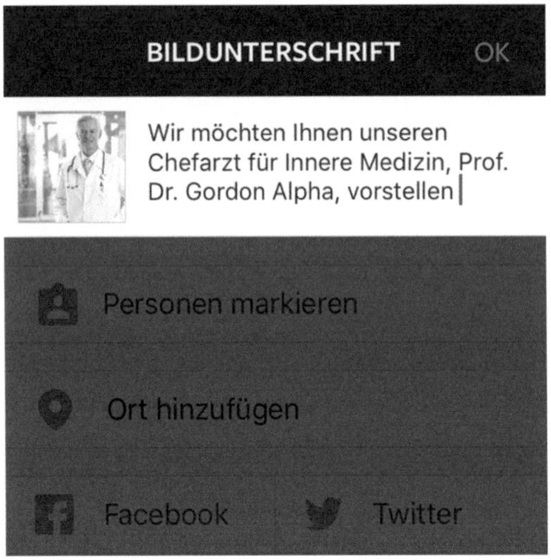

Abb. 8.5 Instagram – Bildunterschrift einfügen

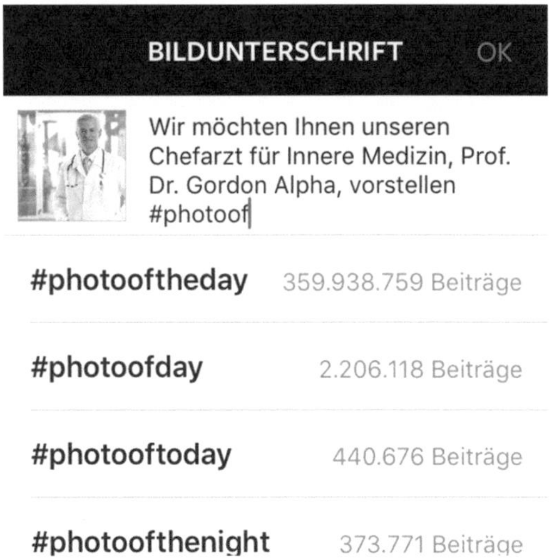

Abb. 8.6 Instagram – Hashtags in Bildunterschriften

Nun können Sie noch einen Ort hinzufügen, an dem das Bild aufgenommen wurde, in unserem Fall in Berlin (dafür müssen Sie Instagram allerdings erlauben, dass es auf Ihren Standort zugreifen darf).

cross-mediale Arbeiten mit gleichen Veröffentlichungen macht Sie uninteressant.

- **Speed**

Überspringen. (0 Sekunden)

- **Perfekt**

Standort erlauben. (5 Sekunden)

Nun bitte noch die gezeigten Personen markieren, die darauf zu sehen sind.

- **Speed**

Überspringen. (0 Sekunden)

- **Perfekt**

Wenn Sie Personen vorstellen, sollten Sie selbstverständlich auch diese Person dort markieren. (1 Minute)

Hier können Sie das Foto auch gleichzeitig in Ihren anderen sozialen Netzwerken wie Facebook, Twitter, Tumblr und Flickr teilen.

Tipp des PR-Beraters

Das empfehlen wir nicht, denn jeder Social-Media-Kanal hat seine Zielgruppe und Erwartungen bei der Zielgruppe. Das

Jetzt auf „Teilen" klicken, dann ist das Bild veröffentlicht. Es erscheint die Nachricht „Wird gepostet" und nach ein paar Sekunden sehen Sie das Bild (Abb. 8.7).

Was tun, wenn das Foto korrigiert oder gelöscht werden muss?

Rechtschreibfehler, falsche Informationen oder falsches Bild? Kein Problem! Tippen Sie oben rechts neben Ihrem Nutzernamen auf die drei kleinen grauen Punkte. Nun können Sie wählen zwischen „Löschen", „Bearbeiten" oder „Teilen".

Liken

Sie können nun andere Beiträge liken, und andere können Ihre Beiträge liken. Das geschieht mit einem Klick auf das Herz-Symbol.

Kommentieren

Wer einen Beitrag, also ein Foto, kommentieren möchte, klickt dazu auf die Sprechblase.

8.1 · Instagram

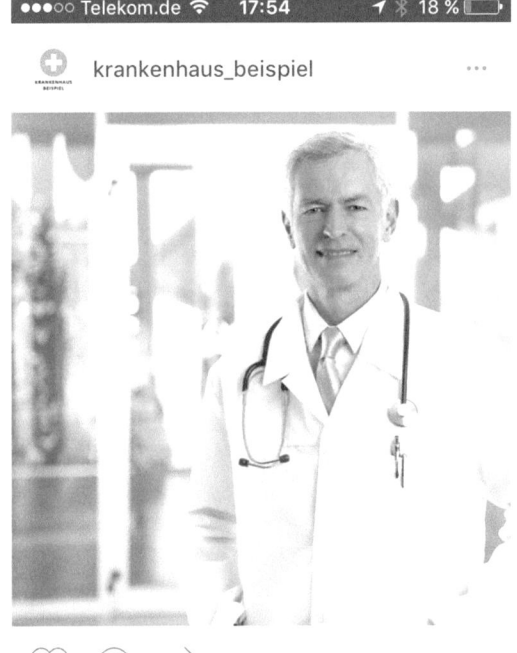

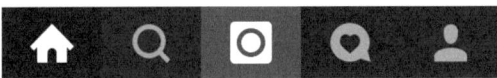

Abb. 8.7 Instagram – Bild veröffentlichen

Folgen

Wer regelmäßig die Fotos, also Beiträge, eines Profils empfangen möchte, kann dies erreichen mit einem Klick auf „Folgen".

Klicken Sie das interessante Profil an und drücken Sie auf „Folgen". Fertig.

Zur Übersicht:
- Abonnenten: Leute, die Ihrem Profil folgen
- Abonniert: Profilen, denen Sie folgen

Hashtag

Damit möglichst viele Personen das Foto, finden, sehen und liken, fügen Sie ein oder mehrere # Hashtags hinzu, ähnlich wie bei Twitter, nach denen gesucht werden kann.

Was tun bei negativen Beiträgen?

Es kann sein, dass jemand auf jedes Ihrer Beiträge reagiert, aber mit negativen Kommentaren. Hier haben Sie zwei Möglichkeiten:

1. Blockieren Sie diesen Nutzer einfach komplett, dann hat er keine Chance mehr, unter diesem Profilnamen weiter Ihre Bilder zu liken oder zu kommentieren. Klicken Sie auf dessen Profil oben auf die drei kleinen Punkte neben dem „Folgen"- Button und wählen Sie dann „Person blockieren". Fertig.
2. Sie stört wohlmöglich nicht der Nutzer, aber durchaus der Kommentar? Dann löschen Sie den Kommentar! Öffnen Sie das entsprechende Bild, unter dem der Kommentar steht, rechts neben dem Bild erscheinen sämtliche Kommentare, fahren Sie mit der Maus über den betreffenden Kommentar, und es erscheint oben ein kleines „x": Klicken Sie genau darauf und der Kommentar wir sofort gelöscht.

Tipp des PR-Beraters

Dass Sie den Kommentar gelöscht haben, sieht auch die betreffende Person, und das wird bei dieser sicherlich nicht gut ankommen. Wir empfehlen, den Kommentar solange stehen zu lassen, bis er entweder in der Masse verschwindet, oder etwa drei Wochen Zeit verstreichen lassen. Sollten tatsächlich Personen beschimpft werden oder es wird eine vulgäre Sprache verwendet, müssen Sie schon schnell aktiv werden.

Der Anwalt rät

Beleidigungen und andere erkennbar rechtswidrige Äußerungen sollten grundsätzlich sofort ab Kenntnis gelöscht werden. Obwohl eine Pflicht des Anbieters zur ständigen Kontrolle von Nutzerkommentaren in aller Regel nicht besteht, muss zumindest nach einem entsprechenden Hinweis eines Dritten zur Vermeidung einer Eigenhaftung unverzüglich eine Reaktion erfolgen.

> **Tipp des PR-Beraters**
>
> Das Beste ist, Sie erfahren sofort, wenn jemand etwas zu Ihrem Bild kommentiert. Aktivieren Sie in Ihrem Smartphone „PUSH-Nachrichten" für diese App, und Sie sind stets sofort über jede Interaktion informiert.

8.1.6 Follower bekommen

Follower sind die Instagram-Nutzer, die Ihre Beiträge quasi abonniert haben; es sind Personen, die sich für das interessieren, was Sie über Instagram mitzuteilen haben. Natürlich ist das Interesse hoch, möglichst viele Follower zu haben, denn je mehr Follower, desto mehr Personen erhalten Ihre Bilder und Beiträge.

■■ **Checkliste: Followerzahl steigern**
- Regelmäßig Bilder hochladen, mindestens 2-mal in der Woche
- Hashtags verwenden, mindestens fünf je Beitrag
- Verwenden Sie Hashtags, die oft gesucht werden (zum Beispiel: #photooftheday, #nofilter, #follow)
- Instatag ist eine weitere, zusätzliche App, die Sie auf Ihr Handy laden können. Sie hilft Ihnen, Hashtags passend zum Bild oder zum Ort zu finden.
- Gelegentlich englische Hashtags benutzen, denn wie bei Youtube suchen viele schon gezielt mit englischen Begriffen, um weltweite Ergebnisse zu finden.
- Seien Sie auch aktiv, also auch als Krankenhaus Likes und Kommentare geben

> **Tipp des PR-Beraters**
>
> Auch hier ist es möglich, das Kaufen von Followern. Tun Sie es nicht, denn für Ihre strategischen Ziele haben sie keinen nutzen, und wenn das publik würde, wäre die Glaubwürdigkeit Ihrer Beiträge sofort ruiniert.

8.1.7 Themen für Krankenhäuser

Es kommt auf die Bilder an, weniger auf den Text, also müssen die Bilder das transportieren, was einerseits gut für das Krankenhausimage ist, und was anderseits auf Interesse bei den potenziellen Patienten stößt.

■■ **Checkliste der Themen**
- Stellen Sie Mitarbeiter vor, also den Chefarzt oder die Pressesprecherin, sowie die neuen Mitarbeiter, ganz gleich, in welcher Positionen sie tätig sind.
- Sie haben einen grandiosen Ausblick vom Dach des Krankenhauses, dann wirkt zum Beispiel ein Sonnenaufgang oder Untergang besonders schön.
- Ein neuer Trakt im Gebäude ist fertig, die neuen Betten sind geliefert und aufgestellt, die Zimmer sind neu eingerichtet, dann machen Sie ein Foto!
- Die Mitarbeiter erhalten neue Kittel, die ein schönes Krankenhaus-Logo tragen? Dann zeigen Sie, wie schön die aussehen.

8.2 Flickr

Die Bezeichnung kommt vom Englischen „to flick through something" („etwas durchblättern") bzw. von „to flicker" („flimmern"). Flickr ist ein kommerzielles Web-Dienstleistungsportal mit Community-Elementen, das es Benutzern erlaubt, digitale und digitalisierte Bilder sowie kurze Videos von maximal drei Minuten Dauer mit Kommentaren und Notizen auf die Website zu laden und so anderen Nutzern zugänglich zu machen (zu „teilen"). Neben dem herkömmlichen Hochladen über die Website können die Bilder auch per E-Mail oder vom Mobiltelefon aus übertragen und später von anderen Webauftritten aus verlinkt werden. Flickr bietet Ihnen die Möglichkeit, Fotos in Kategorien (auch Tags genannt) zu sortieren, nach Stichworten zu suchen, sogenannte Fotostreams (User-Profile in Form kleiner „Fotoblogs") anderer Benutzer anzuschauen und Bilder mit Bildausschnitten zu kommentieren. Pro Minute werden bei Flickr ca. 5.000 Fotos hochgeladen.

Flickr bietet mehr Funktionen als Instagram an, Sie können somit auch hier Fotos hochladen und eine Galerie daraus erstellen, Fotos teilen, kommentieren und liken. Flickr wird von vielen professionellen Fotografen genutzt, ist aber dennoch als Zielgruppe auf private Nutzer ausgelegt, und liegt in den Nutzerzahlen klar hinter Instagram. Weltweit nutzen über 9 Mio. Nutzer Flickr, und 25- bis 34-Jährige sind am stärksten vertreten (Quelle: http://www.rabbit-emarketing.de/2013/05/14/flickr-vs-pinterest-welche-foto-community-ist-f%C3%BCr-ihr-unternehmen-richtig/).

Tipp des PR-Beraters

Der Aufwand muss sich rentieren, und im Vergleich der Reichweite und der „Konkurrenten" (nämlich viele Profifotografen) ist dies weniger geeignet für ein Krankenhaus.

8.3 Pinterest

Pinterest ist ein soziales Netzwerk, das 2015 mit einem Wert von 11 Mrd. US-Dollars bewertet wurde, und in dem Nutzer Bilder-Kollektionen mit Beschreibung an virtuelle Pinnwände heften können. Sie haben richtig gelesen: Bei Pinterest haben Sie keinen Account und keine Seite, sondern eine Pinnwand. Andere Nutzer können diese Bilder teilen, also an Ihre Pinnwand hängen (repinnen), ihren Gefallen daran ausdrücken oder kommentieren.

Der Name „Pinterest" setzt sich zusammen aus den englischen Wörtern „to pin" („anheften") und „interest" („Interesse"). Gemeint ist damit, dass man durch das öffentliche „Anheften" an der digitalen Pinnwand seine eigenen Interessen herausstellen kann. Die Idee hinter Pinterest ist der gemeinsame Austausch über verschiedene Hobbys, Interessen und Tipps mithilfe virtueller Pinnwände, also nach dem Motto: „Schau, welche Bilder ich gut finde, und dann weißt Du mehr über mich oder mein Krankenhaus." Die Inhalte von Pinterest können übrigens direkt und automatisch auf Ihrem Twitter-Account dargestellt werden. Durch die gezeigte Bildwelt können Sie Ihren Patienten einen großen Einblick in das Krankenhaus bieten. Der Aufwand besteht darin, Fotos an die eigene Wand zu pinnen und die ankommenden Kommentare zu moderieren. Bei Pinterest geht es in erster Linie um ein visuelles Selbstporträt.

Pinterest zählt nach eigenen Angaben in Deutschland über 2 Mio. Nutzer (Quelle: http://www.qs2m.de/blog/pinterest-vs-instagram-wo-ist-eigentlich-der-unterschied-aus-sicht-der-user-und-aus-sicht-der-marke/) und bietet über 30 Mrd. Fotos und Videos an. Interessant ist neben der Reichweite eines Social-Media-Kanals für ein Krankenhaus besonders die Altersstruktur der Nutzer: 2015 waren 57% der Pintererst-Nutzer zwischen 25 und 34 Jahre alt (Quelle: http://www.rabbit-emarketing.de/2013/05/14/flickr-vs-pinterest-welche-foto-community-ist-f%C3%BCr-ihr-unternehmen-richtig/).

Tipp des PR-Beraters

Über 100 Mio. Nutzer monatlich, und das weltweit, ist beeindruckend viel, allerdings gibt es vergleichbare Kanäle, die mehr Nutzer in Deutschland haben. Die Zahl der Nutzer steigt noch immer, übrigens vor allem die der Frauen. Der Blick auf die beliebten Themen zeigt aber, dass Medizinthemen hier nicht gut platziert sind: Essen und Trinken, Reisen, Mode.

8.4 Tumblr

Der Name ist erst einmal irreführend, denn er stammt aus dem englischen „to tumble", was so viel bedeutet wie „etwas durcheinander bringen". Tumblr wurde 2013 von Yahoo für etwa eine Mrd. Dollar gekauft. Yahoo erwägt aber derzeit, es an Facebook zu verkaufen. Ähnlich wie bei Facebook erhält jeder Teilnehmer eine eigene Domain („nutzername.tumblr.com"), und in einer Timeline lassen sich Beiträge von Freunden oder Fremden anzeigen. Es sind also wie bei Facebook Texte, Bilder, Videos oder Links zu sehen bzw. zu zeigen – allerdings ohne Kommentarfunktion. Besonders beliebt bei Tumblr sind die „GIFs" (Graphics Interchange Format), bei denen Bilder wie ein kurzes Video animiert werden; die lassen sich mit einer kostenlosen Bildbearbeitungssoftware auch leicht erstellen.

> **Tipp des PR-Beraters**
>
> Tumblr wächst, vor allem die GIFs erfreuen sich immer größerer Beliebtheit in Deutschland. 2014 waren 42% der Nutzer bis 24 Jahre alt, allerdings erhöht sich zunehmend das Alter der Nutzer. Erstaunlich ist, dass Tumblr besonders bei kinderlosen, jungen Menschen beliebt ist (Quelle: http://schrift-architekt.de/tumblr-mikrobloggingdienst-deutschland-spitze-zahlen-statistik/). Zunehmend werden GIFs in Bereich der erotischen Darstellung genutzt und sind hier auch sehr beliebt, weswegen eine Nutzung für ein Krankenhaus eher ungeeignet ist.

Literatur

Statista (2014) Top 10 Soziale Netzwerke nach der Anzahl der Besucher im September 2013 (in Millionen). http://de.statista.com/statistik/daten/studie/170467/umfrage/besucherzahlen-sozialer-netzwerke-in-deutschland). Zugegriffen: 01. Mai 2016

Xing

9.1 Anmeldung eines Profils – 180
9.1.1 Foto – 183
9.1.2 Profildetails – 183
9.1.3 Xing-Pflege – 185
9.1.4 Newsmeldungen – 187
9.1.5 Gruppen – 187

9.2 Anmeldung des Krankenhauses – 187
9.2.1 Logo – 189
9.2.2 Über uns – 189
9.2.3 Neuigkeiten – 189
9.2.4 Mitarbeiter – 189
9.2.5 Jobs – 190

9.3 Employer-Branding-Profil – 190
9.3.1 Was ist kununu? – 190
9.3.2 Erweiterte Funktionen beim Employer-Branding-Profil – 190

© Springer-Verlag Berlin Heidelberg 2017
M. Däumler, M.M. Hotze, *Social Media für das erfolgreiche Krankenhaus*,
Erfolgskonzepte Praxis- & Krankenhaus-Management, DOI 10.1007/978-3-642-45055-6_9

Xing klingt zwar etwas „chinesisch", und tatsächlich existiert dieses Wort auch im Chinesischen („es funktioniert"), aber der Begriff stammt aus dem Angelsächsischen, und ist die Abkürzung für „Crossing" (Cross = X), was für die Zusammenführung von Kontakten steht. Laut wissenschaftlicher Meinung können Sie als Person mit jeder gewünschten Person auf der Erde über sechs Personenkontakte dazwischen direkt in Kontakt treten. Sie möchten einen Arzt für Mund-Kiefer-Gesichtschirurgie in der östlichen Tiefebene der Tundra in einem kleinen Dorf persönlich ansprechen? Unmöglich! Aber Sie kennen bestimmt jemanden, der wiederum jemanden kennt, der beruflich mit Personen aus dieser Gegend zu tun hat, und von denen kennt jemand einen, der kennt Leute aus der Tundra, und einer von denen kennt jemanden aus dem Dorf, und der kennt diesen Arzt. Es ist also möglich! Das Problem ist: Wie soll wer wissen, wen wer ansprechen kann? Xing wüsste das (theoretisch). Sie geben dort einen Namen ein von einer Person, die Sie suchen und kontaktieren wollen, und Xing sucht die Personen, die genau diese Kette zu dieser Zielperson ergeben. Die meisten Personen nutzen Xing allerdings lediglich wie eine persönliche, sich selbst aktualisierende Adressdatenbank, in der die Personen, mit denen man in Kontakt steht, aufgelistet sind, inkl. einiger persönlicher Informationen und Details, die eine konkrete Ansprache erleichtern, wie der Lebenslauf und berufliche oder private Interessen. Xing ist also primär anzusehen als eine digitale Visitenkartensammlung.

Xing bietet eine kostenlose Basismitgliedschaft sowie eine kostenpflichtige Premiummitgliedschaft an. Der Vorteil der Premiummitgliedschaft liegt vor allem in drei Punkten:
- Sie können ohne Einschränkungen jedes Xing-Mitglied über Xing anschreiben.
- Sie haben mehr Möglichkeiten, sich bei Xing darzustellen.
- Mit einem erweiterten Filtern finden Sie gezielter Personen, die Sie suchen.

Nun muss unterschieden werden zwischen einer Darstellung der Person, zum Beispiel als Geschäftsführer oder als Chefarzt, und der Darstellung eines Unternehmens, also einem Krankenhaus. Die grundsätzlichen, relevanten Möglichkeiten der Xing-Nutzung:

1. Der Geschäftsführer des Krankenhauses pflegt seinen eigenen, persönlichen Xing-Auftritt (Profil), und pflegt (intensiviert) darüber seine Kontakte zu den für ihn relevanten Personen, zum Beispiel zu Geschäftsführern anderer Krankenhäuser oder MVZ.
2. Das Krankenhaus pflegt einen Unternehmensauftritt bei Xing, welcher entweder vom Geschäftsführer, der Personalabteilung oder der PR-Leitung gepflegt wird. Hier stehen die Mitarbeitergewinnung im Vordergrund sowie die professionelle Krankenhausdarstellung auch mit Blick auf Geschäftspartner.
3. Die Chefärzte pflegen über deren eigenes, persönliches Xing-Profil den Kontakt zu Zuweisern.

In der Krankenhauswelt nimmt Xing für das Personalrecruiting einen relevanten Stellenwert ein, denn die Personalwelt arbeitet sehr intensiv mit Xing und spricht über Xing konkret Fachpersonal an, da dort auch Lebensläufe sehr anschaulich dargestellt sind. Etwa 10 Mio. Berufstätige sind laut eigenen Angaben dort registriert.

Xing kann also passiv und aktiv genutzt werden in der Personalsuche:

- **Aktiv**

Die Personalabteilung sucht gezielt über Xing potenzielle Mitarbeiter und spricht diese auch über Xing an.

- **Passiv**

Das Krankenhaus stellt sich als attraktiver Arbeitgeber dar und vermittelt den Jobsuchenden einen interessanten und positiven Eindruck des Krankenhauses.

Um es vorwegzunehmen: Patienten werden und sollen nicht über Xing mit dem Krankenhaus oder dem Chefarzt kommunizieren.

9.1 Anmeldung eines Profils

Ziel ist es, dass das Krankenhaus bei Xing professionell mit einem Unternehmensprofil erscheint. Ein Unternehmensprofil kann allerdings nur von einer Person erstellt werden, die bereits bei Xing mit einem Profil registriert ist. Somit benötigen wir zuerst ein

Profil bei Xing. Diese Person ist erstmal die einzige Person, die dieses Unternehmensprofil pflegen kann, allerdings kann genau diese Person auch weitere oder andere Personen hinzufügen.

Wir gehen bei dieser Anmeldung davon aus, dass der Geschäftsführer vom Krankenhaus Beispiel, Herr Bastian Beispiel, noch keinen eigenen Account bei Xing besitzt und diesen nun erstellen muss.

Das gleiche Anmeldevorgehen gilt für Chefärzte, die sich bei Xing registrieren wollen.

Tipp des PR-Beraters

Für die Chefärzte gilt: Ein Brief, eine Einladung und ein Besuch bei einer Praxis, die als Zuweiser in Frage kommt, sind sicherlich sehr persönliche und gute Wege, aber auch zeitaufwändig, und eventuell wird es als aufdringlich angesehen. Erstellen Sie einfach Ihr persönliches Profil, suchen Sie dann gezielt bei Xing nach Ärzten, die für Sie relevant sind. Denen senden Sie eine Kontaktanfrage. Der Vorteil liegt darin, dass Sie sich professionell vorstellen und somit dezent auf sich aufmerksam machen. Gleichzeitig verdeutlichen Sie mit Ihrem Xing-Profil leicht Ihre fachliche Kompetenz, inkl. der Möglichkeit, dass diese Personen Ihnen antworten oder die Krankenhaus-Internetseite besuchen können.

Schon mit einer Basisanmeldung sind Sie bei einer Googlesuche gut auffindbar und erhöhen somit Ihre Suchmaschinenergebnisse, wenn nach Ihnen gesucht wird (MEMO!).

Rufen Sie die Internetseite www.xing.de auf und geben Sie unter „Registrieren" folgende Daten an:
- Vorname
- Nachname
- E-Mail
- Passwort

Der Anwalt rät

Mit der Registrierung müssen Sie die Datenschutzbestimmungen und die Allgemeinen Geschäftsbedingungen von Xing akzeptieren. Dies ist Voraussetzung für die Nutzung des Dienstes. Die Nutzungsbedingungen, die Sie über den angegebenen Link einsehen können, stellen Ihre Geschäftsgrundlage für alle Aktivitäten auf Xing dar und sollten daher von Ihnen durchgelesen werden. Denn nur wer die Spielregeln der Plattform kennt, kann für sich entscheiden, ob er damit einverstanden ist oder die Plattform meidet. Hier wird u. a. geregelt, welche Pflichten Sie bei Ihren Aktivitäten auf Xing haben und welche Grenzen für Sie gelten. Das Positive an Xing: Im Vergleich zu den meisten anderen (ausländischen) Anbietern richtet sich das Rechtsverhältnis ausschließlich nach deutschem Recht, Sie bewegen sich also in bekannten Gefilden.

Auf der Xing-Seite erscheint nun die Aufforderung zur Bestätigung der Registrierung über einen Link, der an die von Ihnen angegebene Mail-Adresse versendet worden ist. Klicken Sie auf den Button, woraufhin Sie zu dem angegebenen Postfachanbieter weitergeleitet werden. Hier geben Sie nun die Anmeldedaten an, und wahrscheinlich haben Sie nun schon eine Mail von Xing im Posteingang mit dem Betreff „Bitte bestätigen Sie Ihre Registrierung". Nach einem „Klick" auf den angegebenen Link in der Bestätigungsmail wird der Xing-Account freigeschaltet.

Jetzt haben Sie die Möglichkeit, auf der Xing-Seite vor der Personalisierung Ihres Accounts einige persönliche Ziele und persönliche Informationen einzugeben – Xing bietet hierzu verschiedene Möglichkeiten an. Suchen Sie aus, was Ihren Zielen entspricht, beschreiben Sie Ihren Status zutreffend und drücken Sie zum Abschluss den grünen Button unterhalb Ihrer Eingaben. Anhand der Fragen merken Sie, dass Xing stark danach ausgerichtet ist, als Jobportal zu agieren. Sie haben die Angaben eingegeben und bestätigt? Willkommen, Sie sind nun bei Xing (Basis-Mitgliedschaft).

Im Anschluss werden Sie gefragt, ob Sie Basis-Mitglied bleiben oder das kostenpflichtige Premium-Angebot wahrnehmen wollen. Sie müssen sich nicht gleich entscheiden – das Premium-Angebot wird

Ihnen Xing immer wieder anbieten, Sie können also jederzeit neu entscheiden.

Sie haben den Button „Basis-Mitglied bleiben" gedrückt und bekommen sofort erste mögliche Kontakte vorgeschlagen. Bei Bastian Beispiel sind es beispielsweise Xing-Mitglieder, die ebenfalls in Berlin beruflich tätig sind.

- **Speed**

Gehen Sie auf „Weiter zu Schritt 2". (0 Sekunden)

- **Perfekt**

Hier können Sie nun beliebig viele Kontakte hinzufügen (dafür auf den Button „Hinzufügen" im jeweiligen Profil klicken, dann erhält die betreffende Person eine Kontaktanfrage). (10 Minuten)

Es ist wie mit den Fans bei Facebook und den Followern bei Twitter oder den Klicks bei Youtube: „Alle" schauen erst einmal auf die Zahl Ihrer Kontakte und bilden sich sofort einen ersten Eindruck. Zwar wissen Profis, dass zum Beispiel bei Facebook die Zahl der Fans nicht wirklich etwas aussagt, aber in der Tat spiegelt sich bei Xing an der Zahl der Kontakte auch der Grad der „Aktivität" wieder. Deshalb, so egoistisch es klingt und auch ist, fügen Sie zunächst viele Kontakte hinzu, auch wenn Sie diese Kontakte gar nicht kennen. Später können Sie die wieder löschen. Und manchmal ergeben sich exakt daraus wichtige berufliche oder private Kontakte, die man vorher nicht ahnte!

Nun können Sie zu dem Punkt „Kollegen" gelangen. Hier können Sie (auch ehemalige) Kollegen, die auch ein Xing-Profil besitzen, suchen.

> **Tipp des PR-Beraters**
>
> Sie können als Geschäftsführer die Mitarbeiter in den gehobenen Positionen Ihres Krankenhauses als Kontakt einladen, allerdings sollten das Ihre Prokuristen oder Chefärzte sein, um nicht den Eindruck zu erwecken, Sie möchten mehr über Ihre vielen Mitarbeiter erfahren, denn es fällt einem „kleineren Mitarbeiter" schon aus beruflichen Argumenten und Ängsten schwer, eine „Xing-Einladung" des Geschäftsführers nicht anzunehmen. Sind Sie Chefarzt, können Sie durchaus auch die Prokuristen des Hauses sowie den Geschäftsführer und Ihre Oberärzte einladen, aber da sollte es auch enden. Die Krankenschwester (als Chefarzt) und die Sekretärin (als Geschäftsführer) sollten Sie nicht einladen.

- **Speed**

Überspringen! (0 Sekunden)

- **Perfekt**

Geben Sie die „Art" und den „Ort" des letzten Arbeitgebers an, drücken Sie dann den Button „Kollegen finden", und diesen senden Sie eine Kontaktanfrage. (10 Minuten)

Versuchen Sie einen Trick! Geben Sie bei „Art" doch mal Ihre Spezialisierung ein, als Chefarzt zum Beispiel „Onkologie" oder „Schmerztherapie", und als Geschäftsführer „Krankenhauswesen"; auch dann erscheinen „gute" Treffer, die Sie direkt anklicken können.

Wenn beide Angaben getätigt wurden, erscheint eine Auswahl von Xing-Mitgliedern, die ehemalige Kollegen sein könnten (diese haben entweder den gleichen Ort oder die gleiche Art des Arbeitgebers angegeben).

- **Speed**

Überspringen! (0 Sekunden)

- **Perfekt**

Hier können Sie wieder gezielt Kontakte auswählen und dem eigenen Profil hinzufügen. Dafür muss der Button „Hinzufügen" im jeweiligen Profil gedrückt werden. (10 Minuten)

Viele Xing-Nutzer schauen gar nicht genau hin, wer ihnen eigentlich eine Kontaktanfrage sendet, sondern bestätigen einfach. Deshalb seien Sie sicher, dass viele Anfragen sofort bestätigt werden. Das hat zwar eigentlich keinen Wert, erhöht aber zu Beginn Ihre Zahl an Kontakten, und Personen mit vielen Kontakten sind natürlich interessanter als Personen ohne.

Im Anschluss sehen Sie die Möglichkeit, nach ehemaligen Kommilitonen oder sonstigen ehemaligen Kollegen („Alumni") zu suchen.

- **Speed**

Überspringen! (0 Sekunden)

- **Perfekt**

Auswählen! Xing schlägt einem User nun noch einmal eine Reihe an Kontakten vor, die den gleichen aktuellen Arbeitsort, die gleiche Art des Arbeitgebers, die gleiche Hochschule oder das gleiche Fachgebiet in ihrem Xing-Profil angegeben haben. Es ist oben zu lesen: „Diese Xing-Mitglieder könnten Sie interessieren". Hier besteht jetzt wieder die Möglichkeit einen Kontakt direkt auszuwählen (auf grünen Button „Hinzufügen" drücken). Oder Sie überspringen diese Seite und drücken den Button „Weiter zum Profil". (10 Minuten)

- **Speed**

„Weiter zum Profil" klicken. (0 Sekunden)

- **Perfekt**

Wählen Sie möglichst viele Kontakte aus. (10 Minuten)

Nun erscheint das Xing-Profil mit den Daten, die bereits angegeben wurden (Vorname, Nachname, Stellenbeschreibung, Ort). Vervollständigen Sie nun Ihr Profil mit allen Angaben, die Sie von sich preisgeben wollen.

> **Tipp des PR-Beraters**
>
> Mit dieser Strategie werden Sie schnell viele Kontakte erhalten, was für den Aufbau und den Start genau richtig ist, denn: Wer viele Kontakte bei Xing hat, der scheint wichtig zu sein. So zumindest ist die häufige Meinung, aber Ihr langfristiges Ziel ist es natürlich, die für Sie wichtigen und richtigen Kontakte zu finden. Deshalb sollten Sie sich ab 50 Kontakten nur noch auf die tatsächlich relevanten Kontakte konzentrieren und sukzessive die „Füll-Kontakte" wieder aus Ihren Kontakten entfernen.

9.1.1 Foto

Fahren Sie mit Ihrer Maus in das schwarze Fotofeld und klicken Sie doppelt. Nun öffnet sich Ihre Festplatte. Wählen Sie ein Foto aus, Doppelklick auf das Foto, fertig.

- **Checkliste: Fotoeigenschaften**
- Die Größe sollte maximal 20 MB umfassen
- Porträt
- Kein Freizeitfoto, denn Xing ist Business
- Sie alleine sollten darauf zu sehen sein, denn Xing ist im wahrsten Sinne „persönlich".
- Es kann durchaus das gleiche Foto sein, das Sie zum Beispiel bei Facebook verwenden.

9.1.2 Profildetails

Klicken Sie hier, und es öffnet sich rechts ein Feld mit zahlreichen Feldern, die Sie ausfüllen können.

Was ist Ihr Ziel? Als Chefarzt wollen Sie sich vornehmlich kompetent den Kollegen und Zuweisern präsentieren (und vielleicht potenziellen neuen Arbeitgebern), und als Geschäftsführer wollen Sie sich für andere branchennahe Unternehmer als seriöser Geschäftsführer präsentieren (und vielleicht für Headhunter). Es geht also um die sympathische, kompetente und interessante Darstellung Ihrer Person, und genau danach richtet sich auch die nun folgende Beschreibung Ihres Profils. Die Begriffe, die Sie hier wählen, sind Suchbegriffe, also

- Begriffe, nach denen Personen Sie suchen, und
- Begriffe, nach denen Sie gefunden werden wollen.

Vergleichen Sie das mit der Googlesuche und Ihrer Website. Begriffe wie „Freundlichkeit" haben hier keinen Erfolg, denn danach sucht niemand bei Xing (bei Arztbewertungsportalen übrigens schon!).

- **Ich biete**

Dieser Punkt ist wichtig, denn hier schaut der Besucher schnell hinein, und es ist auch mit einem Blick gut darstellbar, warum Sie interessant sind. Als Geschäftsführer bieten Sie natürlich Ihre Fachkompetenz in dieser Branche an, aber als Chefarzt müssen Sie etwas beachten: Achten Sie hier auf die Regelungen aus der Berufsordnung und dem HWG. Zulässig sind an dieser Stelle alle Angaben, die zum Beispiel auf dem Praxisschild, auf Rezepten oder auf Briefbögen zulässigerweise geführt werden dürfen, also etwa eine Facharztbezeichnung, eine nach der Berufsordnung erworbene Qualifikation oder aber ein organisatorischer Hinweis auf die Tätigkeit als Belegarzt in einem bestimmten Krankenhaus.

Oberbegriffe sind genauso wichtig wie untergeordnete Begriffe. Tragen Sie tatsächlich die Daten/Wörter ein, unter denen Sie auch gerne bei Google gefunden werden würden. Strategisch gesehen sollten Sie hier auch Begriffe nennen, die Sie zum Beispiel als Chefarzt auszeichnen, also Behandlungen, die kaum jemand anbietet oder auf die Sie sich besonders konzentrieren. Bei einer MKG-Chirurgin könnte es „Lippen-Kiefer-Gaumenspaltenkorrektur" sein oder bei einem Anästhesisten „Interdisziplinäre Schmerztherapie". Und besonders wichtig: Geben Sie natürlich den Ort an, an dem Sie praktizieren.

> **Tipp des PR-Beraters für Chefärzte**
>
> Beginnen Sie mit den Eingriffen, die eher als „selten" oder als „besonders schwierig" gelten, und in denen Sie sich als Experte sehen (möchten). Dann erst nennen Sie Eingriffe, die Sie auch sonst gerne anbieten. Auf diese Weise können Sie sich schnell erkennbar als Spezialist für bestimmte Eingriffe darstellen, also zum Beispiel auch für die Behandlungen, die andere nicht durchführen.

Ich suche

Dies ist nun ein strategischer Punkt. Der Geschäftsführer nennt zum Beispiel den Austausch zu Kollegen dieser Branche. Chefärzten möchten hier intuitiv sicherlich gerne „Überweisungen" oder „Neue Patienten" schreiben, am besten noch „gute Selbstzahler", aber das können Sie hier natürlich nicht schreiben. Tragen Sie hier zum Beispiel ein: „Kontakt zu Kollegen auch anderer medizinischer Fachrichtungen zwecks Austauschs" oder einfach nur „Interessante Kollegen".

Berufserfahrung

Hier tragen Sie Ihre Ausbildung ein. Dass Sie vielleicht mal eine Schauspielausbildung gemacht haben, ist spannend, aber verwässert hier den Eindruck des Experten.

> **Tipp des PR-Beraters**
>
> Bitte nicht zu bescheiden, Herr Chefarzt! Sie haben, wenn auch nur am Rande, an medizinischen Studien teilgenommen, die „beeindruckend" spannende Titel tragen oder einfach sehr bekannt sind in der Branche? Und in den USA waren Sie zu einer Fortbildung? Am besten haben Sie bei einer anerkannten Koryphäe Ihrer Branche einen Fortbildungskurs belegt? Andere Ihrer Kollegen haben das sicher nicht, also nennen Sie es! Sie verfolgen nur ein Ziel, nämlich, sich kompetent und interessant darzustellen, und das klappt nicht, wenn Sie sich klein machen. Schauen Sie ruhig mal bei den anderen, wie die das machen.

Ausbildung

Hier schreiben Sie möglichst viel an Zusatzausbildungen hinein, denn wenn Sie jemand über Xing auswählt, ist er an den fundierten Qualifikationen interessiert, die andere eben nicht selbstverständlich vorweisen können.

Sprachen

Grundkenntnisse? Muttersprache? Egal was, schreiben Sie es hinein, denn Sprachen machen interessant und kompetent! Dieser Punkt bekommt eine enorme Brisanz in Ihrer Marketingstrategie, wenn Sie sich beispielsweise auf ein Klientel aus dem Orient spezialisiert haben oder auf Kunden aus Asien.

Qualifikationen

Sie schreiben diese Qualifikationen bei Xing quasi für zuweisende Ärzte, und ein halbstündiger Kurs „Pflaster richtig kleben" mag Patienten beruhigen, aber zieht bei Kollegen doch eher ein verächtliches Lächeln nach sich. Deshalb: Es müssen schon „wirkliche" Qualifikationen sein.

Auszeichnungen

Bitte eintragen, wenn es im Bereich Medizin welche gibt. Dieser Punkt gehört dann selbstverständlich auch auf Ihre Facebookseite und Ihre Internetseite sowie auf Ihre Arztbewertungsportalpräsenzen. Und wenn Sie der Geschäftsführer sind, dann dürfen Sie die Auszeichnungen des Krankenhauses auch als die Ihren nennen, wenn dies in Ihre Zeit fiel.

- **Organisationen**

Sie sind als Chefarzt in medizinischen Verbänden, Gesellschaften oder Organisationen Mitglied oder unterstützen diese? Hervorragend! Alles muss hier stehen, denn das bietet auch die Chance einer Gemeinsamkeit und erhöht die Sympathie und das Vertrauen. Als Geschäftsführer sind hier Businessclubs von Interesse.

- **Interessen**

Dieser Punkt ist teilweise geschäftlich und teilweise privat zu sehen. Forschen Sie oder verfolgen Sie ein ganz bestimmtes medizinisches Thema intensiv oder mit größerem Interesse? Dann sollte und kann das nicht nur oben bei „Ich suche" stehen, sondern auch hier!

Dennoch können Sie auch ein privates Interesse einstellen, aber mehr als zwei sollten es nicht sein, das passt dann doch besser zu Facebook.

- **Persönliches**

Diese Daten bitte ausfüllen.

Bitte unbedingt Ihren Geburtstag angeben. Denn Ihr Geburtstag erscheint dann als Hinweis bei Ihren Kontakten: Die anderen sehen bei sich (bei Xing), dass Sie Geburtstag haben und wieder rufen Sie sich in Erinnerung! Es ist ein Service von Xing, den Sie natürlich auch für sich nutzen können.

Portfolio

Stellen Sie sich vor, Sie führen ein Logistikunternehmen oder ein Unternehmen für Verpackungen oder eine Autowerkstatt für Oldtimer, dann ist es sehr hilfreich, sich hier illustrativ mit all seinen Diensten darzustellen. Für ein Krankenhaus oder eine Klinik gilt etwas anderes: Größe und Spezialisierungen machen hier den Unterschied – genau das muss hier stehen!

- **Speed**

Überspringen Sie diesen Punkt, denn eine Klinik sucht weder Patienten noch Ärzte tatsächlich über Xing, deswegen können Sie diesen Punkt auslassen. (0 Sekunden)

- **Perfekt**

Sie haben besondere Eigenschaften als Krankenhaus oder Klinik? Videos Ihrer Praxis oder digitale Praxisvorstellungen? Dann können Sie diese hier vorstellen! (10 Minuten)

Weitere Profile im Netz

Hier müssen Sie stehen, alle Ihre Präsenzen im Internet, allen voran Social Media, also Internetseite, Facebookauftritte (Krankenhaus und auch privat), Twitter, Youtube usw.

Dies ist Ihre Chance, „Eindruck" zu hinterlassen, denn wer hier zahlreich vertreten ist, der verdeutlicht modernes Denken und Handeln.

9.1.3 Xing-Pflege

Der einfachste Weg ist, wenn Sie stets per Mail bequem informiert werden, sobald es eine Sie betreffende Veränderung gibt, also zum Beispiel, wenn Ihnen jemand über Xing eine Nachricht gesendet oder einen Kontakt bestätigt oder zugesandt hat. Dazu klicken Sie bitte mit der Maus einmal oben rechts auf das Zahnrad und dann auf „Einstellungen" und dann auf „Benachrichtigungen". Im ersten Feld wählen Sie das HTML-Format aus, da es sich für Sie übersichtlicher darstellt. Im zweiten Feld klicken Sie sämtliche Benachrichtigungen an, aktivieren diese also.

Nun geht es darum, sich über Xing bei der Zielgruppe vorzustellen und bekanntzumachen.

- **Speed**

Sie werden angeschrieben oder gebeten, eine Kontaktanfrage zu bestätigen oder einer Gruppe beizutreten, dann tun Sie dies. (1 Minute)

> **Tipp des PR-Beraters**
>
> Schauen Sie bitte genau hin, wer mit Ihnen bei Xing als Kontakt verbunden sein will. Ist es ein stadtbekannter Unsympath oder der 1. Vorsitzende des Vereins „Prostatakrebs durch Biertrinken heilen"? Dann ist ein Kontakt sicherlich eher schädlich für Sie. In dem Fall bestätigen Sie einfach die Anfrage nicht, fertig.

- **Perfekt**

Sie sprechen aktiv Personen an, um mit denen bei Xing als Kontakt verbunden zu sein. Dazu klicken Sie oben rechts neben dem Suchfenster auf „Erweiterte Suche" und geben dann oben in dem neuen Fenster zum Beispiel „Allgemeinmedizin" und in das Feld der Stadt „Ihre Stadt, in der Sie arbeiten" ein. Nun klicken Sie auf „Suchen" und erhalten alle Allgemeinmediziner in der gewählten Stadt, die bei Xing sind. Und denen senden Sie nun eine Kontaktanfrage, und schon nehmen diese Sie wahr. (20 Minuten)

> **Tipp des PR-Beraters**
>
> Klicken Sie unter Benachrichtigungen auch den Xing-Newsletter mit den E-Mail-Tipps an, dann sind Sie wirklich stets gut informiert.

■ ■ **Und wenn sich ein Patient meldet und eine Kontaktbestätigung möchte?**

Dann bestätigen Sie! Wie kommt das wohl an, wenn Sie ein guter/treuer Patient um einen Kontakt bittet und Sie dies ablehnen? Aber natürlich gilt: Bitte keine vertrauliche Korrespondenz führen, die öffentlich lesbar ist.

■ ■ **Was soll ich bei der Kontaktanfrage schreiben?**

Sie kennen die interessante Person überhaupt nicht persönlich, die Sie kontaktieren wollen, oder kennen diese nur durch „habe ich mal gehört" und suchen den Kontakt? Dann schauen Sie, wo es einen Berührungspunkt gibt! Ist es die gleiche Stadt, der gleiche Bezirk, die gleiche Uni, der ehemals gleiche Arbeitgeber, was auch immer: Nehmen Sie das zum Anlass.

Beispiel
„Guten Tag Herr Dr. Müller, ich möchte mein Netzwerk mit interessanten Personen erweitern und habe gesehen, dass wir in der gleichen Stadt tätig sind. Über eine Kontaktbestätigung würde ich mich sehr freuen. Mit vielen Grüßen, Prof. Dr. Gordon Alpha"

Wenn Sie die Person gar nicht kennen, aber ganz gezielt genau diese Person ansprechen wollen, weil es für Ihre Praxis sinnvoll ist? Dann sprechen Sie den Grund auch direkt an!

Beispiel
„Guten Tag, sehr geehrter Herr Dr. Schneider, ich habe Sie bei Xing entdeckt und sehe, dass wir im gleichen Fachgebiet tätig sind. Ich würde mich freuen, wenn ich Sie zu meinen Kontakten zählen darf. Mit vielen Grüßen, Gordon Alpha."

Sie wollen diese Person ganz gezielt ansprechen, um Ihr Zuweisermarketing auszubauen, kennen aber diese Person gar nicht persönlich? Dann stellen Sie sich hier vor, damit derjenige gleich weiß, worum es geht und auch ein Interesse spürt, mehr über Sie zu erfahren und auf Ihre Internetseite geht.

Beispiel
„Sehr geehrter Herr Dr. Schmidt, als neuer Chefarzt im Krankenhaus Beispiel in Berlin-Kreuzberg liegt mir viel an einem guten Netzwerk unter Kollegen. Ich würde mich freuen, wenn wir unsere Kontaktdaten bei Xing austauschen. Mein Schwerpunkt liegt in der Behandlung von Darmkrebspatienten, und ich würde mich freuen, mehr über Ihre Schwerpunkte zu erfahren."

> **Der Anwalt rät**
> Rechtlich wird vertreten, dass es sich bei derartigen Kontaktaufnahmen um eine elektronische Werbung handeln könnte, die als „Cold Mailing" ohne vorherige Einwilligung des Angeschriebenen gemäß § 7 UWG verboten ist. Grundsätzlich sprechen dafür durchaus einige Argumente, weil ein elektronisches Anschreiben unbekannter Personen ohne Zweifel aus kommerziellen Erwägungen erfolgt – und eine Einwilligung dieser Empfänger eben meistens nicht vorliegt. Allerdings ist die Nutzung derartiger Funktionen durchaus typisch für elektronische Netzwerke, denen immerhin sowohl Absender als auch Empfänger in Kenntnis der Nutzungsmöglichkeiten freiwillig beigetreten sind. Trotzdem sollte hier bis zur rechtlichen Klärung dieser Frage im Zweifel immer Zurückhaltung geübt werden – betreiben Sie also keinesfalls „Massen-Spamming"; das wäre übrigens auch nach den Nutzungsbedingungen von Xing verboten.

- **Suche von neuen Kontakten als Premiummitglied**

Gehen Sie links oben auf das Xing-Zeichen (einmal klicken), und nun haben Sie einen guten Überblick:

Rechts oben sehen Sie die „Profilbesucher", das ist besonders spannend, denn hier können Sie sehen, wer Ihr Profil aufgerufen hat, also wer sich über Sie informiert hat. Und das können Sie sehr gut nutzen, um diese Person, falls diese noch kein Kontakt von Ihnen ist, aber als Kontakt geeignet und empfehlenswert ist, direkt anzuschreiben. Doch beachten Sie: Wenn Sie bei Xing eingeloggt sind und ein Xing-Profil anklicken und aufrufen, sehen die entsprechenden Profilinhaber ebenso, wenn Sie deren Profil anklicken. Sie sind bei Xing nicht inkognito unterwegs! Denken Sie daran, wenn Sie Ihren ehemaligen Chef oder gefürchteten Konkurrenten bei Xing „besuchen" – er sieht, dass Sie auf seinem Xing-Profil waren.

Ebenfalls sehr nützlich sind die angezeigten Geburtstage – auch eine Möglichkeit, Kontakt aufzunehmen oder zu pflegen, indem Sie einfach Glückwünsche senden.

Rechts darunter sehen Sie „Vielleicht auch interessant". Hier erscheint eine Liste an Personen, die in irgendeiner Form eine gleiche Angabe bei Xing gegeben haben wie Sie, also beispielsweise die gleiche Universität genannt haben oder einen gleichen Kontakt bei Xing haben wie Sie. Schauen Sie regelmäßig hier durch, ob sich darin für Sie interessante Personen finden, dann anklicken und Kontaktanfrage versenden.

9.1.4 Newsmeldungen

Bei Xing können Sie Neuigkeiten mitteilen, die dann im Newsbereich erscheinen.

- **Checkliste, was als News hier geeignet ist**
- Patienteninformationsveranstaltung
- Tag der offenen Tür
- Stellenausschreibungen
- Personalveränderungen
- Auszeichnungen

Dazu klicken Sie nun oben links auf das Xing-Logo, und Sie sehen anschließend „Neuen Beitrag erstellen" und darunter ein Feld mit „Was gibt's Neues".

9.1.5 Gruppen

Es gibt ein Thema, das Sie besonders interessiert und zu dem Sie gedankliche/wissenschaftliche „Mitstreiter" suchen? Sie haben zum Beispiel vor, eine Gruppe von Zahnärzten, Psychologen und Mund-Kiefer-Gesichtschirurgen sowie Orthopäden zu gründen, um das Thema „Knirschen" besser behandeln zu können? Oder vielleicht möchten Sie so einer Gruppe beitreten? Das geht bei Xing.

Eine Gruppe ins Leben zu rufen, die einen so medizinisch-wissenschaftlichen Anspruch besitzt, werden Sie wahrscheinlich eher über Verbände oder die Ärztekammer realisieren. Sollten Sie das dennoch beabsichtigen, dann klicken Sie rechts auf „Gruppe erstellen" und wählen hier den Weg der „Geschlossenen Gruppe". Und zu dieser Gruppe können Sie dann gezielt Mitstreiter einladen.

Einfacher ist es, Sie schauen bei dem gewaltigen Angebot an Gruppen, ob es schon eine Gruppe gibt, die für Sie beruflich-strategisch oder medizinisch oder privat interessant ist, und treten dieser bei.

Dazu klicken Sie oben auf „Gruppen", dann auf „Gruppen finden" und wählen dann in dem Menü das aus, was Sie interessiert. Bei den Treffern können Sie sich die Ziele der Gruppe anschauen und entscheiden, ob es das ist, was Sie wollen und erwarten. Dann können Sie der Gruppe beitreten oder nicht beitreten. Natürlich können Sie auch mehreren Gruppen beitreten.

In einer Gruppe, also in irgendeiner Form einer Gruppe von Gleichgesinnten, können Sie natürlich viel besser Ihre Bekanntheit ausbauen!

9.2 Anmeldung des Krankenhauses

Um für das Krankenhaus bei Xing ein Unternehmensprofil zu registrieren, müssen Sie zuvor bereits als Privatperson ein Xing-Konto erstellt haben, in diesem Fall ist es der Geschäftsführer Bastian Beispiel. Ist dies erfolgt, klicken Sie auf der Startseite Ihres Profils am linken Rand auf das Unternehmens-Symbol (ein stilisiertes Haus mit Baum). Auf der rechten oberen Seite erscheint nun eine grüne Box zum Anklicken („Unternehmensprofil anlegen").

Sie haben nun die Wahl zwischen dem kostenlosen Basis- (Speed) sowie dem kostenpflichtigen „Employer-Branding-Profil" (Perfekt).

- **Speed**

Entscheiden Sie sich jetzt für das Gratisprofil, können Sie auch später noch zum komplexeren und kostenpflichtigen Premiumprofil („Employer-Branding-Profil") wechseln. Voraussetzung für die Erstellung eines Unternehmensprofils ist in jedem Fall, dass für das Krankenhaus nicht bereits vorher ein Profil erstellt worden ist (Anmerkung: Möglicherweise war einer Ihrer Mitarbeiter besonders ehrgeizig). (20 Minuten)

Tipp des PR-Beraters

Starten Sie erst einmal mit dem kostenlosen Basisprofil, und lernen Sie die Chancen und Möglichkeiten zunächst kennen, denn die Kosten für ein Employer-Branding-Profil sind je nach Unternehmensgröße nicht gering.

Sie können den Namen Ihres Krankenhauses nun noch einmal kontrollieren und auf Ihrem Profil vor dem Eintrag auf Wunsch bearbeiten. Bestätigen Sie, dass Sie zur Buchung des Unternehmensprofils berechtigt sind und die AGB akzeptieren und klicken Sie auf „Bestellen". Jetzt öffnet sich sofort ein Fenster mit der Überschrift: „Willkommen auf Ihrem Unternehmensprofil!". Nach Beantragung kann es bis zu 48 Stunden dauern, bis Ihr Krankenhausprofil freigeschaltet und für alle Xing-Mitglieder sichtbar wird. Sie erhalten dann eine Mail von Xing mit der Nachricht, dass Ihr Unternehmen freigeschaltet ist und Sie mit der Eingabe der Unternehmensdaten beginnen können. Mail erhalten? Dann geht es weiter!

Bitte einloggen mit den persönlichen Profildaten und dann auf „Unternehmen" unten links klicken. Zunächst legen Sie ganz oben mit Klick auf „Einstellungen/Editoren verwalten" die allgemeinen Einstellungen für Ihr Unternehmensprofil fest und können wählen:
- Soll es für Suchmaschinen auffindbar und für Nicht-Xing-Mitglieder sichtbar sein?
- Sollen Unternehmens-Neuigkeiten kommentiert werden können?

Klicken Sie beides an.

Für Ihr Basis-Unternehmensprofil können Sie nur einen Editor (Änderungs- und Verwaltungsberechtigten) eintragen (in dem Fall sind Sie es selbst, Sie können aber diese administrative Verantwortung auch delegieren, zum Beispiel an den PR-Verantwortlichen des Krankenhauses; dann klicken Sie auf „Editor ändern") (MEMO!).

Der Anwalt rät

Sollten Sie den Haupt-Editor im Nachhinein ändern, können Sie dies nicht mehr selbständig rückgängig machen, da Sie dann die entsprechenden Zugriffsrechte abgegeben haben. Stellen Sie daher sicher, dass Sie Zugriff auf die Zugangsdaten erhalten, ansonsten haben Sie ggf. keinen Zugriff mehr auf Ihr Unternehmensprofil. Vereinbaren Sie insbesondere mit Mitarbeitern, an die Sie die Account-Pflege delegiert haben, dass Änderungen der Zugangsdaten nur nach Rücksprache mit Ihnen vorgenommen werden dürfen bzw. alle geänderten Zugangsdaten Ihnen sofort bekanntzugeben sind.

Ändern Sie niemals in Ihrem persönlichen Xing-Profil den Namen Ihres Krankenhauses! Grund: Dadurch verlieren Sie die Zugangsrechte zu Ihrem Krankenhausprofil, denn der Name muss immer identisch sein. Wenn Sie den Namen des Krankenhauses ändern wollen, dann immer direkt auf dem Profil des Krankenhauses.

Nun unten auf „Speichern" klicken.

Auf der rechten Seite sehen Sie „Steckbrief". Fahren Sie mit der Maus auf das runde Stiftsymbol, welches erst erscheint, wenn Sie mit der Maus in das Feld gehen, und nun können Sie folgende Informationen zu Ihrem Krankenhaus hinzufügen:
- Unternehmensgröße
- Branche
- Anschrift; Telefon/Telefax
- E-Mail-Adresse und Website

In der Mitte des Feldes sehen Sie die nächsten Möglichkeiten der Eingabe. Das Basis-Unternehmensprofil umfasst mit dem Logo folgende Kategorien:

9.2 · Anmeldung des Krankenhauses

- Über uns
- Neuigkeiten
- Mitarbeiter
- Jobs

9.2.1 Logo

Fahren Sie mit der Maus in das Feld und klicken Sie, damit sich Ihre Festplatte öffnet. Nun wählen Sie das Logo aus, Doppelklick, fertig.

Checkliste der Logo-Eigenschaften:
- Als Bildformate sind JPEG, GIF, BMP, PNG zulässig
- Die ideale Größe beträgt 285 × 70 Pixel

9.2.2 Über uns

Hier beschreiben Sie Ihr Krankenhaus. Klicken Sie im Feld rechts auf den Kreis mit dem Stiftsymbol.

Tipp des PR-Beraters

Beschränken Sie sich auf das Wesentliche, denn wer tatsächlich mehr wissen will, besucht Ihre Internetseite; es ist auch in Ordnung, Textpassagen von der Internetseite hier hinein zu kopieren. Achten Sie aber auf Struktur, genügend Absätze, passende Zwischenüberschriften und fügen Sie ggf. Links zu einzelnen Themen (oder Überschriften) hinzu, damit derjenige, der mehr wissen will, direkt auf die richtige Unterseite auf Ihrer Homepage kommt.

Der Anwalt rät

Auch bei Xing gilt die Impressumspflicht nach § 5 TMG! Am besten, Sie fügen einen klar als „Impressum" gekennzeichneten Link zum Impressum Ihrer Internetseite ein, dies direkt am Ende der Krankenhausbeschreibung.

9.2.3 Neuigkeiten

Hier können Sie Mitteilungen (von maximal 1.200 Zeichen) zu relevanten Themen für mögliche Bewerber oder andere Interessenten verfassen. Es ist zudem möglich, Beiträge hier bspw. mit Links zu Facebook oder Google+ (und anderen sozialen Netzwerken) zu versehen.

Nutzung von Facebook und Google+: Dazu kopieren Sie den Link zu Ihrer Facebookseite oder Ihrer Google+-Seite und fügen den hier ein.

Nutzung von Twitter: Mit einem Klick unten beim Twittersymbol wird diese Nachricht auch über Ihren Krankenhaus-Twitterchannel versendet. Dazu muss erst die Verbindung eingerichtet werden. Bitte klicken Sie auf das Kästchen, dann öffnet sich ein Fenster und dort melden Sie sich mit Ihren Twitter-Einlogdaten an. Klicken Sie auch auf „Angemeldet bleiben", das spart zukünftig Zeit. Dann noch ein Klick auf „Autorisiere App", und alles ist fertig. Jetzt wird jede Ihrer Neuigkeiten auch sofort über Ihren Twitterkanal versendet.

Herausragend ist zudem die Möglichkeit, Ihre Nachrichten von Lesern kommentieren oder als „Interessant" markieren zu lassen. Das hat zur Folge, dass der Personenkreis der Person, die das markiert oder kommentiert, dies ebenfalls in deren Newsfeed sieht.

Tipp des PR-Beraters

Nicht nur Stellenangebote sind hier möglich. Denken Sie auch an personelle Veränderungen (z. B. neuer Chefarzt), technische Neuerungen oder Modernisierungen an Ihrem Krankenhaus (Auszeichnungen, neues Gebäude). Ebenfalls interessant: relevante Meldungen aus der Gesundheitsbranche, Pressemitteilungen, die Ergebnisse von Studien oder Umfragen, Informationen über Kongresse und Seminare. Zumeist genügt eine pointierte, akzentuierte Mitteilung mitsamt dem dazugehörigen Link. Der Vorteil: Ihr Krankenhaus fällt auf bei Xing!

9.2.4 Mitarbeiter

An dieser Stelle werden die aktuellen Mitarbeiter Ihres Unternehmensprofils aufgeführt, wenn diese den korrekten Namen Ihres Krankenhauses eingegeben haben.

- - **Was tun, wenn „falsche" Mitarbeiter hier angezeigt werden?**

Gelegentlich passiert es, dass dort Personen stehen, die schon gar nicht mehr bei Ihnen tätig sind oder wohlmöglich nie bei Ihnen tätig waren. Der einfache Weg ist: Schreiben Sie die Person über Xing an, und bitten Sie um Korrektur, das reicht meistens. Und wenn nicht: Senden Sie den Link zu Ihrem Unternehmensprofil sowie den Link zu dem Userprofil des betreffend falsch gelisteten Xing-Mitgliedes an unternehmensprofile@xing.com. Die kümmern sich darum.

9.2.5 Jobs

Ein Stellenanzeigen-Inserat ist bei Xing grundlegend kostenpflichtig.

- **Speed**

Veröffentlichen Sie Ihre Stellenausschreibung einfach in den „Neuigkeiten" bei Xing, das ist nicht nur schneller, es ist auch kostenlos. (4 Minuten)

- **Perfekt**

Eine professionelle und kostenpflichtige Stellenanzeige zieht sicherlich mehr Erfolg nach sich. Sollten Sie sich dafür entscheiden, die Stellenanzeigen-Funktion bei Xing zu nutzen, bieten sich Ihnen dabei mehrere Optionen an, die sich vor allem im Preis deutlich unterscheiden. (7 Minuten)

Tipp des PR-Beraters

Wählen Sie das Standardpaket.

9.3 Employer-Branding-Profil

Perfekt: „Employer-Branding-Profil". Das kostenpflichtige Premien-Unternehmensprofil auf Xing nennt sich seit der Verknüpfung mit der Arbeitgeber-Bewertungsplattform kununu nun „Employer-Branding-Profil". Die Kosten richten sich nach der Zahl der Mitarbeiter.

Die Verbindung zu kununu ist auch wegen der dadurch erhöhten Sichtbarkeit bei Google für Sie als Arbeitgeber interessant, da Sie in dem Fall auch auf der kununu-Internetseite platziert sind. Zudem präsentiert Xing für Unternehmen mit einem solchen Profil das Krankenhaus auf kostenfreien Basis-Unternehmensprofilen: Das bedeutet, dass Besucher eines kostenlosen Basisprofils eines Krankenhauses automatisch die zahlende Konkurrenz zum Anklicken erhalten.

9.3.1 Was ist kununu?

Kununu ist die größte deutschsprachige Arbeitgeber-Bewertungsplattform. Hier können Mitarbeiter ausführlich ihren Arbeitgeber benoten und bewerten, samt Kommentaren.

Tipp des PR-Beraters

Unterschätzen Sie nicht die Chance, auf diese Weise „Schwachpunkte" zu erfahren, also Eigenarten in Ihrem Krankenhaus, die von Mitarbeitern häufig bemängelt oder negativ gesehen werden; vielleicht zeigen sich hier auch Missstände in einer bestimmten Fachklinik.

9.3.2 Erweiterte Funktionen beim Employer-Branding-Profil

Bewertungen

Hier stehen die Mitarbeiterbewertungen der Xing-Tochter kununu, der derzeit größten deutschsprachigen Arbeitgeber-Bewertungsplattform. Dies ist besonders für potenzielle Job-Interessenten an Ihrem Krankenhaus von Relevanz und kann dabei helfen, ein besseres Bild von Ihnen als Arbeitgeber zu vermitteln.

Was tun, wenn es sehr negative Bewertungen gibt über Ihr Krankenhaus?

Es ist nicht möglich, die kununu-Bewertung auf dem Employer-Branding-Profil Ihres Krankenhauses auszublenden. Der Grund liegt darin, dass kununu ein unverfälschtes Bild der Mitarbeiterbewertungen wiedergeben möchte.

> **Tipp des PR-Beraters**
>
> Nehmen Sie zu einer negativen Bewertung als Krankenhaus Stellung. Verteidigen Sie sich nicht und greifen Sie auch niemanden an, sondern drücken Sie Ihr Bedauern aus und verweisen Sie auf die ansonsten guten Bewertungen.
>
> **Der Anwalt rät**
>
> Sowohl für den Arbeitgeber als auch den Arbeitnehmer gibt es nach Beendigung eines Arbeitsverhältnisses fortwirkende Treue- und Rücksichtnahmepflichten. Vermeiden Sie daher bei Ihrer Kommentierung eines Eintrags in jedem Fall, personenbezogene Daten und andere Interna aus dem jeweiligen Arbeitsverhältnis preiszugeben (etwa „Dr. X hat sich in jeder Hinsicht als vollkommen unfähig erwiesen, die einfachsten Behandlungsaufgaben zu erfüllen" oder „Was will man von einer ständig volltrunkenen Pflegekraft anderes erwarten?").

Einbindung von visuellen Elementen

Neben Fotos können Sie auch Videos einstellen sowie zum Download auch PDF-Präsentationen anbieten, und zwar direkt auf der Titelseite beim Xing-Profil. Gerade die PDFs haben den großen Vorteil, dass Sie diese im Corporate Design des Hauses layouten können.

Followerzahl

Zusätzlich wird die Zahl der Follower (Profil-Interessierten), Mitarbeiter und freien Jobs an oberster Stelle angegeben, und auch Stellenanzeigen können hier direkt präsentiert werden.

■■ **Was sind Follower?**

Follower sind Xing-Mitglieder, die sich so sehr für ein Unternehmen interessieren, dass sie regelmäßig über Neuigkeiten aus diesem Unternehmen über Xing informiert werden wollen. Je mehr Follower Sie als Krankenhaus haben, desto mehr Personen erhalten direkt über Xing Ihre Neuigkeiten, zum Beispiel Stellenausschreibungen.

Editoren

Im Gegensatz zu dem Basisprofil können Sie hier bis zu 10 Editoren ernennen, also Personen, die administrativen Zugriff haben auf das Unternehmensprofil.

Twitter-Feed

Beim Employer-Branding-Profil haben Sie die Möglichkeit, einen Twitter-Feed zu integrieren. Wenn Ihr Krankenhaus bereits einen Twitter-Account pflegt, können Sie diesen durch einmaliges Einfügen bei den „Neuigkeiten" integrieren. Die Tweets werden automatisch alle 30 Minuten synchronisiert.

LinkedIn

10.1 LinkedIn oder Xing? – 194

10.2 Anmeldung des Krankenhauses bei LinkedIn – 194

10.3 Eintragen der Krankenhausdaten – 195

10.4 Gruppen – 195

10.5 Pflege – 195
10.5.1 Start – 196
10.5.2 Analysen – 196
10.5.3 Fokusseiten – 196
10.5.4 Sponsored Updates – 196

© Springer-Verlag Berlin Heidelberg 2017
M. Däumler, M.M. Hotze, *Social Media für das erfolgreiche Krankenhaus*,
Erfolgskonzepte Praxis- & Krankenhaus-Management, DOI 10.1007/978-3-642-45055-6_10

10.1 LinkedIn oder Xing?

Diese Frage stellen sich viele, da es schon umständlich ist, zwei Portale parallel zu pflegen, die eigentlich das Gleiche bieten. Zwar ist in Foren eher die Meinung zu vernehmen, dass Xing übersichtlicher als LinkedIn sei – doch das ist rein subjektiv zu werten. Wer hauptsächlich in Deutschland agiert, der sollte sich für Xing entscheiden, zumal die Zahl der Nutzer bei Xing (10 Mio. nach eigenen Angaben für Deutschland) fast doppelt so hoch ist wie der bei LinkedIn (etwa 6 Mio. nach eigenen Angaben für DACH).

Wer allerdings beruflich Kontakte ins Ausland pflegt, der sollte sich ergänzend für LinkedIn entscheiden, schon deshalb, weil im englischsprachigen Ausland Xing kaum bekannt ist. Die Patientenkommunikation allerdings hat auch bei LinkedIn nichts zu suchen.

LinkedIn bietet ebenso wie Xing einen kostenfreien Basiseintrag sowie eine kostenpflichtige Präsenz, bei LinkedIn sind es sogar vier Preiskategorien. Hier gibt es beispielsweise genauere Suchfunktionen und die Möglichkeit, Kontakte und Nachrichten differenzierter zu archivieren und zu managen, sowie erweiterte Netzwerkstatistiken, die Aussagen darüber geben, wie das Profil angenommen wurde oder wie Personen darauf reagiert haben.

Gerade für Chefärzte ist es nicht ungewöhnlich, auf internationalen Kongressen zu sein und dort natürlich auch interessante Personen kennenzulernen, zu denen Kontakt sinnvoll ist. Diese Kontakte werden sehr wahrscheinlich LinkedIn nutzen und „nicht verstehen" können, wenn Sie bei LinkedIn nicht vertreten sind, denn weltweit nutzen nach eigenen Angaben etwa 350 Mio. Menschen LinkedIn – nur in Deutschland ist Xing deutlich präsenter.

Für das Krankenhaus oder die Klinik ist die Nutzung von Xing deutlich effektiver, wenn es um das Krankenhaus-Personalmanagement und das lokale Zuweisermarketing geht.

> **Tipp des PR-Beraters**
>
> Nutzen Sie Xing statt LinkedIn für das Krankenhaus. Sollten Sie aufgrund einer sehr internationalen Ausrichtung des Krankenhauses einen international ausgerichteten Auftritt bevorzugen, melden Sie sich bei LinkedIn mit einem kostenlosen Profil an.

10.2 Anmeldung des Krankenhauses bei LinkedIn

Um Ihr Krankenhaus bei LinkedIn mit einem Unternehmensprofil zu präsentieren, müssen Sie zuvor bereits als Privatperson ein Konto bei LinkedIn erstellt haben. Ist dies erfolgt, loggen Sie sich bitte bei LinkedIn ein und klicken Sie auf der Startseite Ihres Profils (oben) in der Sparte „Interessen" auf „Unternehmen".

Im nächsten Schritt klicken Sie rechts unter „Ein Unternehmensprofil erstellen" auf den gelben Button „Erstellen".

Unabhängig davon, was in Ihrem privaten Nutzerprofil für ein Arbeitgeber angegeben ist, können Sie hier den Namen Ihres Krankenhauses sowie eine E-Mail-Adresse festlegen. Und bitte das Häkchen setzen, dass Sie zu all dem auch berechtigt sind (MEMO!).

> **Der Anwalt rät**
>
> Sollten Sie mit der Erstellung des LinkedIn-Profils einen Mitarbeiter betraut haben, stellen Sie sicher, dass Sie die Zugangsdaten zur angegebenen E-Mail-Adresse besitzen, sonst haben Sie keinen inhaltlichen Zugriff auf Ihr Unternehmensprofil. Vereinbaren Sie insbesondere, dass etwaige Änderungen der Zugangsdaten nur mit Ihrer vorherigen schriftlichen Zustimmung zulässig und Ihnen sofort bekanntzugeben sind.

Ist beides ausgefüllt, klicken Sie auf „Weiter".

■■ **Häufige Fehlermeldung**

„Leider kann derzeit keine neue Unternehmensseite erstellt werden. Wenn Sie weitere Fragen haben, wenden Sie sich bitte über den Kundendienst-Link unten auf dieser Seite an uns." Diese Fehlermeldung kann schnell kommen, hat aber meist einen simplen Grund: LinkedIn setzt ein gut ausgefülltes Benutzerprofil für die Erstellung eines Unternehmensprofils voraus. In dem Fall ergänzen Sie einfach Daten in Ihrem privaten Nutzerprofil.

■■ **Checkliste: Voraussetzungen (Startbedingungen)**

1. Sie verfügen über ein persönliches LinkedIn-Profil mit Ihrem reellen Vor- und Nachnamen.

2. Ihr Profil ist mindestens sieben Tage alt und zu mindestens 50% ausgefüllt.
3. Ihr Profil muss mindestens zehn Kontakte haben.
4. Sie sind gegenwärtig bei einem Unternehmen beschäftigt und Ihre Position ist im Bereich Berufserfahrung in Ihrem Profil aufgeführt.
5. Sie haben eine bestätigte geschäftliche E-Mail-Adresse (z. B. info@kh-beispiel.de) in Ihrem LinkedIn-Konto gelistet (Adressen bei bspw. web.de oder gmx.de sind nicht zulässig).
6. Die E-Mail-Domain Ihres Unternehmens ist für das Unternehmen eindeutig. (Eine Domain kann nur einmal, nicht häufiger, zum Erstellen einer Unternehmensseite verwendet werden.)

Im Folgenden erhalten Sie eine Nachricht an die von Ihnen angegebene Unternehmens-E-Mail-Adresse zugeschickt, die Sie nun noch bestätigen müssen. Ist dies geschehen, öffnet sich jetzt in einem neuen Fenster die Bearbeitungsübersicht für Ihr Krankenhaus.

10.3 Eintragen der Krankenhausdaten

▪▪ Grundeinstellungen

Nun bitte einstellen und ausfüllen (rechts oben finden Sie den Link „Bearbeiten"): Sprache, Name Ihres Krankenhauses, Vorstellung (die Unternehmensbeschreibung muss zwischen min. 250 und max. 2000 Zeichen liegen) und Festlegung der Administratoren. Sie müssen mit der Person auf LinkedIn verbunden sein, um diese als Administrator hinzufügen zu können!

▪▪ Checkliste: Bild

— Verwenden Sie hier das Logo des Krankenhauses, denn das ist Ihre Marke.
— Die Bildformate JPEG, PNG, GIF sind zulässig.
— Die maximale Dateigröße beträgt 2 MB.
— Die Größe sollte mindestens 646 × 220 Pixel betragen.
— Das Bild kann nach dem Upload zugeschnitten werden.

> **Tipp des PR-Beraters**
>
> Wenn Sie ein gutes Foto des Krankenhauses haben, inkl. der Rechte daran, können Sie dies hier auch einsetzen.

▪▪ Checkliste: Klinik-Logo

— Die Formate JPEG, PNG, GIF sind zulässig.
— Die maximale Dateigröße beträgt 4 MB.
— Die ideale Bildgröße beträgt 300 × 300 Pixel.

Unten finden Sie die Spezialgebiete zum Ausfüllen, das sind sozusagen die Dinge, die Sie ausmachen! Benennen Sie die Spezialgebiete des Krankenhauses (bspw. Innere Medizin, Orthopädie, Unfallchirurgie; es kann auch Diabetologie sein, wenn Sie dort einen Schwerpunkt haben).

10.4 Gruppen

Sie können auf Ihrer Unternehmensseite auch bis zu drei Gruppen einfügen bzw. vorstellen (allerdings müssen Sie Mitglied oder Administrator der jeweiligen Gruppe sein, um diese auf Ihrer Seite hervorheben zu können).

Gruppen sind relevant, um sich mit anderen LinkedIn-Mitgliedern über fachspezifische Themen auszutauschen, es ist also eine Gruppe von LinkedIn-Mitgliedern, die sich zum Thema „Brustkrebs" hier austauschen wollen. Sie können sich einer Gruppe anschließen oder auch eine selber gründen.

10.5 Pflege

Auch einen LinkedIn-Auftritt für das Krankenhaus können Sie mit aktuellen Neuigkeiten pflegen, um sich attraktiv darzustellen.

> **Tipp des PR-Beraters**
>
> Erfahrungsgemäß spielt es für das Krankenhaus keine große Rolle, hier einen Account zu präsentieren, der ständig News präsentiert, weil die Marktdurchdringung in Deutschland doch zu gering ist.

10.5.1 Start

- Speed

Klicken Sie im Unternehmensprofil auf den Reiter „Start" und Sie sehen das Feld „Update mitteilen". Sie haben News? Zum Beispiel einen neuen Chefarzt, eine Zertifizierung erhalten oder Sie suchen Mitarbeiter? Genau das gehört hier hin, inkl. der Möglichkeit, Fotos oder Videos anzuhängen. Diese erscheinen dann in dem Newsbereich anderer LinkedIn-Nutzer. (3 Minuten)

Falls Sie eine Mediendatei anhängen wollen, drücken Sie dabei auf das Büroklammersymbol. Um einen Link mitzuteilen, geben Sie eine URL in das Update-Feld ein.

- Perfekt

Nutzen Sie bei „Start" auch die Möglichkeit, im Feld „Zielgruppe" deutlich die Empfänger dieser News eingrenzen. (4 Minuten)

10.5.2 Analysen

Was passiert genau an Interaktion auf Ihrer LinkedIn-Seite für das Krankenhaus?

- Speed

Das brauchen Sie nicht, denn hier geht es um Ihre Präsenz zur Grundinformation. (0 Sekunden)

- Perfekt

Wen hat interessiert, was Sie an News verkünden, und gab es darauf Interaktionen wie Kommentare, und wie entwickelt sich Ihre Followerzahl? Diese Fragen finden Sie hier beantwortet. (20 Minuten)

10.5.3 Fokusseiten

Sie sind dabei, eine interdisziplinäre Station zum Thema Krebs aufzubauen und sind an einem Expertenaustausch interessiert? Dann können Sie genau dazu eine spezielle Seite erstellen, eine Fokusseiten, die dann in der Außendarstellung eigenständig auftritt. Ziel ist hier der langfristige Austausch, und nicht etwa eine kurze Bekanntmachung einer neuen Station im Krankenhaus. Auch für regelmäßig wiederkehrende Veranstaltungen ist eine Fokusseite angebracht.

- Speed

Das sollten Sie nicht nutzen, es sei denn, Sie arbeiten in hohem Maße mit internationalen Kollegen zusammen. (0 Sekunden)

- Perfekt

Beim Unternehmensprofil klicken Sie als Administrator rechts auf den Button „Bearbeiten". Bitte ausfüllen. (18 Minuten)

Sie benötigen ein großes Titelbild (974 × 330 Pixel, max. 2 MB). LinkedIn speichert das Originalbild, und Sie können den Ausschnitt im Nachhinein verändern und anpassen. Das Standardlogo, welches auch in der Suche angezeigt wird, sollte 100 × 60 Pixel besitzen und max. 2 MB. Das kleinere Logo hat nur 50 × 50 Pixel und max. 2 MB).

Ist die Fokusseite erst mal angelegt, funktioniert sie wie ein Unternehmensprofil: Sie können Status-Updates veröffentlichen (News inkl. Anhängen) und erhalten dieselben Statistiken, sowohl für die Seite, als auch für die Updates.

10.5.4 Sponsored Updates

Sponsored Updates von LinkedIn sind vergleichbar mit den „promoted tweets" bei Twitter oder den „sponsored stories" bei Facebook: Es sind also Werbeanzeigen bei LinkedIn. „Status Updates" von Unternehmensprofilen können kostenpflichtig auch bei „Nicht-Followern" platziert werden; sie dienen also zur Erweiterung des Einflussbereichs. Der Hauptvorteil ist, dass Sie durch das „Targeting" genau auswählen können, wer die gesponserten Status Updates auch zu sehen bekommt, differenziert nach Geographie, Karrierelevel und auch den jeweiligen Unternehmen, für die die Zielpersonen arbeiten.

Um die Kosten gut kontrollieren zu können, ist es möglich, ein Tagesbudget festzulegen (mindestens 10 US $).

- Speed

Nicht anwenden. (0 Sekunden)

10.5 · Pflege

- **Perfekt**

Als Administrator sehen Sie unter Ihrem Status Update neben den üblichen Funktionen („Gefällt mir"/Kommentieren/Mitteilen) den Satz „Dieses Update hervorheben"; klicken Sie hierauf und im Anschluss auf den Button „Sponsored Update". Im Folgenden können Sie die gewünschten Status Updates auswählen, dazu die jeweilige Zielgruppe bestimmen und schließlich entscheiden, wieviel genau Sie zahlen wollen und wie lange die Kampagne anhalten soll. Sie können Ihre gesponserten Status Updates im Anschluss auch kontrollieren und Einsicht in statistische Entwicklungen nehmen. Klicken Sie dazu auf den Reiter „Analysen", rechts neben „Start". (25 Minuten)

Snapchat

© Springer-Verlag Berlin Heidelberg 2017
M. Däumler, M.M. Hotze, *Social Media für das erfolgreiche Krankenhaus*,
Erfolgskonzepte Praxis- & Krankenhaus-Management, DOI 10.1007/978-3-642-45055-6_11

Entstanden ist die Idee, weil viele User im Bereich Social Media erlebten, dass persönliche Fotos, die vertraulich an Personen gesendet wurden, von denjenigen später einer größeren Personengruppe (bis hin zur gesamtem Öffentlichkeit) zugänglich gemacht wurden. Als eine perfekte Lösung wurde Snapchat entwickelt: Das Foto wird quasi von alleine unwiederbringlich zerstört und damit auch die Sorge, dass irgendjemand dieses Bild illegal oder außerhalb der angedachten Nutzerkreise verwendet.

Die Beliebtheit von Snapchat wächst und so hat das Unternehmen einige Neuerungen eingeführt, um die Nutzungsmöglichkeiten konkurrenzfähiger zu gestalten. So gibt es nun eine Chatfunktion, Sprachnachrichten und das Telefonieren über die App. Mit diesen Erweiterungen stellt Snapchat eine ernstzunehmende Konkurrenz für Messaging-Dienste wie Facebook oder WhatsApp dar.

Für Krankenhäuser erscheint die App in ihrer aktuellen Funktionalität ungeeignet, um Patienten und Interessierten Gesundheitstipps mitzuteilen oder Informationen zu Patientenveranstaltungen zu liefern, denn genau die sollen ja eher anhaltend sein und sich nicht selber löschen. Allerdings könnten Beiträge, die Personen direkt abbilden, zum Beispiel Bilder von Neugeborenen oder von Patienten, nun risikoloser versendet werden, da die Nutzung der Bilder tatsächlich eine Begrenzung im Hinblick auf zeitliche Nutzbarkeit und Reichweite besitzt. Dessen ungeachtet müssen aber auch bei der nur kurzzeitigen Nutzung zur Veröffentlichung von Aufnahmen die bisherigen Rechte am Bild (Urheber- und Persönlichkeitsrechte) geklärt sein.

Serviceteil

Anhang – 202
A1 Bildnisrechte – 202
A2 Netiquette – 204
A3 Memoliste – 206
A4 Checkliste: Auswahlkriterien für die Krankenhaussuche nach einem externen Dienstleiser für Social-Media-Aktivitäten – 206

Stichwortverzeichnis – 212

© Springer-Verlag Berlin Heidelberg 2017
M. Däumler, M. Hotze, *Social Media für das erfolgreiche Krankenhaus*,
Erfolgskonzepte Praxis- & Krankenhaus-Management, DOI 10.1007/978-3-642-45055-6

Anhang

A1 Bildnisrechte

Bildnisrecht ist nicht gleich Bildnisrecht, obwohl in der Praxis oft keine Differenzierung stattfindet. Zu beachten sind etwa für die Frage, ob ein Foto für Ihre Seite bei Facebook oder Twitter oder auf sonstigen Social-Media-Kanälen genutzt werden darf, ganz unterschiedliche Rechtsmaterien. Um beantworten zu können, ob Sie zum Beispiel das bei einer Behandlung aufgenommene Foto einer Patientin oder ein Profilbild Ihrer Mitarbeiter im Rahmen Ihrer Facebookseite verwenden dürfen, sind voneinander unabhängige Fragen zu beantworten:

- Urheberrechtliche Fragen: Wer hat das Foto gemacht und ist Inhaber der Urheber- oder Leistungsschutzrechte? Welche Rechte müssen Sie ggf. erwerben, um das Foto im vorgesehenen Umfang nutzen zu dürfen?
- Bildnisrechtliche Fragen: Hat die Patientin oder der Mitarbeiter als Träger der entsprechenden Persönlichkeitsrechte in Kenntnis der geplanten Verwendung in die Nutzung der Fotos eingewilligt? Wie muss eine solche Einwilligung aussehen, um das Recht am Bild und die ärztliche Schweigepflicht sowie das Datenschutzrecht gleichermaßen zu beachten?
- Werberechtliche Fragen: Dürfen Ärzte und Praxismitarbeiter in Berufskleidung zu sehen sein und eine Behandlung des Patienten mit ihrem medizinischen Gerät bildlich dokumentieren?

In der Praxis ist festzustellen, dass sich viel zu wenige Nutzer über diese Fragen ernsthaft Gedanken machen und die Rechtsmaterien sachwidrig vermischen. Ist man Inhaber aller erforderlichen Nutzungsrechte am Filmmaterial, hat aber die Einwilligung der abgebildeten Personen nicht erhalten, ist das Foto schlicht nicht nutzbar. Und natürlich verhält es sich umgekehrt genauso – wenn der Fotograf eines vom Patienten zur Veröffentlichung mitgebrachten Fotos hiermit nicht einverstanden ist, kann eine Nutzung rechtswidrig sein. Dies kann dann zu rechtlichen Auseinandersetzungen führen und den (unberechtigten) Nutzer Nerven und Geld kosten. Deswegen unterscheiden Sie bitte zunächst immer strikt zwischen dem Recht am Fotomaterial und dem Recht der auf einem Foto Abgebildeten.

Fotografien sind ganz überwiegend urheberrechtlich geschützt – entweder als Lichtbildwerke oder als Lichtbilder, die sogenannten Schnappschüsse. Gehen Sie grundsätzlich zunächst einmal davon aus, dass jedes Foto geschützt ist und es einen Rechteinhaber gibt, der über das Ob und Wie der Nutzung seines Werks entscheiden kann. Dass ein Foto „frei zugänglich" ist, etwa über die Google-Bildersuche, ändert daran nichts – hierdurch werden urheberrechtlich geschützte Inhalte nicht gemeinfrei. Ihre unerlaubte Nutzung erfolgt ganz überwiegend rechtswidrig. Auch kostenlose Bilddatenbanken verfügen streng genommen nicht über „Freiware" – sie räumen den Verwertern lediglich (kostenlos) begrenzte oder auch unbegrenzte Nutzungsrechte ein; diese hatte ihnen zuvor der Rechteinhaber übertragen. Auch hier gilt: Prüfen Sie immer in den Allgemeinen Geschäfts- oder Nutzungsbedingungen der Anbieter, zu welchen Bedingungen Ihnen diese Fotos zur Verfügung gestellt werden – und stellen Sie sicher, dass die von Ihnen konkret beabsichtigte Nutzung hiervon erfasst ist.

Auch bei der von Ihnen vorgenommenen Beauftragung eines Fotografen oder einer kommerziellen Bildagentur gilt: Treffen Sie mit Ihrem Vertragspartner eine Vereinbarung, in der Ihnen zeitlich, örtlich und inhaltlich möglichst uneingeschränkt die zur Erreichung des Vertragszwecks erforderlichen Nutzungsrechte eingeräumt werden. Beschreiben Sie mindestens den beabsichtigten Einsatz der Fotos (unter ausdrücklicher Nennung der sozialen Medien), regeln Sie die Art und Form der Urheberangabe und lassen Sie sich auch das Recht zur Bearbeitung und Unterlizenzierung einräumen. Das brauchen Sie nämlich beispielsweise für Ihre Facebookseite. Eine solche Vereinbarung kann grundsätzlich mündlich getroffen werden; aus Nachweisgründen empfiehlt sich aber immer eine schriftliche Dokumentation.

Praktisch kann dies auch bereits in der Anfrage eines Kostenvoranschlags konkretisiert werden: Beschreiben Sie, wofür Sie ein Foto oder einen anderen Inhalt nutzen wollen und fragen Sie den Fotografen oder Rechteinhaber ausdrücklich nach den Kosten der Zurverfügungstellung nebst Einräumung aller zeitlich, örtlich und inhaltlich uneingeschränkten Nutzungsrechte zu Verwendung der Inhalte für alle Zwecke der PR und des Marketings sowie der Presse- und Öffentlichkeitsarbeit, dies einschließlich der Nutzung in analogen und digitalen, vor allem auch sozialen Medien. Erfolgt auf dieser Grundlage ein inhaltlich nicht eingeschränktes Angebot, haben Sie den Vertragszweck und den von Ihnen erwarteten Umfang der Nutzungsbefugnis auf einfache Art und Weise schriftlich dokumentiert.

Hiervon unabhängig haben Sie bei Personenaufnahmen das Recht der Abgebildeten am eigenen Bild zu beachten. Eine Nutzung des Bildnisses einer Person ist nur mit deren Einwilligung zulässig, insbesondere wenn eine Nutzung zu werblichen Zwecken erfolgen soll. Nur in ganz seltenen Ausnahmefällen, etwa wenn Personen bloßes Beiwerk sind oder untergeordneter Teil einer öffentlichen Versammlung, kann eine gesetzliche Erlaubnis das Einwilligungserfordernis ersetzen. Auch bei Bildern aus dem Bereich der Zeitgeschichte ist eine Ausnahme denkbar. Achten Sie also im Regelfall in diesem Zusammenhang darauf, dass die abgelichteten Personen Ihnen – bestenfalls schriftlich – in Kenntnis des Verwendungszwecks eine Einwilligung in die Nutzung des Fotos erteilt haben. Dies gilt auch für Mitarbeiter und insbesondere Patienten. Beachten Sie insbesondere bei Minderjährigen, dass hier ausschließlich die Eltern eine entsprechende Einwilligung zugunsten ihrer Kinder erteilen können. In Situationen, in denen auf Kinder spezialisierte Zahnärzte also Darstellungen von Behandlungen mit den kleinen Patienten verwenden wollen, ist insoweit besondere Vorsicht geboten.

Achten Sie also wegen des Rechts am eigenen Bild und datenschutzrechtlicher Bestimmungen darauf, sich vor einer Fotonutzung eine Einwilligungserklärung Ihrer Mitarbeiter und Patienten geben zu lassen. Diese könnte – grob gefasst – wie folgt ausgestaltet werden:

„Hiermit erkläre ich, [Name, Anschrift], mich damit einverstanden, dass [Name der Praxis/des Arztes] die von mir im Rahmen [meines Arbeitsverhältnisses/meiner Behandlung/der Patientenveranstaltung vom …] angefertigten Fotografien zu eigenen Zwecken (insbesondere des Marketings und der Presse- und Öffentlichkeitsarbeit) nutzen und unentgeltlich öffentlich zugänglich machen darf, dies insbesondere im Internet und in sozialen Netzwerken wie etwa Facebook, Twitter usw. Die Nutzung darf zeitlich, örtlich und inhaltlich unbeschränkt erfolgen und umfasst im Rahmen des Zwecks der Einwilligung das Recht der technischen Bearbeitung und zur Einräumung einfacher Lizenzen an Dritte." [Datum, Unterschrift]

Diese Textfassung ist natürlich sehr knapp und am besten immer an den Einzelfall anzupassen. Insbesondere bei der Ablichtung von Patienten sollte ergänzend klargestellt werden, dass mit der Veröffentlichung auch nach Auffassung des Patienten eine Verletzung der ärztlichen Schweigepflicht oder des Patientendatenschutzes nicht verbunden ist bzw. der Arzt von diesen Verpflichtungen insoweit befreit wird.

Schließlich sind alle Fotos vor ihrer Verwendung auch darauf zu untersuchen, ob ihr Einsatz zu werblichen Zwecken gegen das Berufsrecht oder das HWG verstößt. Die möglichen Rechtsfragen hierbei sind vielfältig, sodass dies immer eine Einzelfallprüfung voraussetzt. Ganz grundsätzlich: Die Abbildung von Ärzten und Praxismitarbeitern in Berufskleidung sowie die bildliche Darstellung von Krankheiten und von Vorher/Nachher-Vergleichen sind mittlerweile grundsätzlich erlaubt. Zu beachten ist allerdings, dass die Darstellungen nicht in missbräuchlicher, abstoßender oder irreführender Weise erfolgen und zu einer falschen Selbstdiagnose verleiten dürfen. Hiervon unabhängig gilt auch weiterhin das Verbot der Vorher/Nachher-Werbung für operative plastisch-chirurgische Eingriffe, soweit sich die Werbeaussage auf die Veränderung des menschlichen Körpers ohne medizinische Notwendigkeit bezieht. Wenn Sie unsicher sind, konsultieren Sie vor der Foto-Verwendung einen spezialisierten Rechtsanwalt. Das hilft, potenzielle Rechtsverletzungen zu vermeiden, und ist im Ergebnis meist billiger.

A2 Netiquette

„Netiquette" setzt sich zusammen aus den beiden Begriffen „Net" für Netz bzw. Internet und „etiquette", was aus dem Französischen stammt und übersetzt „Verhaltensregel" bedeutet. Es geht also um Verhaltensregeln im Internet, und um es noch klarer zu beschreiben: Es geht um die Verhaltensregeln auf Ihren Social-Media-Kanälen. Am gängigsten sind Netiquetten bei Facebook, aber man kann sie ebenso auf anderen Kanälen anbieten, zum Beispiel YouTube.

Dort beschreiben Sie, was für Ihre Facebookseitenbesucher erlaubt und gewünscht ist und was nicht.

Netiquetten sind umstritten. Je mehr Sie vorgeben, was wie gepostet oder kommentiert werden darf, desto mehr engen Sie die Kreativität und Freiheit und damit die eigentlich gewünschte Interaktion Ihrer Facebookseitenbesucher ein. Verstößt jemand gegen die Netiquette, können Sie allerdings sofort dessen Beitrag löschen, mit dem Vermerk, dass dieser gegen die Netiquette verstößt, was natürlich bequem und angenehm ist, sich bei unangenehmen Beiträgen einfach beim Löschen auf die Netiquette zu berufen.

- **Speed**

Geben Sie keine Netiquette vor. (0 Sekunden)

- **Perfekt**

Verfassen Sie die Netiquette nicht als Aufzählung aller Dinge, die Sie weder dulden noch wünschen, schließlich ist man nicht auf der Anklagebank, sondern als gefälligen Text. Mehr als fünf Sätze wirken auch eher abschreckend. Schreiben Sie zu Beginn einen Satz wie „Um sicherzustellen, dass unsere treuen und neuen Facebookbesucher nie von anderen beleidigt, gekränkt oder in anderer Form belästigt werden, möchten wir auf unserer Facebookseite die Höflichkeitsregeln einhalten, die wir im täglichen Umgang im Krankenhaus auch pflegen. Dazu gehört für uns …". Diese Netiquette steht etwas versteckt im Bereich Info. (60 Minuten)

- ■ **Vorteile einer Netiquette**
- Strahlt Professionalität aus
- Bei negativen oder unerwünschten Beiträgen können Sie den Beitrag leicht löschen und sich an den Verfasser mit dem Hinweis wenden, gegen die Netiquette verstoßen zu haben. Damit haben Sie einen Grund, den Sie als neutrale Erklärung angeben können.
- Wenn es Themen gibt, die Sie auf keinen Fall auf Ihrer Facebookseite haben möchten, können Sie diese hier nennen; angenommen, Sie stehen gerade in einem (hoffentlich nur kleinen) Skandal, direkt oder indirekt, der durch die lokalen Medien geht, und Sie möchten dieses Thema auch aus juristischen Gründen nicht kommentieren, dann können Sie dies mit einer freundlichen Erklärung in der Netiquette anmerken.
- Sie können hier festlegen, ob auf Ihrer Facebookseite ein mittlerweile gängiges „Du" in Ordnung ist, oder für ein Krankenhaus eher ein relevantes „Sie" erwartet wird. Denn wenn Sie jemand mit Du über Facebook anschreibt, können Sie bei der Antwort das „Sie" verwenden, und um niemanden peinlich zurechtzuweisen, verweisen Sie eingangs auf die Netiquette. Für ein Krankenhaus empfiehlt sich ein „Sie"!

- ■ ■ **Nachteile einer Netiquette**
- Netiquetten werden von vielen Usern als legitime Erlaubnis gesehen, unangenehme Beiträge auch sofort löschen zu können, weil eben die Netiquette verletzt wurde. Das kommt einer Zensur gleich und widerspricht durchaus dem Grundgedanken von Social Media.
- Wenn Sie eine Netiquette haben, dann müssen Sie auch auf die Einhaltung achten. Das bedeutet, dass diese aufgestellten Regeln auch für alle gelten, inkl. der Konsequenz, bei „treuen" Fans genauso einzuschreiten, wie bei irgendwelchen unbekannten Erstkontakten.
- Sollte sich jemand tatsächlich beleidigend oder unangebracht auf Ihrer Facebookseite verhalten, dann – ganz ehrlich – brauchen Sie nicht die Legitimation einer Netiquette, um diese Person zu ermahnen oder sanktionieren. Es ist Ihre Pflicht.

Der Anwalt rät

Aus rechtlicher Sicht ist der Nutzen einer Netiquette umstritten. Da ihr Inhalt oft Geschäftsbedingungen zum Gegenstand hat, stellt sich bereits die Frage nach der wirksamen Einbeziehung in das Nutzungsverhältnis. Hier gelten eher die strengen Regelungen des Rechts der Allgemeinen Geschäftsbedingungen (AGB), die in der Praxis bei dem Einsatz von Nutzungsbedingungen, Disclaimern und Netiquetten mangels Hinweis auf ihre Geltung und mangels (dokumentiertem) Einverständnis des Nutzers häufig nicht erfüllt sein dürften. Auch verstoßen viele gutgemeinte Netiquetten inhaltlich gegen die gesetzlichen Restriktionen etwa zu Haftungsfreizeichnungen oder Schadenstragung. Daher empfiehlt es sich, in Ihrer durchaus sehr sachgerechten virtuellen Hausordnung eher Spielregeln für das kommunikative Mitmachen aufzunehmen, als dort eine Art rechtlicher Mini-AGB zu verankern. Denn insoweit gilt: Viele rechtliche Aspekte sichern ohnehin die auch vom Nutzer akzeptierten Facebook-Nutzungsbedingungen ab. Achten Sie immer darauf, dass die Regelungen Ihrer Netiquette den Nutzungsbedingungen von Facebook nicht widersprechen – das verbietet nämlich wiederum Facebook.

▪▪ Checkliste: Was sollte in einer Netiquette stehen (Beispiel)?

Sie können eine Netiquette in Textform verfassen, was sehr gefällig ist, aber gängig und einfacher ist eine numerische Aufzählung. Eine Netiquette ist erst mal eine Vorgabe und damit eine Einschränkung, und aus strategisch-psychologischer Sicht ist es angebracht, hier eine eher sympathisch-lockere Formulierung zu wählen und keine, die das einschüchternde Werk eines Anwalts vermuten lässt (auch, wenn dieser die Netiquette verfasst haben sollte).

1. Auch wenn es für viele altmodisch wirkt, so möchten wir auch aus Respekt vor Ihnen beim „Sie" bleiben.
2. Bitte beleidigen Sie niemanden, auch dann nicht, wenn Ihnen eine andere Meinung gar nicht gefällt.
3. Sollte jemand mit seinen Beiträgen andere beleidigen, so behalten wir uns vor, zum Wohle und Schutz aller anderen diese Beiträge zu löschen oder sogar den User zu sperren und Facebook zu melden.
4. Bitte vermeiden Sie es, uns auf unserer Facebookseite medizinische Daten über Ihre Behandlung öffentlich mitzuteilen, denn wir unterliegen der ärztlichen Schweigepflicht.
5. Ein Rechtschreibfehler passiert leider schon mal, auch uns. Bitte haben Sie Verständnis dafür, dass wir Wert darauf legen, dass Ihre Kommentare und sonstige Beiträge auf unserer Facebookseite auch möglichst ohne Rechtschreibfehler sind.

▪▪ Wann ist ein Passwort sicher?

Sie denken, es kann ja eh keiner wissen, wie mein Passwort ist? Stimmt, aber manche Passwörter liegen einfach gedanklich nahe oder sind technisch sehr leicht „zu knacken". Es gibt Statistiken, die eindeutig belegen, dass bestimmte Passwörter auffallend oft verwendet werden. So wird einer Auswertung im Jahr 2012 zufolge der LinkedIn-Passwörter durch einen Hacker mit Abstand am häufigsten „Passwort" als Passwort genommen, was nicht gerade kreativ ist. Auf Platz 2 steht „123456", auf Platz 3 „12345678", auf Platz 4 „1234", was nun auch nicht gerade als sicher gelten kann, weil dies wahrscheinlich die ersten Begriffe sind, die ein „Fremder" wohl ausprobiert. Der Name der lieben Ehefrau oder des einzigen Kindes oder des treuen (oft schon verstorbenen) Dackels wird genauso gerne genommen wie der Name der Lieblingsband – und alles ist meistens im Umfeld bekannt (oder steht später wahrscheinlich bei Facebook oder Xing).

Wählen Sie grundsätzlich ein Passwort, das Sie sich wirklich gut merken können und was Sie nicht irgendwo aufschreiben müssen, weil es so wahnsinnig kreativ und ungewöhnlich ist, dass Sie es sich selbst nicht merken können. Gut sind Begriffe, die durch Zahlen oder Zeichen ergänzt werden, also so nicht im Duden zu finden. Zusätzlich ist eine unterschiedliche Groß- und Kleinschreibung anzuraten, wie „biRne49&".

Wer es ganz bequem haben will, kann zum Beispiel hier nachschauen: www.bsi-fuer-buerger.de.

Der Anwalt rät
Achten Sie darauf, gemäß vorstehender Ausführungen ein möglichst „sicheres" Passwort zu wählen. Behandeln Sie ein solches Passwort streng vertraulich und legen Sie es Dritten gegenüber nicht offen. Ist ein Passwort allzu banal und ohne großen Aufwand zu entschlüsseln, kann dies als Pflichtverletzung gewertet werden. In der Folge könnte Ihnen in einer potenziellen Auseinandersetzung mit Dritten eine Haftung drohen. Im Hinblick auf Fälle, bei denen etwa der Zugang zu kabellosem Internet mit einem einfach „zu knackenden" Passwort versehen war und Dritte auf diese Weise Schäden verursacht haben, hat dies die Rechtsprechung schon mehrfach festgestellt. Gleiches wird auch für Accounts sozialer Medien gelten, die leicht geknackt werden können und dann missbraucht werden. Bei jeder Pflichtverletzung anlässlich der Verwahrung von Zugangsdaten droht also das Risiko, als sogenannter Störer auch für eine fremde Rechtsverletzung zu haften. Als Störer wird kurz gesprochen jeder angesehen, der einen wie auch immer gearteten Beitrag zur Verletzung eines geschützten Rechtsguts geleistet und dabei ihm zumutbare Prüfungspflichten verletzt hat. Wird also etwa von Ihnen ein Account für soziale Medien betrieben und nicht ausreichend vor Missbrauch geschützt, könnten Ihnen unter Umständen diesbezüglich begangene rechtwidrige Handlungen Dritter zugerechnet werden.

A3 Memoliste

Hier sehen Sie die in ▶ Kap. 1 erwähnte Memoliste (◘ Abb. A.1).

A4 Checkliste: Auswahlkriterien für die Krankenhaussuche nach einem externen Dienstleiser für Social-Media-Aktivitäten

Im Folgenden finden Sie eine Checkliste mit Auswahlkriterien für die Krankenhaussuche nach einem externen Dienstleiser für Social-Media-Aktivitäten (◘ Abb. A.2).

Social Media für das erfolgreiche Krankenhaus
Marc Däumler, Marcus M. Hotze

Anhang

	Social Media für das erfolgreiche Krankenhaus	Seite 1

Memoliste

1. Facebook:

E-Mail-Adresse: _____

Passwort: _____

Administratoren: _____ _____
                    (Name)   (Position)

                 _____ _____
                    (Name)   (Position)

Facebook-Seiten_ID: _____

Kreditkartenverbindung: _____

Angegebene Handynummer: _____

2. Google My Business:

E-Mail-Adresse: _____

Passwort: _____

Administratoren: _____ _____
                    (Name)   (Position)

                 _____ _____
                    (Name)   (Position)

                 _____ _____
                    (Name)   (Position)

3. Twitter:

E-Mail-Adresse: _____

Passwort: _____

◘ **Abb. A.1** Fortsetzung

	Social Media für das erfolgreiche Krankenhaus	Seite 2

4. Xing:

Private E-Mail-Adresse: _____

Privates Passwort: _____

Editoren (Vor- und Nachname) _____

5. LinkedIn

Private E-Mail-Adresse: _____

Privates Passwort: _____

Krankenhausname: _____

E-Mail-Adresse für Krankenhaus: _____

6. YELP

Private E-Mail-Adresse: _____

Privates Passwort: _____

Krankenhausname: _____

Angegebene Telefonnummer: _____

Passwort: _____

Angegebene E-Mail-Adresse: _____

6. Bewertungsportale

Portal: _____ Nutzername: _____ Passwort: _____
Portal: _____ Nutzername: _____ Passwort: _____
Portal: _____ Nutzername: _____ Passwort: _____
Portal: _____ Nutzername: _____ Passwort: _____

8. Wikipedia

Benutzername: _____

Passwort: _____

Abb. A.1 Fortsetzung

Anhang

	Social Media für das erfolgreiche Krankenhaus	Seite 3

9. Instagram

Benutzername: _____

Passwort: _____

10. Sonstige Zugangsdaten:

_____

_____

_____

Abb. A.1 Memoliste

	Social Media für das erfolgreiche Krankenhaus	Seite 1

Checkliste: Auswahlkriterien für die Suche nach einem externen Dienstleiser für Social Media Aktivitäten

Ob Steuerberater, Fachanwalt oder PR-Berater – externe Dienstleister sind hilfreich und oft notwendig, aber die Auswahl ist schwierig. Gibt es bei einem Fachanwalt noch die Sicherheit des Titels, ist das in der Marketingbranche schon schwieriger, denn „PR-Berater", „Marketing-Spezialisten" und „Social Media-Experte" sind nicht geschützte Bezeichnungen (jeder kann sich so nennen).

Kriterien, die bei Suche eines Social-Media-Experten helfen:

                                                        JA   NEIN

a. **Referenzen:**

Die Agentur muss Social-Media-Erfahrung nachweisen können, also lassen Sie sich Referenzen zeigen. Hier ist nicht nur das optische Erscheinungsbild relevant, sondern schauen Sie sich auch die Zahlen an: Wie viele „Gefällt-mir"-Angaben oder Follower wurden erreicht in einer bestimmten Zeit?   ☐ ☐

b. **Interaktion:**

Gibt es Interaktion (Likes, Retweets, Teilen, Kommentare) auf den gepflegten Kanälen wie Facebook?   ☐ ☐

c. **Identifikation:**

Ist die Agentur selber aktiv in den Social-Media-Kanälen, die Sie beauftragen möchten? Und wie sieht es da aus? Ist die Agentur selber nicht aktiv, dann können Sie annehmen, dass die Agentur sich nicht darauf spezialisiert hat – oder kennen Sie eine Internetagentur ohne gute Internetseite?   ☐ ☐

d. **Stil?**

Gefällt Ihnen der Stil? Ist die Rechtschreibung in Ordnung? Die Agentur arbeitet in Ihrem Namen und verfasst in Ihrem Namen Post, Tweets, Texte, Beiträge und Kommentare. Sie müssen sich damit identifizieren können, es muss Ihnen gefallen.   ☐ ☐

e. **Medizinerfahrung:**

Es geht um medizinische Themen und Sachverhalte, und die müssen sensibel und glaubwürdig mit Verständnis kommuniziert werden. Deshalb muss die Agentur Erfahrung mit medizinischen Themen nachweisen können und sich auskennen mit den Grundregeln der HWG.   ☐ ☐

f. **Alles im Angebot?**

Sie wollen zum Beispiel Facebook und Arztbewertungsportale als Pflegeauftrag vergeben? Dann sollte dies in einer Agenturhand liegen, denn es muss inhaltlich und strategisch aufeinander abgestimmt sein – außerdem kostet es sonst doppelt so viel Zeit. Das gleiche gilt auch für Text und Grafik, denn beides muss bei der Pflege von Facebook und Google+ aufeinander abgestimmt sein. Kann eine Agentur das nur über weitere externe Dienstleister anbieten, dann wird es teurer und dauert grundsätzlich länger bei der Umsetzung und Korrektur.   ☐ ☐

Abb. A.2 Fortsetzung

	Social Media für das erfolgreiche Krankenhaus	Seite 2

g. **Fester Ansprechpartner:**

PR-Arbeit ist eine individuelle Arbeit, deshalb brauchen Sie einen festen Ansprechpartner, vergleichbar mit einem Anwalt oder Steuerberater, der auch nicht immer wechselt. An wen können Sie sich wenden, wenn Sie eine Idee oder detaillierte Frage haben? ☐ ☐

h. **Persönlicher Kontakt:**

Heute kann alles bequem per Mail oder Telefon abgestimmt oder besprochen werden, die Agentur muss nicht vor Ort sein. Aber das heißt nicht, dass Sie sich nie persönlich kennengelernt haben. Sie sollten schon wissen, wer in persona für Sie arbeitet. Ein Vorort-Termin gehört zum guten Stil, zumindest ein persönliches Gespräch Auge in Auge. ☐ ☐

i. **Konzept!**

Nicht nur Sie müssen wissen, was die Agentur tun wird, auch die Agentur muss wissen, was sie tun soll. Und das Beste ist, es wird für alle Beteiligten schriftlich festgehalten. Im Konzept ist die Strategie beschrieben, inklusive der Kosten, Botschaften und Ziele. Ist das der Agentur zu viel Arbeit, wissen Sie gleich, wie die Agentur arbeitet. ☐ ☐

j. **Kurze Vertragsdauer**

Lernen Sie die Agentur erstmal kennen, vielleicht ist die Arbeit sehr gut, aber die Chemie passt nicht. Es gilt auch hier zur Orientierung die 100-Tage-Regel. Die zu empfehlende Startlaufzeit sollte zwischen drei und sechs Monaten liegen: In drei Monaten können Sie die Arbeitsweise und die Erfolge einschätzen. Verträge über mehr als ein Jahr sind unüblich. ☐ ☐

k. **Keine Versprechen und Garantien**

Agenturen, die Ihnen eine bestimmte Anzahl an von „Gefällt-mir"-Angaben, Followern, Kommentaren oder sogar neuen Patienten versprechen, sollten Sie meiden. Das klingt erstmal verlockend, aber man kann nicht das Handeln von unbekannten Dritten seriös vorhersehen oder sogar garantieren. Meistens steckt dann die Strategie „Quantität hilft" dahinter, aber Ihr Anspruch als Krankenhaus kann nur lauten „Qualität hilft". ☐ ☐

Abb. A.2 Checkliste: Auswahlkriterien für die Krankenhaussuche nach einem externen Dienstleiser für Social-Media-Aktivitäten

Stichwortverzeichnis

+1 98
„Gefällt-mir"-Angaben 58

A

Abstimmung
– Google+ 94
Account 31
Accountpflege 42
Administrator
– Google My Business 85
Administratorrechte 42
AdWords 108
Analytics
– YouTube 111
Anmeldung
– Facebook 19
– Google My Business 79
– LinkedIn 194
– Twitter 118
– Xing 180
Anzeigenkampagne 165
Artikel
– Wikipedia 144
Arztbewertungsportale
– Übersicht 158

B

Beitragslänge
– Facebook 46
– Google+ 91
Beitragsmöglichkeiten
– Google+ 92
Benutzerkonto
– Wikipedia 144
Benutzername
– Facebook 30
– Google My Business 81
– Twitter 119
Bewertung 74
– negative 167, 191
– schlechte 155
– verbessern 157
Bewertungskriterien
– Patienten 155
Bewertungsportal 6
– Auswahl 152
– Krankenhaus 150
Bewertungstal 156

Bildnisrecht 67
Bildnisrechte 146
Bildrechte 93
Business Manager 22

C

Call to Action 45, 65, 166
Chronik 70
Communities
– Google+ 98
Corporate Design 3–4, 126
Crossposting 86

D

Datenschutzrecht 67

E

Emotions 59
Employer-Branding-Profil 188, 190
Employers Branding 10
Erscheinungsbild 4

F

Facebook 200
Facebookmanager 74
Facebookpflege 71, 73
Facebookprofil 18, 20, 22
Facebook-Ranking 24
Facebook-Reactions 59
Facebookseite 20
– Einstellungen 37
– Zusammenführung 41
Fan 19
Fanzahl
– Erhöhung 68
– hohe Fanzahl 72
Filter 173
Filtereinstellungen 40
Flickr 176
Fokusseite 196
Folgen 170, 175
Follower 117, 124, 138, 140–141, 176, 191
FollowFriday 141

Foren 11, 151, 194
Fotoalbum 54–55
Freunde 10, 19

G

Geschäftsübernahme 164
Gmail 78
Google AdWords 108
Google Analytics 110, 113
Google Maps 79, 114
Google-Konto 78–79
Google+-Konto 80
Google-My-Business-Konto 78
Google-My-Business-Profil 81
Gruppen 187, 195

H

Haftung
– für Links 93
Hangouts 114
Hashtag 48–49, 117, 132, 175
Heilmittelwerbegesetz 9, 35, 67, 95, 183
Herz-Symbol 174

I

Image 3, 46, 66
Impressum 7
– Instagram 171
– Facebook 32
– Google My Business 82
– Twitter 121
– YouTube 103
Impressumspflicht 33, 82, 103, 121, 189
Inhaberschaft
– Google My Business 86
Instagram 170
Interaktion 6, 18, 87

J

Jugendmedienschutzstaatsvertrag 39
Jugendschutz 67

K

Kanalbild
- YouTube 102–103
Kanalsymbol
- YouTube 102
Kanaltrailer
- YouTube 107
Kategorie
- Facebook 24
Keywords
- YouTube 103
Kommentar
- Facebook 62
- Google My Business 96
Kommentarkatastrophe 64
Kommentieren 46, 150, 170
- Facebook 62
Kommunikations-Administrator 86
Kontaktanfrage
- ablehnen 185
Kontakte
- Xing 183
Krankenhausbewertung
- Yelp 166
Krankenhausbewertungsportal 99
Krankenhausbewertungsportale
- Übersicht 158
Krankenhausprofil
- Yelp 163
Krankenhaussuche 150
Krankenhauszeitung 6
Kreise
- Google+ 87, 96
kununu 190

L

Liken 174
Link 12, 21, 121
LinkedIn-Pflege 195
Liste
- Twitter 138
Logo 27

M

Markierrechte 39
Markierung 55
Meilenstein 46, 58
Meinungsfreiheit 153
Mitgliedschaft
- Bewertungsportal 151
Moderator
- Yelp 166

N

Netiquette 38, 204
Neuigkeiten 189
Newsmeldung 187
Nutzername
- Facebook 31
Nutzungsbedingungen 137, 181
- Facebook 19, 21
- Yelp 162
Nutzungsrecht 57

O

Ortsangabe 50

P

Patientenfernsehen 7
Persönlichkeitsrecht 67
Photo-Tagging 48
Pinterest 177
Plussen 87
Post
- Terminierung 49
Posten 46
Postlänge
- optimale 46
Post-Tagging 48
PR 3
Premiummitglied 187
Premiummitgliedschaft
- Bewertungsportal 151
- Xing 180
Pressearbeit 4
Privatsphäre-Einstellungen 20, 124
Profil 18
Profilbild 20, 83

Q

Qype 162

R

Rechte Dritter 30
Redaktionsplan 137
- Facebook 73
Reichweite 48, 107
Retweet 117
Retweeten 135

S

Schmähkritik
- herabsetzende 167
Search Engine Optimization 5, 113, 159
Seiteninfo
- Facebook 29
SEO 5, 113, 159
Shitstorm 61, 67
Sicherheit 36, 123
Sicherheitstools 123
Social Media 2
- Fakten rund um 7
Social-Media-Verantwortlicher 139
Sozialsphäre 151
Sponsored Updates 196
Statistik 18
Statistiken
- Facebook 71
- Google My Business 99
Statusfeld 56
Statusmeldung 46
Stellenangebote
- Xing 189
Suchmaschine 100
Suchmaschinenoptimierung 5

T

Taggen
- Google+ 89
Tagging 48
Targeting 70
Teilen 46, 99, 135, 176
- Facebook 61
- YouTube 112
Themen 3, 87, 100, 176
Titelbild 101
- Anforderungen 43
- Facebook 23
- löschen 45
- Tabuthemen 43
Tracking-ID 110
Trends 133
Tumblr 177
Tweet 135
Tweet-Sicherheit 124
Twitter
- Nachteile 118
- Vorteile 117
Twitterer 117
Twitter-Feed 191
Twitterwall 131

U

Unique Selling Proposition 34
Unternehmensseite 22
Urheberrecht 23, 57, 67, 93, 110

V

Veranstaltung 18, 56, 170
– Google+ 94
Veranstaltungen 6
Video-Manager
– YouTube 105

W

Werbeanzeige 6
Werbeanzeigen
– Facebook 68
Werbung 9
– Budget 69
Wettbewerbsrecht 186
WhatsApp 200
Widget 166
Widgets 127
Wikimedia 147
Wikipedia-Prinzip 144

X

Xing-Einladung 182
Xing-Pflege 185

Y

Yelp-Profil 162
YouTube 7, 86, 100
YouTube-Account 101
YouTube-Kanal 101
YouTube-Studio 107

Z

Zugangsdaten
– Herausgabe 13
Zuweiser 5
Zuweisermarketing 4, 61, 152, 186, 194

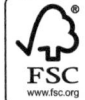

MIX
Papier aus verantwortungsvollen Quellen
Paper from responsible sources
FSC® C105338

If you have any concerns about our products,
you can contact us on
ProductSafety@springernature.com

In case Publisher is established outside the EU,
the EU authorized representative is:
**Springer Nature Customer Service Center GmbH
Europaplatz 3, 69115 Heidelberg, Germany**

Printed by Libri Plureos GmbH
in Hamburg, Germany